冷冻消融治疗心律失常

Cryoablation of Cardiac Arrhythmias

冷冻消融治疗心律失常

Cryoablation of Cardiac Arrhythmias

原　著　Audrius J.Bredikis
　　　　David J.Wilber

主　译　方丕华

主　审　张　澍　王方正

北京大学医学出版社

LENGDONG XIAORONG ZHILIAO XINLVSHICHANG

图书在版编目（CIP）数据

冷冻消融治疗心律失常/（美）布雷迪基斯，（美）
怀尔德原著；方丕华译. —北京：北京大学医学出版
社，2014.6
书名原文：Cryoablation of Cardiac Arrhythmias
ISBN 978-7-5659-0858-3

Ⅰ. ①冷⋯　Ⅱ. ①布⋯②怀⋯③方⋯　Ⅲ. ①心律失
常—冷冻疗法　Ⅳ. ①R541.705

中国版本图书馆CIP数据核字（2014）第098720号

北京市版权局著作权合同登记号：图字：01-2014-3106

冷冻消融治疗心律失常

主　　译：方丕华
出版发行：北京大学医学出版社（电话：010-82802230）
地　　址：(100191) 北京市海淀区学院路38号　北京大学医学部院内
网　　址：http://www.pumpress.com.cn
E - mail：booksale@bjmu.edu.cn
印　　刷：北京圣彩虹制版印刷有限公司
经　　销：新华书店
责任编辑：高　瑾　黄　越　　责任校对：金彤文　　责任印制：张京生
开　　本：787mm×1092mm　1/16　印张：15.25　字数：357千字
版　　次：2014年6月第1版　2014年6月第1次印刷
书　　号：ISBN 978-7-5659-0858-3
定　　价：138.00元
版权所有，违者必究
（凡属质量问题请与本社发行部联系退换）

译者名单

主　译　方丕华

主　审　张　澍　王方正

译　者　（按姓氏汉语拼音排序）

陈　亮（大连医科大学附属第二医院）

陈雄彪（中国医学科学院阜外心血管病医院）

方丕华（中国医学科学院阜外心血管病医院）

贺　嘉（中国医学科学院阜外心血管病医院）

侯　煜（内蒙古国际蒙医医院）

胡继强（清华大学第一附属医院）

贾玉和（中国医学科学院阜外心血管病医院）

金树琦（包头医学院第一附属医院）

雷　森（重庆医科大学附属第一医院）

李晓枫（中国医学科学院阜外心血管病医院）

蔺雪峰（包头医学院第一附属医院）

刘　俊（中国医学科学院阜外心血管病医院）

刘　铮（中国医学科学院阜外心血管病医院）

马　坚（中国医学科学院阜外心血管病医院）

唐　恺（同济大学附属第十人民医院）

唐　闽（中国医学科学院阜外心血管病医院）

王方正（中国医学科学院阜外心血管病医院）

张　澍（中国医学科学院阜外心血管病医院）

郑　哲（中国医学科学院阜外心血管病医院）

主译简介

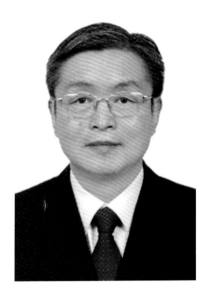

方丕华，男，1958年生，医学博士，籍贯湖南。现任中国协和医科大学国家心血管病中心阜外心血管病医院教授、主任医师、博士生导师，心律失常诊治中心病房主任，兼任中华医学会心电生理和起搏分会无创心电学组副组长，中国心电信息学分会副主任委员。同时担任多种全国心血管病核心期刊的副主编或编委，如《中国心血管杂志》《中国心电生理和起搏杂志》《临床心电学杂志》和《实用心电学杂志》等。1982年毕业于湖南医科大学医学系。毕业后一直从事内科医疗临床工作。自1993年开始，先后对冷冻消融治疗心肌梗死后顽固性室性心动过速和激光消融治疗心律失常进行深入研究，填补了国内在这一领域的空白。1998年10月至2001年9月先后在意大利 Insubria 大学和美国的 Wake Forest 大学医疗中心从事博士后研究3年，主攻心律失常的标测和介入治疗。2001年底学成回国后专门从事心脏起搏和心律失常的介入治疗。在国内率先应用先进的 CARTO 三维标测系统指导不适当窦性心动过速、反复单形性室性心动过速及心房颤动的射频消融，在国内率先开展冷冻消融的基础研究、冷冻导管消融治疗室上性心动过速和冷冻球囊导管消融治疗心房颤动的临床研究等，均达到国际先进水平。先后承担国家自然科学基金，首都医学发展基金，北京自然科学基金，国家教育部、人事部和科技部等国家和省部级科研任务十余项，作为第一作者或通讯作者发表在国内外医学杂志的专业论文近百篇。主译和主编专著10部。获得北京市科学技术进步奖一等奖一项、三等奖一项（冷冻消融治疗快速心律失常的基础与临床应用）和国家科学技术进步奖二等奖一项（心房颤动导管消融的临床研究与推广应用）。

原著名单

Bernard Albat，MD，PhD
Department of Cardiovascular Surgery
Arnaud de Villeneuve Hospital
Centre Hospitalier Régional Universitaire
Montpellier，France

Jesús Almendral，MD，PhD
Head，Cardiac Electrophysiology Laboratory
Grupo Hospital de Madrid
Universidad CEU-San Pablo
Madrid，Spain

Robert Anders，MD
Rush Presbyterian-St. Luke's Medical Center
Chicago，Illinois

Peter S. Andrew，MD，PhD
ATLAS Medical Research Inc
Edmonton，Alberta，Canada

Mauricio S. Arruda，MD
Director of Electrophysiology Section
University Hospitals Harrington-McLaughlin Heart
    & Vascular Institute
Case Western Reserve University School of
    Medicine
Cleveland，Ohio

Samuel J. Asirvatham，MD，FACC，FHRS
Division of Cardiovascular Diseases
Department of Internal Medicine
Division of Pediatric Cardiology
Department of Pediatric and Adolescent Medicine
Mayo Clinic
Rochester，Minnesota

Felipe Atienza，MD，PhD
Electrophysiology Laboratory
Cardiology Department
Hospital General Universitario Gregorio Marañón
Madrid，Spain

Koji Azegami，MD
Yokohama City Mintao Red Cross Hospital
Yokohama，Japan

Alex Babkin，PhD
Cryodynamics，LLC
Albuquerque，New Mexico

Alessandro Barbone，MD
Division of Cardiac Surgery
Instituto Clinico Humanitas
Rozzano，Milano，Italy

John G. Baust，PhD
Binghamton University
Institute of Biomedical Technology and Department
    of Biological Sciences
Department of Biological Sciences and Institute
    of Biomedical Technology
State University of New York
Binghamton，New York

John M. Baust，PhD
CPSI Biotech
Owego，New York

Audrius J. Bredikis，MD，FACC
Cardiac Electrophysiology
Holmes Regional Medical Center
Melbourne，Florida
Clinical Associate Professor of Medicine
University of Central Florida

Bryan Cannon，MD
Department of Pediatrics
Mayo Clinic
Rochester，Minnesota

Victoria Carr-Brendel，PhD
Vice President，Research and Development
Boston Scientific
Electrophysiology
San Jose，California

Kevin Christensen，BA
Mayo School of Health Sciences
Mayo Clinic
Rochester，Minnesota

Roland G. Demaria，MD，PhD
Department of Cardiovascular Surgery
Arnaud de Villeneuve Hospital
Centre Hospitalier Régional Universitaire
Montpellier，France

Marc Dubuc，MD
Electrophysiology Service
Montreal Heart Institute
University of Montreal
Montreal，Quebec，Canada

Damir Erkapic，MD
Department of Cardiology
Kerckhoff-Klinik
Bad Nauheim，Germany

Frédéric Franceschi，MD
Electrophysiology Service
Montreal Heart Institute
University of Montreal
Montreal，Quebec，Canada

Jean-Marc Frapier，MD，PhD
Department of Cardiovascular Surgery
Arnaud de Villeneuve Hospital
Centre Hospitalier Régional Universitaire
Montpellier，France

Andrew A. Gage，MD
Professor of Surgery Emeritus
School of Medicine & Biomedical Sciences
State University of New York at Buffalo
Buffalo，New York

Fiorenzo Gaita，MD
Division of Cardiology
Cardinal Massaia Hospital
University of Turin
Torino，Italy

Roberto Gallotti，MD
Division of Cardiac Surgery
Instituto Clinico Humanitas
Rozzano，Milano，Italy

Joann Heberer，MS
Director，Research and Development
Boston Scientific，Inc.
Electrophysiology
San Jose，California

Atsushi Ikeda，MD，PhD
Research Associate，Heart Rhythm Institute,
University of Oklahoma Health Sciences Center
Oklahoma City，Oklahoma

Warren M. Jackman，MD
George Lynn Cross Research Professor Emeritus
    of Medicine
Co-Founder and Senior Advisor of the Heart
    Rhythm Institute
University of Oklahoma Health Sciences Center
Oklahoma City，Oklahoma

Luc Jordaens，MD，PhD
Departments of Clinical Electrophysiology
    and Experimental Cardiology
Erasmus MC
Rotterdam，The Netherlands

Abdallah Kamouh，MD
Case Western Reserve University
University Hospitals of Cleveland
Cleveland，Ohio

Paul Khairy，MD，PhD
Electrophysiology Service
Montreal Heart Institute
University of Montreal
Montreal，Quebec，Canada

Geert P. Kimman，MD，PhD
Departments of Clinical Electrophysiology
    and Experimental Cardiology
Erasmus MC
Rotterdam，The Netherlands

Paul Knops，Ing B
Departments of Clinical Electrophysiology
and Experimental Cardiology
Erasmus MC
Rotterdam，The Netherlands

Malte Kuniss，MD
Department of Cardiology
Kerckhoff-Klinik
Bad Nauheim，Germany

Nirusha Lachman，PhD
Department of Anatomy
Mayo Clinic
Rochester，Minnesota

Dorothy J. Ladewig，BS
Division of Cardiovascular Diseases
Department of Internal Medicine
Mayo Clinic
Rochester，Minnesota

Jean-Pierre Lalonde，BS
Bachelor of Mechanical Engineering
Medtronic CryoCath LP
Kirkland，Quebec，Canada

Peter J. Littrup，MD
Karmanos Cancer Institute
Detroit，Michigan

Daniel L. Lustgarten，MD，PhD
Associate Professor
The University of Vermont School of Medicine
Department of Medicine
Fletcher Allen Health Care
Burlington，Vermont

Guillaume Maxant，MD
Department of Cardiovascular Surgery
Arnaud de Villeneuve Hospital
Centre Hospitalier Régional Universitaire
Montpellier，France

Jennifer A. Mears，BS
Division of Cardiovascular Diseases
Department of Internal Medicine
Mayo Clinic
Rochester，Minnesota

Teresa Mihalik，BS，MS
Bachelor of Mechanical Engineering，Masters
    of Engineering
Medtronic CryoCath LP
Kirkland，Quebec，Canada

Antonio Montefusco，MD
Division of Cardiology
Cardinal Massaia Hospital
University of Turin
Torino，Italy

Annibale S. Montenero，MD，FESC，FHRS，FAHA
Chairman，Cardiology Department and Arrhythmia
    Center
MultiMedica General Hospital
Milan，Italy

Mirdavron M. Mukaddirov，MD，PhD
V. Vakhidov Research Centre of Surgery
Tashkent，Uzbekistan

Hiroshi Nakagawa，MD，PhD
Professor of Medicine
Director of Clinical Catheter Ablation Program
Director of Translational Electrophysiology
Associate Director of Heart Rhythm Institute
University of Oklahoma Health Sciences Center
Oklahoma City，Oklahoma

Thomas Neumann，MD
Department of Cardiology
Kerckhoff-Klinik
Bad Nauheim，Germany

Jacopo Perversi，MD
Division of Cardiology
Cardinal Massaia Hospital
University of Turin
Torino，Italy

Jan V. Pitha，MD，PhD
Professor of Pathology
Department of Pathology
Veterans Administration Medical Center
University of Oklahoma Health Sciences Center
Oklahoma City，Oklahoma

Heinz F. Pitschner，MD
Deputy Director，Department of Cardiology
Head，Department of Electrophysiology
Kerckhoff-Klinik
Bad Nauheim，Germany

John Roshan，MD
Division of Cardiovascular Diseases
Christian Medical College
Vellore，India

Philippe Rouviere，MD
Department of Cardiovascular Surgery
Arnaud de Villeneuve Hospital
Centre Hospitalier Régional Universitaire
Montpellier，France

Bruno Schwagten，MD
Departments of Clinical Electrophysiology
    and Experimental Cardiology
Erasmus MC
Rotterdam，The Netherlands

Tushar Sharma，MD
Research Fellow，Heart Rhythm Institute，
University of Oklahoma Health Sciences Center
Oklahoma City，Oklahoma

Jeffrey Silver，BA
Medtronic CryoCath LP
Kirkland，Quebec，Canada

Kristi K. Snyder，PhD
CPSI Biotech
Owego，New York

Chung-Wah Siu，MBBS
Cardiology Division
Department of Medicine
The University of Hong Kong
Queen Mary Hospital
Hong Kong，China

Hung-Fat Tse，MBBS，MD，PhD
Cardiology Division
Department of Medicine
The University of Hong Kong
Queen Mary Hospital
Hong Kong，China

Heleen M. M. van Beusekom，PhD
Departments of Clinical Electrophysiology
　and Experimental Cardiology
Erasmus MC
Rotterdam，The Netherlands

Elza van Deel，BSc
Departments of Clinical Electrophysiology
　and Experimental Cardiology
Erasmus MC
Rotterdam，The Netherlands

Wim van der Giessen，MD，PhD
Departments of Clinical Electrophysiology
　and Experimental Cardiology
Erasmus MC
Rotterdam，The Netherlands

Zhong Wang，MD
Loyola University
Chicago，Illinois

David J. Wilber，MD，FAHA，FACC
George M. Eisenberg Professor of Cardiovascular
　Sciences
Director，Cardiovascular Institute
Director，Division of Cardiology
Medical Director，Electrophysiology Laboratory
Loyola University Medical Center
Maywood，Illinois

Dan Wittenberger，BS
Bachelor of Engineering
Medtronic CryoCath LP
Kirkland，Quebec，Canada

译者前言

20世纪70年代，直视条件下的冷冻消融手术已用于治疗药物无效的心律失常。自2000年开始，经皮导管冷冻消融开始较成熟地应用于临床电生理领域，治疗各种室上性快速心律失常和室性心动过速。对于临床上最常见的心房颤动的冷冻消融也一直受到特别的关注。但过去无论普通冷冻直导管的"逐点消融"还是环状冷冻消融导管消融，都因为手术时间较长和消融效果欠佳，限制了其推广应用。近年来，冷冻球囊导管消融治疗心房颤动技术的快速发展，取得了令人振奋的效果。加上冷冻消融较其他消融能源更安全的优势，冷冻球囊导管消融治疗心房颤动技术在国内有广阔的应用前景。

随着冷冻球囊导管消融治疗心房颤动技术越来越广泛地得到常规应用，也势必会促进冷冻消融治疗其他心律失常的研究。由于国内尚无冷冻消融治疗心律失常的专著，国外有关冷冻消融的专著也很少，而Audrius J.Bredikis和David J.Wilber博士主编的《冷冻消融治疗心律失常》一书到目前为止是最新和最权威的。我们希望通过出版《冷冻消融治疗心律失常》的中文版，推动冷冻消融技术在国内的推广普及。该书对地市级以上的心血管医生了解或开展冷冻消融治疗心律失常的工作具有极强的指导作用。

方丕华

2014年4月30日

原著前言

此书旨在全面阐述冷冻消融,包括组织效应、冷冻技术和临床应用。

冷冻消融具有独特的优势,与用于心脏或其他组织消融的其他能量不尽相同。由于冷冻对于弹性胶原结构的影响微小,对局部微循环的不利影响少,组织的结构框架在一定程度上保存完整,因此组织的愈合更好,也降低了消融部位发生挛缩、狭窄和溃疡的风险。当需要在靠近心脏重要的部位如希氏束、肺静脉、冠状动脉、食管和膈神经进行消融时,冷冻消融的这些优势就会显得尤为突出。

尽管具备以上这些令人瞩目的优势,但是冷冻消融并未被广泛应用。一方面由于复杂的导管设计降低了可操作性,另一方面,目前市场上可用的于-80℃行消融手术的冷冻消融导管需要更长的应用时间来验证其效果。

目前已发展的冷冻球囊技术和应用临界氮、超临界氮(-180℃至-196℃)和其他冷冻剂达到"更冷"的各种新技术,具备克服以上局限性的潜力,将促进冷冻消融技术在电生理室的应用。这些技术的进一步发展将对室性心动过速的消融及肥厚型心肌病的间隔部消融有极大的帮助。

Audrius J.Bredikis,MD,FACC

David J.Wilber,MD,FAHA,FACC

目　录

第一部分　冷冻消融的基础知识

第二部分　冷冻技术概述

第三部分　临床应用

第四部分　心脏外科中的应用进展

冷冻消融的基础知识

第1章

心脏冷冻外科手术和冷冻消融的历史

Daniel L.Lustgarten

唐闽　刘俊　张澍　译

要点：

- 应用冷冻能源治疗疾病的观念自从有病历记载以来就出现了。

- 应用冷冻能源治疗特定疾病的方法是以 Joule-Thomson 效应作为理论基础的。

- 由于近年才开始重视通过消融异常心脏基质的方法来治疗心律失常，因此侵入性冷冻治疗在心脏中的应用要迟于其他技术。

- 心脏冷冻治疗的发展史表明需要更微创和更特定的传输系统。

1967 年法国巴黎 Robert Slama[1] 及其同事报道了通过外科手术消融房室结治疗药物难治性房性心律失常的病例。随后杜克大学 Will Sealy[2] 报道了对一位患有 WPW 预激综合征的 32 岁渔夫成功外科消融右侧旁路的病例。这些报道标志着介入电生理的诞生，并证实了通过破坏引发临床症状的心肌组织可以治愈或缓解心律失常。很快外科医生与心电生理专家共同将这个发现应用到室上性心律失常和室性心动过速（室速）的治疗中。然而，这种通过外科切割治疗心律失常的方法不仅需要手术切开心脏，还需要建立体外循环，因此手术并发症的发生率和死亡率都很高[2-3]。由于外科手术电烙、福尔马林注射以及组织结扎都会导致正常三尖瓣附属结构的破坏和室间隔缺损及主动脉窦损伤[4]，因此，基于外科治疗心律失常的概念，人们开始不断探索微创的手术路径和消融方法。

尽管在心内电生理出现的最初几年就开始了冷冻消融的研究，但由于以射频为基础的导管系统相对简单、各种心律失常靶点均可消融治疗，使得射频成为主要的消融能源。但是，心房颤动射频消融范围扩大和瘢痕性室速的基质消融造成了大面积的心肌损伤，而冷冻消融可能造成较少的组织损伤，这使得冷冻消融成为"热消融"的替代形式。利用 Joule-Thomson 效应通过导管可以在血管内释放冷冻消融能源，因此在介入电生理中使用冷冻消融是可行的。本章将回顾冷冻消融技术飞速发展的历史，冷冻消融对现在和未来心律失常治疗的影响将在下一章介绍。

Joule-Thomson 效应

Joule-Thomson 效应的实际应用使得经静脉导管释放冷冻能源达到足够冷的温度以破坏心脏组织的方法成为可能，这也是医学史的迷人篇章。冷冻治疗的缓解效应在医学发展的早期就受到关注。最早的医学著作《Edwin Smith 纸草文稿》曾记载用冷敷的方法治疗战伤（图 1-1）。"纸草文稿"是在 1862 年由埃及学者 Edwin Smith 在 Luxor 购得，上面记载有 Imhotep 和他学生的文章（公元前 2600 年）[5]。这些文章详细说明了冷敷的材料（无花果、蜂蜜和油脂）可用于战伤。然而，用于破坏病理组织的冷冻温度要远低于冷敷的温度，这个方法在四千年后的今天才实现。

在工业革命期间，有两个重要发明为建立冷冻治疗的现代理论、冷冻标测和消融奠定了基石。一个是强效制冷剂的发明并投入生产。1853 年 James Prescott Joule 和 Henry Thomson 报道了实际气体的温度变化取决于气体的初始温度和等焓压缩的压强。被压缩的气体在温度翻转下迅速膨胀导致动能丧失产生强烈的制冷效果。Carl Paul Gottfried von Linde（1842—1934 年）利用 Joule-Thomson 效应制成了第一个商业化制冷剂[6]；Von Linde 研制了第一代以二甲苯作为制冷剂的蒸汽压缩制冷机，其原理是利用逆流热交换技术使压缩的气体膨胀而制冷，再用膨胀后的冷却气体来冷冻不断进入装置的气体（图 1-2），使得制冷装置和其内的气体逐渐冷却到液化温度。

制冷剂用于医疗需要一个能够快速储存和转化冷冻的液化气体的系统。第二个主要发明是 1892 年由苏格兰物理学家、化学家 James Dewar（1842—1923 年）[7] 发明的真空保温瓶（亦称杜瓦瓶）。该保温瓶是双层容器，两层之间被抽成真空，真空能防止对流和传导散热；两层壁上涂满银，可以防止辐射散热。杜瓦瓶能把液体储存、转化、备用在 −180℃下，从而为制冷剂的医学应用创造了条件。图 1-3 是 1907 年 Reinhold Burger 向美国专利局递交杜瓦瓶的早期专利版本。以这些发明为基础，医学家才能够研究极低温度的生物学效应。

20 世纪上半叶，人们将液态制冷剂放

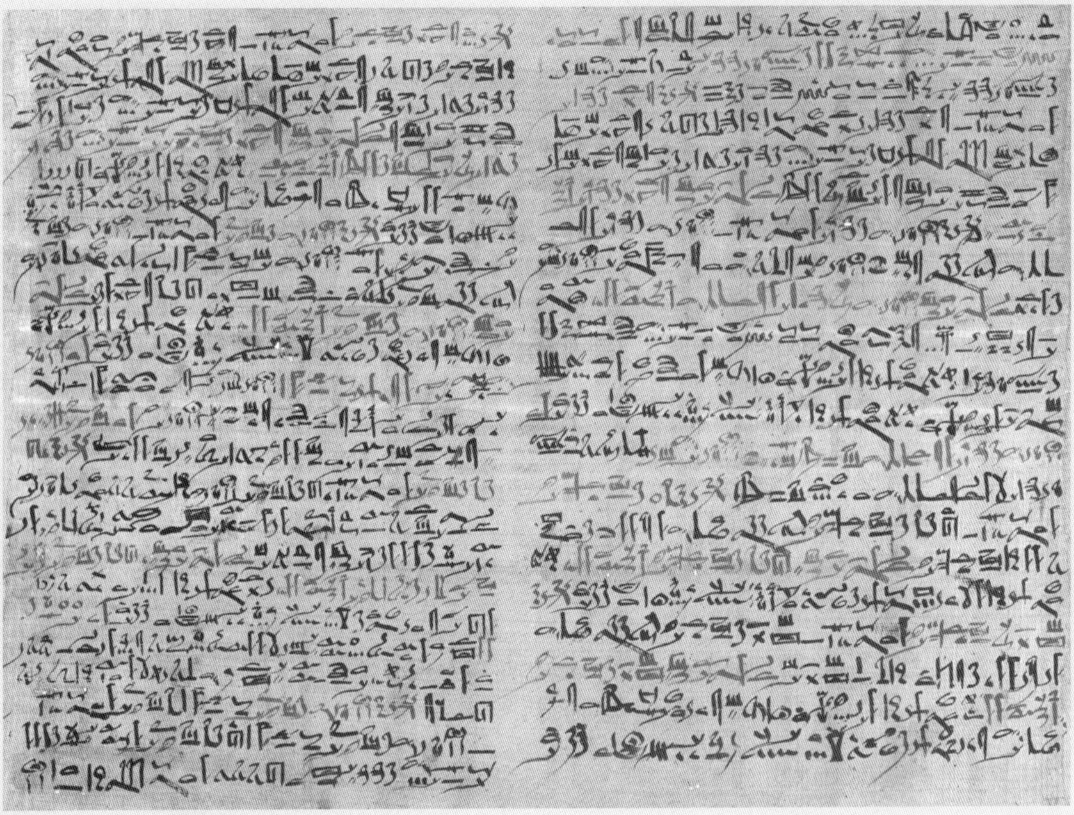

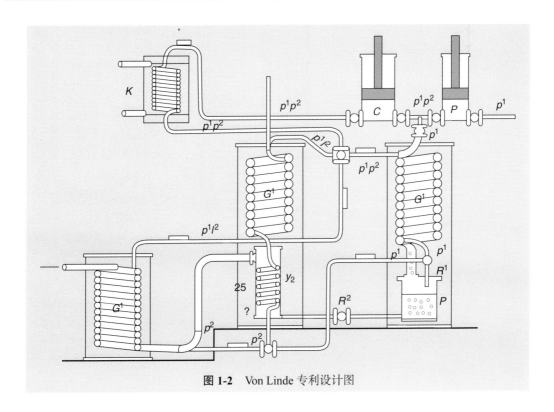

图 1-1 《Edwin Smith 纸草文稿》中的一部分（其中有 Imhotep 的文章）

图 1-2 Von Linde 专利设计图

在组织表面来治疗肿瘤和皮肤病变，因为制冷剂的温度低于−70℃可以造成细胞死亡。1961 年，著名的纽约神经外科医生 Irving Cooper 和联合碳化公司 Linde 部门的工程师 Arnold Lee 发明了手持式冷冻电极，使得冷冻手术得以在实践中应用[8]。它本质上是真空绝缘技术和 Joule-Thomson 效应的有机结合。冷冻探头由真空绝缘套管组成，头端液化的氮气不断蒸发带走周围组织的热量；挥发产生的氮气随后经由探头的一个出口排出。可通过调节套管顶端连接的热电偶接头

达到目标温度（图 1-4）。Cooper 用这套设备治疗了帕金森病、脑肿瘤等许多神经系统疾病，最终推动了冷冻技术在其他外科领域的应用[8-16]。

Slama 和 Sealy 通过外科手术消融治疗心律失常的成功激励了人们深入探索比开胸手术和心肌切除术致残率低的方法来治疗心律失常。这时冷冻探头引起了人们的关注。1977 年杜克大学 John Gallagher 和他的同事[4, 17]用改良后的 Cooper 手持冷冻探头成功消融了房室结和左后间隔旁路；同时

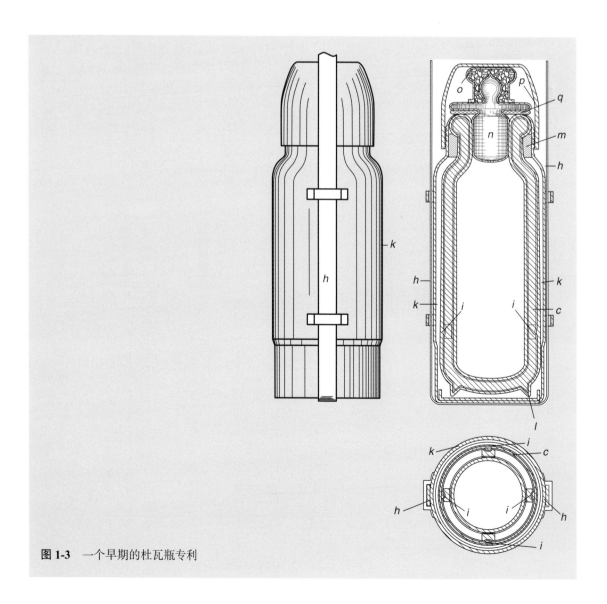

图 1-3   一个早期的杜瓦瓶专利

也第一次报道了通过冷冻标测来定位合适的消融靶点。以前认为将心肌冷冻到 0℃左右可以通过延长心肌细胞的有效不应期达到可逆性的传导阻滞[18]。杜克大学的小组在手术中运用这个理论成功标测并消融了房间隔旁路。电极冷冻到 0℃时可造成旁路可逆性阻滞，同时不影响房室结传导[4]。冷冻到 −60℃时旁路传导被不可逆性消除，但房室结传导同样不受影响。

这些学者的研究也表明冷冻消融房室结能有效控制药物难治性心房颤动（房颤）患者的心率。0℃下冷冻标测 Koch 三角尖端引起可逆性心脏阻滞及交界区逸搏心律；−60℃下行冷冻消融引起不可逆性房室结传导阻滞，保留了交界区逸搏心律。随后，杜克大学研究组报道了在 22 名患者中成功完成冷冻消融房室结的经验，并得出结论：应用手持式冷冻探头可以作为一种安全、有效的技术替代

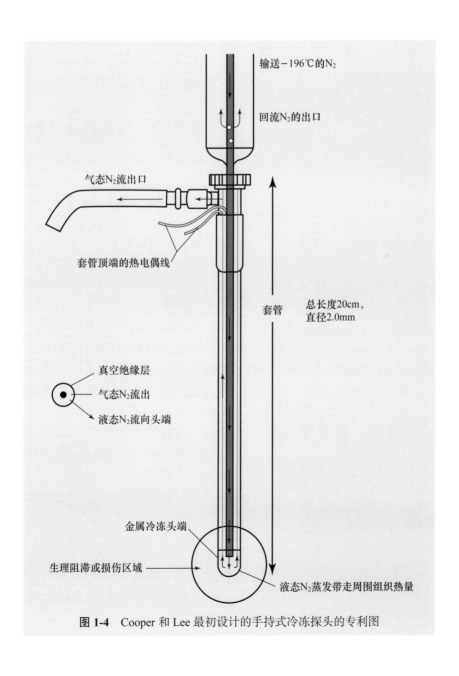

图 1-4 Cooper 和 Lee 最初设计的手持式冷冻探头的专利图

手术切除治疗心律失常[19]。

应用冷冻探头（可逆性手术刀）治愈房室结折返性心动过速并保留房室结的传导功能

冷冻探头在治疗房室结折返性心动过速（AVNRT）的历史上起到了关键作用，因为它可以在选择性消融房室结输入端的同时不影响正常房室结传导。在人们认识到房室结双径路可以被选择性消融前，AVNRT 治疗的目标是切断希氏束（His 束）或以直流电消融房室结，年轻患者需要终生起搏治疗。1979 年，Pritchett 及其同事[20]在给一例无休止性 AVNRT 患者常规切断 Koch 三角时，AVNRT 突然终止且不能诱发，同时保留了房室结传导。这一偶然发现使得 James L. Cox 萌生了一个意义深远的创意，他意识到冷冻探头可以作为一把"可逆的手术刀"治疗 AVNRT[21]。Cox 的设想是：Pritchett 在手术中不小心切断了维持 AVNRT 折返的房室结输入端，因此冷冻探头可以在房室结周围消融。一旦消融导致房室传导阻滞出现，电极就会释放温的生理盐水从而阻止组织的破坏（图 1-5A）；如果没有发生传导阻滞，冷冻消融会持续 2min 以上，造成不可逆性组织损伤。Cox 用这种方法在 8 例连续入组患者中成功地消融了 AVNRT（图 1-5B）。

不需体外循环的心脏冷冻外科

尽管应用冷冻探头可以避免心脏切开损伤，但在早期应用中仍需要建立体外循环。1984 年，Gerard Guiraudon 和 George Klein[22, 23]报道了在心脏不停搏下剥离房室脂肪垫，分离房室沟的血管，通过手持探头成功消融了心外膜旁路。1985 年立陶宛 Bredikis 及其同事[24]报道了在心脏不停搏下，在心内膜消融房室结和旁路的方法。他设计了尖端带有标测电极的冷冻探头，发明

了一种能同时标测和消融的冷冻电极。通过右心房切开术可以精确触及 Koch 三角进行房室结消融；探头通过第二次心房切开术导入到 Koch 三角的尖端，通过记录 His 束电位、冷冻标测、加压诱导房室传导阻滞或解剖定位等方法确定房室结消融的靶点（图 1-6）[25]。对于左侧旁路，改良后的冷冻电极可以经右心房切开术进入到冠状静脉窦来标测左侧房室旁路[26]。

21 例患者中 19 例用这种方法消融治疗成功。2 例患者因为冠状静脉窦撕裂进行了冠状静脉窦结扎，但均无远期后遗症，也没有其他并发症的报道。这种有标测功能的冷冻电极也可用来成功消融右侧旁路[27]。

室性心动过速的冷冻外科手术

1956 年，Bailey 和 Likoff[28]报道了切除左室室壁瘤后反复发作的持续性室性心动过速得到缓解。随后的研究表明室壁瘤切除术、心内膜下瘢痕切除术和（或）环心内膜心室切开术可以改良心室肌的病理基质，从而缓解相关的室性心动过速（室速）。尽管这些扩大的外科手术方法可以缓解室性心律失常的症状，但会降低心室功能，加剧充血性心力衰竭（心衰）症状[29]。

由于可以降低围术期的并发症，冷冻消融在心外科治疗室速的发展史上起到了重要作用。1978 年，应用冷冻外科手术成功治愈了一例硬皮病相关的室速[30]，1979 年另一例右室流出道室速得到成功治疗[31]。这些报道均表明冷冻技术可以在缺血性室速患者中得到更广泛应用。另外，由于冷冻消融对间质组织的保护，其所造成的组织损伤对正常心室肌的影响比常规心外科手术要小[32]。随后许多学者报道了单独应用冷冻消融或联合其他外科技术治疗室速的研究。这些研究都证实冷冻消融可以在提高室速的治疗效果的同时保持甚至改善心室功能[33]。

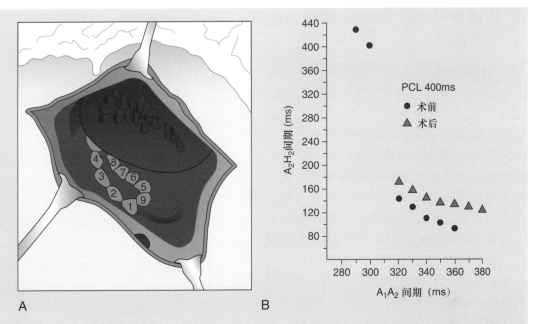

图 1-5　A：Cox 及其同事在不影响房室结传导下消融房室结折返性心动过速（AVNRT）。用手持冷冻探头在 Koch 三角周围消融九个点；若某点消融中出现传导阻滞则立即灌注温盐水以防止不可逆性损伤，而后探头移至下一位点。B：房室结传导曲线证实了术后消除了慢径传导。PCL：起搏周长。（*Adapted from Cox JL，Holman WL，Cain ME：Cryosurgical treatment of atrioventricular node reentrant tachycardia.* Circulation 76:1329-1336，1987，*by permission.*）

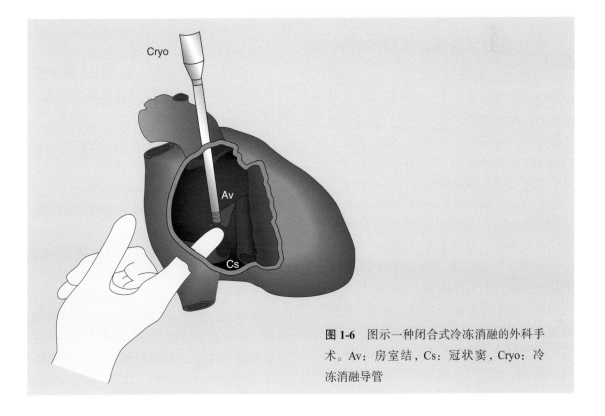

图 1-6　图示一种闭合式冷冻消融的外科手术。Av：房室结，Cs：冠状窦，Cryo：冷冻消融导管

冷冻外科技术在心房颤动治疗中的应用

房颤的外科手术治疗经历了从改善症状（左心房隔离术、房室结或 His 束消融术、走廊术式）到完全根除房颤（迷宫术）的发展过程。Gordon Moe 的多子波理论促使 James L. Cox 猜想可以用外科手术分割心房，减少维持多子波折返的心房肌数量，从而消除房颤[34]；Cox 又进一步提出通过保留心房内及心房间传导通路，可以在保留心房功能的同时消除多子波。1991 年，Cox 报道了通过在左右心房内进行复杂的切开缝合术式使阵发性和持续性房颤得到了很高的治愈率[35]。由于损伤了窦房结功能以及手术操作的复杂性，Cox 对迷宫术式进行了三次改进，其中包括利用冷冻探头完成迷宫手术[36]。尽管最初的迷宫术式已经比较合理，但手术仍在不断改良，而冷冻消融在其中扮演着越来越重要的角色。在一些改良的迷宫术式中，冷冻消融几乎已经完全取代了外科切开缝合技术[37-38]。

向血管内经导管冷冻技术的转变

1982 年，Mel Scheinman 和他的同事[39]应用经血管内导管技术替代外科手术，使用高频直流电成功消融了房室结。尽管这种方法会引起心脏穿孔甚至猝死，但它表明了可以使用非外科手术的方法治疗心律失常，因此引发了心律失常治疗方法的巨大转变[40]。在 Scheinman 报道的几年后，射频电流作为一种更加安全、灵活的能源用于各种点状消融，迅速替代了直流电流，并在心律失常治疗中得到了广泛应用[41]。尽管射频电流是一种安全有效的消融能源，但它在使用中仍然难以精确地监控适量的能量释放，从而达到最大的安全性和有效性。因此人们一直在寻找它的替代能源。冷冻能源是目前唯一的另一种被广泛应用于临床的能源，因此是最

合适的一种替代能源。近年来，由于导管消融在左心房（房颤的导管消融）和左心室（缺血性室速的导管消融）造成了弥漫性损伤，使人们迫切需要改进能量系统。

由于导管设计更加精准，使得利用 Joule-Thomson 效应最终可以实现血管内经导管完成冷冻消融。首先研制的是 11F 导管，将压缩的氧化亚氮经导管输送后汽化冷却周围组织[42]。1991 年，Gillette 及其同事[42]用这个导管成功地在猪心上消融了房室结，但第一代导管只有热电偶没有电极，因此定位 His 束电位时需要另用一根标测导管。−60℃的冷冻温度在全部 5 只实验动物上都造成了房室传导阻滞。这个开创性研究后，小直径、可控导管被发展、检测并批准用于临床，它不仅有热电偶，还有标测电极和压缩气体汽化后的排出系统。2001 年，Dubuc 及其同事[43]首次报道了用冷冻导管消融房室结来治疗药物难治性房颤的病例[43]。他们使用的是一根四极、9F、尖端电极 4mm 的可控导管，电极尖端温度可降到−60℃。12 例患者中 10 例达到了完全性房室传导阻滞，3 例患者在完成可逆性冷冻标测后进行了不可逆性消融损伤。随后有大量研究报道了应用冷冻导管治疗各种临床心律失常，包括使用新型导管进行肺静脉隔离等复杂操作。

总结

冷冻用于临床麻醉和抗感染治疗已有上千年的历史。在 19 世纪末，随着治疗理念和技术的发展，极低温度能够用来消除病变组织，冷冻消融治疗应运而生。随着 20 世纪 60 年代早期 Cooper 手持冷冻探头的发明，使得介入冷冻外科手术迅速普及到了各个外科领域。由于认识到特定的心肌组织靶点可以导致各种心律失常，心脏冷冻外科技术虽然姗姗来迟，但是后来居上。1977 年，冷冻消融终于开始用于治疗心律失常的基

质。直到现在，我们使用冷冻消融治疗心律失常已经有了 40 年的经验。在下面章节中我们要系统地介绍几十年来所发展起来的冷冻消融的知识，包括目前正在改进的导管技术和应用。

参考文献

1. Slama R, Blondeau P, Aigueperse J, et al: [Surgical creation of an auriculoventrical block and implantation of a stimulator in 2 cases of irreducible rhythm disorders]. *Arch Mal Coeur Vaiss* 60:406–422, 1967.

2. Sealy WC, Hattler BG Jr, Blumenschein SD, Cobb FR: Surgical treatment of Wolff-Parkinson-White syndrome. *Ann Thorac Surg* 8:1–11, 1969.

3. Iwa T, Mitsui T, Misaki T, et al: Radical surgical cure of Wolff-Parkinson-White syndrome: The Kanazawa experience. *J Thorac Cardiovasc Surg* 91:225–233, 1986.

4. Harrison L, Gallagher JJ, Kasell J, et al: Cryosurgical ablation of the A-V node-His bundle: A new method for producing A-V block. *Circulation* 55:463–470, 1977.

5. Breasted JH: The Edwin Smith Surgical Papyrus, Chicago, 1980, University of Chicago Press.

6. Dienel H-L: Linde, History of a Technology Corporation, 1879-2004, Hampshire, United Kingdom, 2004, Palgrave Macmillan.

7. Gage AA: History of cryosurgery. *Semin Surg Oncol* 14:99–109, 1998.

8. Cooper IS, Lee AS: Cryostatic congelation: A system for producing a limited, controlled region of cooling or freezing of biologic tissues. *J Nerv Ment Dis* 133:259–263, 1961.

9. Cooper IS: Cryogenic surgery of the basal ganglia. *Jama* 181:600–604, 1962.

10. Cooper IS: Cryogenic cooling and freezing of the basal ganglia. *Confin Neurol* 22:336–340, 1962.

11. Cooper IS: Cryobiology as viewed by the surgeon. *Cryobiology* 51:44–51, 1964.

12. Cooper IS: Cryogenic surgery in the geriatric patient. *J Am Geriatr Soc* 12:813–855, 1964.

13. Cooper IS: Cryogenic neurosurgery. *J Pract Nurs* 18: 21–24, 1968.

14. Cooper IS: Cryogenic neurosurgery. *GP* 39:96–109, 1969.

15. Cooper IS, Gioino G, Terry R: The cryogenic lesion. *Confin Neurol* 26:161–177, 1965.

16. Cooper IS, Stellar S: Cryogenic freezing of brain tumors for excision or destruction in situ. *J Neurosurg* 20:921–930, 1963.

17. Gallagher JJ, Sealy WC, Anderson RW, et al: Cryosurgical ablation of accessory atrioventricular connections: A method for correction of the pre-excitation syndrome. *Circulation* 55:471–479, 1977.

18. Wallace AG, Mignone RJ: Physiologic evidence concerning the re-entry hypothesis for ectopic beats. *Am Heart J* 72:60–70, 1966.

19. Klein GJ, Sealy WC, Pritchett EL, et al: Cryosurgical ablation of the atrioventricular node-His bundle: Long-term follow-up and properties of the junctional pacemaker. *Circulation* 61:8–15, 1980.

20. Pritchett EL, Anderson RW, Benditt DG, et al: Reentry within the atrioventricular node: Surgical cure with preservation of atrioventricular conduction. *Circulation* 60:440–446, 1979.

21. Cox JL, Holman WL, Cain ME: Cryosurgical treatment of atrioventricular node reentrant tachycardia. *Circulation* 76:1329–1336, 1987.

22. Guiraudon GM, Klein GJ: Closed heart surgery for Wolff-Parkinson-White syndrome. *Int J Cardiol* 5:387–391, 1984.

23. Guiraudon GM, Klein GJ, Gulamhusein S, et al: Surgical repair of Wolff-Parkinson-White syndrome: A new closed-heart technique. *Ann Thorac Surg* 37:67–71, 1984.

24. Bredikis J: Cryosurgical ablation of atrioventricular junction without extracorporeal circulation. *J Thorac Cardiovasc Surg* 90:61–67, 1985.

25. Bredikis JJ, Bredikis AJ: Surgery of tachyarrhythmia: Intracardiac closed heart cryoablation. *Pacing Clin Electrophysiol* 13:1980–1984, 1990.

26. Bredikis J, Bredikis A: Cryosurgical ablation of left parietal wall accessory atrioventricular connections through the coronary sinus without the use of extracorporeal circulation. *J Thorac Cardiovasc Surg* 90:199–205, 1985.

27. Bredikis J, Bukauskas F, Zebrauskas R, et al: Cryosurgical ablation of right parietal and septal accessory atrioventricular connections without the use of extracorporeal circulation. A new surgical technique. *J Thorac Cardiovasc Surg* 90:206–211, 1985.

28. Likoff W, Bailey CP: Problem of myocardial aneurysm: Recognition and treatment. *Circulation* 14:968, 1956.

29. Ungerleider RM, Holman WL, Calcagno D, et al: Encircling endocardial ventriculotomy for refractory ischemic ventricular tachycardia. III. Effects on regional left ventricular function. *J Thorac Cardiovasc Surg* 83:857–864, 1982.

30. Gallagher JJ, Anderson RW, Kasell J, et al: Cryoablation of drug-resistant ventricular tachycardia in a patient with a variant of scleroderma. *Circulation* 57:190–197, 1978.

31. Camm J, Ward DE, Cory-Pearce R, et al: The successful cryosurgical treatment of paroxysmal ventricular tachycardia. *Chest* 75:621–624, 1979.

32. Guiraudon GM, Guiraudon CM, McLellan DG, MacDonald JL: Mitral valve function after cryoablation of the posterior papillary muscle in the dog. *Ann Thorac Surg* 47:872–876, 1989.

33. Lustgarten DL, Keane D, Ruskin J: Cryothermal ablation: Mechanism of tissue injury and current experience in the treatment of tachyarrhythmias. *Prog Cardiovasc Dis* 41:481–498, 1999.

34. Cox JL, Boineau JP, Schuessler RB, et al: Successful surgical treatment of atrial fibrillation. Review and clinical update. *JAMA* 266:1976–1980, 1991.

35. Cox JL, Schuessler RB, D'Agostino HJ Jr, et al: The surgical treatment of atrial fibrillation. III. Development of a definitive surgical procedure. *J Thorac Cardiovasc Surg* 101:569–583, 1991.

36. Cox JL, Sundt TM 3rd: The surgical management of atrial fibrillation. *Annu Rev Med* 48:511–523, 1997.

37. Doll N, Kiaii BB, Fabricius AM, et al: Intraoperative left atrial ablation (for atrial fibrillation) using a new argon cryocatheter: Early clinical experience. *Ann Thorac Surg* 76:1711–1715; discussion 1715, 2003.

38. Sueda T, Nagata H, Shikata H, et al: Simple left atrial procedure for chronic atrial fibrillation associated with mitral valve disease. *Ann Thorac Surg* 62:1796–1800, 1996.

39. Scheinman MM, Morady F, Hess DS, Gonzalez R: Catheter-induced ablation of the atrioventricular junction to control refractory supraventricular arrhythmias. *JAMA* 248:851–855, 1982.

40. Bharati S, Scheinmann MM, Morady F, et al: Sudden death after catheter-induced atrioventricular junctional ablation. *Chest* 88:883–889, 1985.

41. Huang SK, Jordan N, Graham AR: Closed-chest catheter desiccation of atrioventricular junction using radiofrequency energy—a new method of catheter ablation. *Circulation* 72:389, 1985.

42. Gillette PC, Swindle MM, Thompson RP, Case CL: Transvenous cryoablation of the bundle of His. *Pacing Clin Electrophysiol* 14:504–510, 1991.

43. Dubuc M, Khairy P, Rodriguez-Santiago A, et al: Catheter cryoablation of the atrioventricular node in patients with atrial fibrillation: A novel technology for ablation of cardiac arrhythmias. *J Cardiovasc Electrophysiol* 12:439–444, 2001.

第 2 章

冷冻消融的机制

Kristi K. Snyder，John G. Baust，
John M. Baust，Andrew A.Gage

唐闽　刘俊　张澍　译

要点：

- 冷冻消融基于两个基本机制：即刻损伤和延迟损伤。

- 低温治疗提供了一种一过性损伤的模式，这在消融过程中是非常有用的。

- 冷冻消融产生一个边界高度清晰的坏死灶。

- 对于肿瘤，靶点组织的温度需要低于−40℃才能确保细胞坏死；而对于非肿瘤细胞或组织，可在一个略高的温度范围内实现细胞坏死。

- 组织损伤的范围与冷冻的温度和时间相关，尤其是对于位于冷冻组织边缘的细胞。

冷冻消融的生物学机制：从直接的物理损伤到亚致死剂量的细胞应激反应，这些都可能在分子水平上造成细胞的死亡[1]；热效应后细胞损伤的程度是随时间 - 温度曲线而变化的。冷冻生理学建立在冻伤治疗、低温镇痛、细胞组织保存以及肿瘤破坏等研究基础上，它给冷冻消融治疗心血管系统疾病提供了理论基础[2]。随着 20 世纪 90 年代第二代冷冻外科手术技术的问世，冷冻生理在科研和临床的应用得到进一步发展，我们对于细胞反应与温度的关系的研究在不断深入。选择性冷冻治疗，就是消融器官内特定的细胞或组织，这需要理解低温和冷冻温度造成组织损伤的机制。本章阐述温度相关损伤的机制及其生物学意义。

机械性和分子作用力

与低温相关的多种因素主要通过两个基本的机制（即刻效应和延迟效应）造成细胞和组织的损伤。即刻效应包括低温损伤和冷冻破裂，它是由细胞的冷冻和解冻引起的[3]。延迟效应是由于血管损伤并激活了细胞坏死 - 凋亡反应链（表 2-1）。尽管损伤的特定机制不同，但很多直接因素会引起延迟效应，这表明即刻效应与长期细胞组织坏死之间存在联系。这些因素包括细胞脱水、蛋白质变性、DNA/RNA 损害、细胞功能改变、生化反应解偶联、应激反应激活、细胞膜流动性改变、离子平衡破坏等[2]。在强度 - 时间曲线上每个事件都会成为细胞凋亡 / 坏死的独立激活因子；但冷冻时多种因素联合刺激，就会在分子水平延长这种作用时间。尽管致死性的细胞内冰晶形成常常是冷冻消融的核心，但这些细胞分子水平的反应也同样重要。尤其是在心脏的冷冻治疗中，冷冻治疗的最终目标常常不是心肌细胞的坏死，这与冷冻标测致心律失常区域、低温血管成形术及低温镇痛时一样[4]。

表 2-1 冷冻损伤的时程

	即刻效应	延迟效应
短时	低温应激	累积低温损伤 解冻效应损伤
永久	直接细胞损伤 （冰冻破裂）	血管介导的损伤（坏死） 分子水平的细胞死亡（凋亡）

在正常生理条件下，心肌细胞在窦房结和房室结控制下产生同步的节律性动作电位，发放电冲动控制心肌细胞的收缩。当温度从 37℃开始下降时，便会发生一系列温度依赖的物理和分子反应。随着组织温度接近"温和"的低温（～32℃）时，细胞膜的流动性逐渐下降，从而影响离子泵的转运，使得动作电位的振幅下降、不应期延长及复极时间延长。在低温和复温（缺血 / 再灌注）实验中，心肌细胞温度依赖的特异功能障碍表现为心肌肌钙蛋白 I（cTnI）的蛋白激酶 C/A（PKC/PKA）磷酸化对 Ca^{2+} 敏感性下降[5-6]。随着温度继续下降，细胞代谢减慢，细胞内 pH 值更低，离子失衡，能量（腺苷三磷酸）减少。由于钙泵或肌浆网钙摄取减少使得细胞内钙超载，会进一步加速细胞膜损伤及酶自由基的累积[7]。心肌细胞对缺氧特别敏感，这些可逆的生理变化与组织最低温及低温持续时间呈反比[8]。低温引起的物理和分子效应可以表现为即刻和延迟的冷冻损伤，心肌细胞对"温和"低温的这种短暂可逆的效应，与热治疗的效果完全不同，这也是冷冻治疗的优势。在电生理标测下对部分心肌进行"温和"低温冷冻，即冷冻标测。如果在心脏的特定区域低温冷冻可以短暂终止心电活动，即可以确定该区域是致心律失常的病灶，从而在房颤等心脏疾病的治疗中提供更加准确及有选择性的治疗靶点[9]。

冰晶的形成是组织损伤的基础，它在细胞内外都可以形成。冰晶形成的主要形式取决于随温度下降的冷冻速率。冷冻探头尖端形成的冰晶使探头尖端与组织紧密黏合，局部形成一个"吸热器",从周围组织吸收热量。随着热量被制冷剂(包括氩气、氧化亚氮、液态氮)从闭合环路中带走,周围组织细胞外冰晶形成并包绕细胞。冰晶中心是高浓度的溶质,形成一个高渗状态[10]。离子梯度的形成使细胞脱水,导致细胞膜、细胞器和细胞内大分子的进一步损伤。细胞外的冰晶从导管头端向外逐渐扩展,冷冻速度逐渐降低,冷冻达到的温度逐渐升高。随着冷冻速率的增加,温度的下降,细胞内冰晶形成增加。而细胞内冰晶的形成造成相关组织致死性的损伤,这部分组织主要在邻近冷冻探头尖端的位置,因此心律失常病灶的冷冻消融主要靠细胞内冰晶的形成。距探头越远,冷却温度会升高,冷却速度会下降,形成细胞外冰晶,导致组织不完全性损伤;距探头最远的细胞和组织只是经历低温反应,形成可逆性损伤。尽管低温导致的损伤可逆,但细胞延迟死亡还受低温持续时间、低温程度及不同细胞对低温的敏感性的影响。冰晶融化时也会造成细胞损伤,小冰晶融合成更大的冰晶时会撕裂细胞(表 2-2)。冰晶融化会形成短暂的低渗环境,造成细胞膨胀,细胞膜撕裂;随后循环恢复,会产生组织缺血 - 再灌注损伤,引起消融靶点组织的延迟细胞死亡。

冷冻 - 解冻循环

　　制冷剂的选择决定了能达到的最低温度及使用的安全性。近来,随着各种冷冻导管和探头的不断改进,为临床医生提供了大量的更为高效的冷冻器械。依靠冷冻探头或导管远端的吸热器,闭合环路系统可以防止患者接触制冷剂,从而避免了相关的不良反应。热量呈环形吸收,以探头尖端为中心形成放射状组织温度梯度。最佳的冷冻 / 解冻循环由快速冷冻(−100℃ /min)及慢速解冻组成,从而使组织损伤范围最大化(图 2-1)[11];这样的温度条件和速率一般

在距探头最近的区域形成。随着距探头距离的增加冷冻温度迅速升高,冷冻速率迅速下降。速率的改变与探头尖端最低温度和制冷剂的吸热能力有关(表 2-3),如液态制冷剂比气态制冷剂有更强的吸热能力(能吸收多余的热量)和吸热效率。这种现象很容易在生活中得到证实,如将一只手放到冰箱的冷气中,另一只手浸入 4℃的水里,浸到水里的手冷得更快。当应用和改进冷冻消融技术时,需要知道制冷剂的吸热能力和能达到的最低温度,前者尤其重要。冷冻黏附发生在冷冻探头和靶点组织间,即便在跳动的心脏上两者也保持紧密接触;冷冻黏附使得冷冻探头和组织间保持稳定的持续接触,这是有效转移热量和靶点冷冻所必需的。制冷剂、传送模式及探头配置使冷冻设备产生最强的冷冻效力,保证了冷冻黏附和组织消融。以 Joule-Thomson 效应为理论基础,目前的心脏冷冻消融设备使用压缩氩或氧化亚氮为制冷剂,在冷冻探头尖端快速制冷。然而远离尖端的组织冷冻速率要慢得多(10℃ /min)[1]。由于前述的温度限制,"温和"的制冷和较慢的冷冻速率导致不完全细胞死亡。

热量的测定

　　众所周知,冰敷可以缓解疼痛,这是因为低温可以降低离子转运而使损伤区域的神经麻痹,复温后神经的正常功能和信号传导也随之恢复[12-13]。小鼠心室肌细胞的体外研究表明,−2℃时心肌细胞自主收缩活动的终止是可逆的[14],这个短暂的电效应使心内电生理标测成为可能。神经损伤发生在 −30℃以下,并且长时间低温(> 0℃)也会产生不良后果[8];如果神经束完整,神经功能是很可能恢复的,但需要一个较长的恢复时间[15-16]。因此,冷冻的时间、温度和吸收的热量必须经过仔细测量。心肌细胞,甚至是致心律失常细胞,对冷冻损伤要比肿瘤细胞敏感得多[8, 17],因此心脏治疗中,不需要

表 2-2   造成冷冻损伤的时间、物理和细胞因素

直接细胞损伤		延迟血管损伤	
细胞外冰晶	细胞内冰晶	解冻	分子调控
高渗环境	致死因素	再结晶（−20～−25℃）	累积的应激反应
细胞脱水（溶解损伤）	以不均一的方式结冰（−15～−40℃）	物理损伤	离子信号
膜损伤	均一的冰核形成（<−40℃）	低渗环境	启动细胞凋亡
冰晶形成		细胞缺氧	再度坏死（不依赖能量）
		水肿	
		缺血	

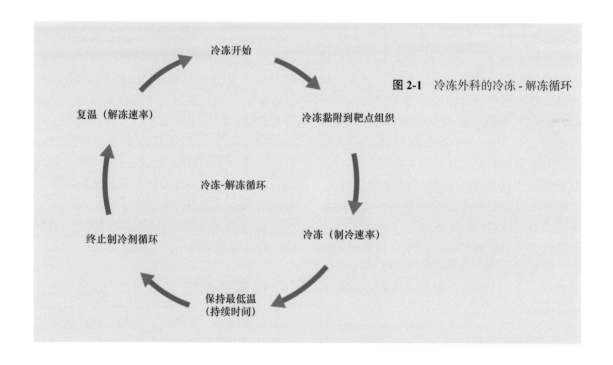

图 2-1   冷冻外科的冷冻 - 解冻循环

表 2-3   冷冻外科使用的制冷剂温度及标准的传送方法

制冷剂	温度	传送模式
氧化亚氮（液态）	−89.5℃	Joule-Thomson 效应
氩（液态）	−135℃	Joule-Thomson 效应及亚低温
氮（液态）	−195.6℃	绝缘传送线

反复的冷冻 / 解冻循环及消融肿瘤所需的超低温[18]。尽管不需要在特定区域反复冷冻，但需要在心肌中多个靶点消融，阻断可能的折返环路从而达到治疗目的[19-20]。

适当的冷冻剂量因组织靶点和治疗方式的差异而不同。在−5～−30℃范围内进行冷冻标测或者在电生理标测下确认异常传导区域。一旦确认靶点，冷冻探头温度就会降低至−80℃并持续 2～4min 进行冷冻消融[21-26]，在这个过程中组织温度波动在

−20～−30℃[8]。室上性心肌组织消融不需要重复冷冻/解冻循环，只要有充足的时间和温度就会形成线性或点状损伤（依据不同的冷冻探头或冷冻导管）；而在心室肌，由于血管增多、心肌厚度增加，就需要延长冷冻时间及重复冷冻/解冻循环才能形成更深、更有效的冷冻损伤[24,27]。室性心律失常的冷冻治疗仍然是一个挑战，但随着新的冷冻技术和方法的出现，这一领域依然是方兴未艾[28-29]。

冷冻损伤的特点

Hass 和 Taylor[17] 报道了心肌组织在冷冻消融后的修复过程，此时纤维组织取代了失活组织。冷冻消融产生一个界限清晰的坏死灶，其边界与冷冻效应的等温线相对应或取决于特殊细胞类型的敏感性。损伤中心的循环消失、血管破坏及内皮损伤导致血管内微血栓形成，造成均一性坏死[1]。纤维基质中的胶原纤维得以保留，从而不易形成血栓。修复过程始于损伤边界炎症反应的趋化作用，完整的组织结构对修复很重要；中性粒细胞和单核细胞渗出加速凋亡进程和组织的进一步破坏[30]。在组织失活区，随着成纤维细胞渗出并分化为成肌纤维细胞，形成新生血管[30-31]。延迟修复是低温损伤的特点，需要时间来吸收或溶解坏死组织，但修复通常是有利的[8]。

损伤的范围和形状因冷冻探头的结构和冷冻区域而变化。在不规则的肿瘤组织中，一般放置多个冷冻探头来消融。与此类似，我们可以在心内膜多个相邻位点消融，连接起来形成线性损伤[27]。心外科冷冻消融心律失常时，在心外膜放置半刚性的冷冻探头，造成长的、连续的线性损伤（最长达10cm）。改良冷冻探头的目的是设计各种形状的探头，争取一次冷冻就能形成连续、透壁的线性损伤。

了解冷冻损伤的机制对提高冷冻消融的效率至关重要。正如前面所述，冷冻消融造成的损伤因靶点温度和降温速率不同而不同。一定要知道一个组织区域被冷冻了，但不一定就被消融了。现有的资料表明−30～−40℃的温度会致细胞死亡。冷冻损伤在周围产生环形放射状的等温线，在计算冷冻效应的立体容积时，这个问题就变得尤为突出了。分离出一块典型的冷冻消融的组织，5min 内消融造成的冰晶边界的深度是 1.4cm。基于 Joule-Thomson 效应的制冷剂在 80% 的边界深度（～1.1cm）形成−20℃的等温线，在 60% 的深度（0.9cm）则形成−40℃的等温线。计算冷冻坏死的体积时，结果发现不到 30% 的冷冻组织在−40℃等温线内，只有约 50% 的冷冻组织在−20℃的等温线内[32]。这意味着如果根据结冰边界目测冷冻损伤范围时，内科医生应该在整个冷冻组织中界定坏死区域；而在冷冻消融实体肿瘤时，可以用外周的热电偶协助测定。虽然心肌细胞对冷冻的敏感性增加，冷冻损伤的区域可能轻微扩大，但上述基本理论仍然是成立的。

在彻底坏死的核心外部，即损伤的外周组织，暴露在非致死性的等温线上，可以同时发现有功能的和死亡的细胞[33]，这是个死亡和损伤细胞聚集的区域，主要进行着细胞凋亡和损伤修复。新生血管沿边界生长，因为在这里低温损伤或非致死性细胞外冰晶会刺激血管形成和炎症反应发生，它们都是损伤修复的组成部分（图 2-2）。凋亡在整个损伤过程中起着关键作用，它自发调节着损伤中心组织免疫反应的程度[34]。冷冻消融技术在心脏疾病治疗中的广泛应用推动了这一领域的基础研究也给研究者们提供了一个机会来进一步探索凋亡和继发坏死在心脏细胞冷冻消融中的关键作用。肿瘤的冷冻消融也有相似的研究需求，认识到凋亡所起的作用能促进新技术和新辅助疗法的发展，更为有效地定位肿瘤细胞，减少患者的不良反应。

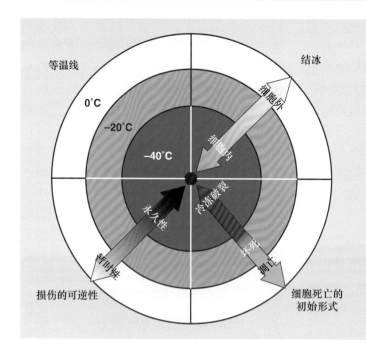

图 2-2　冷冻损伤的各种影响因素

临床意义

冷冻治疗是心脏外科手术和介入性心脏手术的有效手段。冷冻消融已经被广泛用于治疗房室结折返性心动过速、在心房内完成改良的迷宫消融手术（Cox-Maze Ⅲ）[22, 35-37]。作为替代能源中的一种，冷冻消融通过一种更微创的方法改变了传统的"切开-缝合"的迷宫手术治疗持续性房颤[38-41]。房室结消融及起搏器植入已经应用于临床[42]。在冷冻标测中，如果出现一过性房室传导阻滞或P-R 间期延长，则立刻停止冷冻，通过对靶点区域复温，可以恢复正常的房室传导，这种方法避免了永久性的房室结损伤[43]。在房室结折返性心动过速的治疗中消融慢径路应避免造成不必要的房室传导阻滞，这对于儿科患者尤其重要，房室结对冷冻损伤的差异化敏感性已被用于消融结致心律失常区域时避免损伤房室结[44-47]。经典的消融手术需要冷冻探头或导管尖端提供−79℃冷冻温度，并持续 4 ～ 8min。这个操作是安全有效的[20]。使用短暂（～30s）的、中等

程度的低温（−30℃）进行冷冻标测也是安全有效的[48-49]。另外，冷冻治疗的止痛效果也解释了患者术中和术后不适症状较少的原因。由于造成损伤的机制不同，冷冻消融与热消融相比更容易控制而且所引起的并发症少[16]。最近，冷冻球囊导管的发展引起了人们的兴趣，它可以通过冷冻消融隔离肺静脉[50-51]。但这些研究还处在早期阶段。研究结果表明除了短暂的膈神经麻痹外，这种技术并发症较少[25, 52]。然而这种方法的有效性需要长时间的临床资料来验证。

总结

房性和室性快速性心律失常是可以通过各种温度疗法（包括冷冻消融）治疗的常见的心血管疾病。冷冻消融是一种有效的、可以替代外科手术和热效应疗法治疗房颤的微创方法，应用这种方法患者康复快且不良反应少。随着临床应用冷冻消融的增多，新型冷冻设备和改良的方法层出不穷。

尽管冷冻消融的应用不断增加，但是我们在细胞分子水平还没有完全认识冷冻消融的机制。随着心脏冷冻消融的应用日渐广泛，很多研究开始探讨冷冻消融是如何在分子水平发挥作用的并提供了用于指导冷冻技术应用和发展的关键特征性数据。这些研究和进展无疑会给冷冻消融治疗心律失常开辟新的领域。

参考文献

1. Gage AA, Baust J: Mechanisms of tissue injury in cryosurgery. *Cryobiology* 37:171–186, 1998.
2. Baust JG, Baust JM, editors: *Advances in Biopreservation*, Boca Raton, FL, 2007, CRC Press.
3. Gage AA, Baust JM, Baust JG: Principles of cryosurgery. In Rukstalis D, editor: *Handbook of Urological Cryoablation*, Abington, United Kingdom, 2007, Informa Healthcare, pp 1–18.
4. Gage AA: Selective cryotherapy. *Cell Pres Technol* 2:3–14, 2004.
5. Han YS, Tveita T, Prakash YS, et al: Mechanisms underlying hypothermia-induced cardiac contractile dysfunction. *Am J Physiol Heart Circ Physiol* 298:H890–H897, 2010.
6. Layland J, Solaro RJ, Shah AM: Regulation of cardiac contractile function by troponin I phosphorylation. *Cardiovasc Res* 66:12–21, 2005.
7. Taylor MJ: Biology of cell survival in the cold: The basis for biopreservation of tissues and organs. In Baust JG, Baust JM, editors: *Advances in Biopreservation*, Boca Raton, FL, 2007, CRC Press, pp 15–62.
8. Gage AA, Baust JM, Baust JG: Experimental cryosurgery investigations in vivo. *Cryobiology* 59:229–243, 2009.
9. Dubuc M, Roy D, Thibault B, et al: Transvenous catheter ice mapping and cryoablation of the atrioventricular node in dogs. *Pacing Clin Electrophysiol* 22:1488–1498, 1999.
10. Mazur P: Cryobiology: The freezing of biological systems. *Science* 168:939–949, 1970.
11. Gage AA, Baust JG: Cryosurgery for tumors—a clinical overview. *Technol Cancer Res Treat* 3:187–199, 2004.
12. Gaster RN, Davidson TM, Rand RW, Fonkalsrud EW: Comparison of nerve regeneration rates following controlled freezing or crushing. *Arch Surg* 103:378–383, 1971.
13. Trumble TE, Whalen JT: The effects of cryosurgery and cryoprotectants on peripheral nerve function. *J Reconstr Microsurg* 8:53–58, 1992.
14. Snyder KK, Baust JM, Van Buskirk RG, Baust JG: Cardiomyocyte responses to thermal excursions: Implications for electrophysiological cardiac mapping. *Cell Pres Technol* 5:116–128, 2007.
15. Whittaker DK: Ultrastructural changes in muscle following freezing in situ by a surface applied cold probe. *J Pathol* 115:139–145, 1975.
16. Zhou L, Shao Z, Ou S: Cryoanalgesia: electrophysiology at different temperatures. *Cryobiology* 46:26–32, 2003.
17. Hass GM, Taylor CB: A quantitative hypothermal method for production of local injury to tissue. *Proc Inst Med Chic* 16:424, 1947.
18. Neel HB 3rd, Ketcham AS, Hammond WG: Requisites for successful cryogenic surgery of cancer. *Arch Surg* 102:45–48, 1971.
19. Gillinov AM, Saltman AE: Ablation of atrial fibrillation with concomitant cardiac surgery. *Semin Thorac Cardiovasc Surg* 19:25–32, 2007.
20. Drago F, Russo MS, Silvetti MS, et al: Cryoablation of typical atrioventricular nodal reentrant tachycardia in children: Six years' experience and follow-up in a single center. *Pacing Clin Electrophysiol* 33:475–481, 2010.
21. Dubuc M, Talajic M, Roy D, et al: Feasibility of cardiac cryoablation using a transvenous steerable electrode catheter. *J Interv Card Electrophysiol* 2:285–292, 1998.
22. Dubuc M, Khairy P, Rodriguez-Santiago A, et al: Catheter cryoablation of the atrioventricular node in patients with atrial fibrillation: A novel technology for ablation of cardiac arrhythmias. *J Cardiovasc Electrophysiol* 12:439–444, 2001.
23. Gaita F, Haissaguerre M, Giustetto C, et al: Safety and efficacy of cryoablation of accessory pathways adjacent to the normal conduction system. *J Cardiovasc Electrophysiol* 14:825–829, 2003.
24. Reek S, Geller JC, Schildhaus HU, et al: Feasibility of catheter cryoablation in normal ventricular myocardium and healed myocardial infarction. *Pacing Clin Electrophysiol* 27:1530–1539, 2004.
25. Bastani H, Insulander P, Schwieler J, et al: Safety and efficacy of cryoablation of atrial tachycardia with high risk of ablation-related injuries. *Europace* 11:625–629, 2009.
26. Rodriguez LM, Timmermans C: Transvenous cryoablation of cardiac arrhythmias. *Technol Cancer Res Treat* 3:515–524, 2004.
27. D'Avila A, Aryana A, Thiagalingam A, et al: Focal and linear endocardial and epicardial catheter-based cryoablation of normal and infarcted ventricular tissue. *Pacing Clin Electrophysiol* 31:1322–1331, 2008.
28. Timmermans C, Manusama R, Alzand B, Rodriguez LM: Catheter-based cryoablation of postinfarction and idiopathic ventricular tachycardia: Initial experience in a selected population. *J Cardiovasc Electrophysiol* 21:255–261, 2010.
29. Hashimoto K, Watanabe I, Okumura Y, et al: Comparison of endocardial and epicardial lesion size following large-tip and extra-large-tip transcatheter cryoablation. *Circ J* 73:1619–1626, 2009.
30. Schacht V, Becker K, Szeimies RM, Abels C: Apoptosis and leucocyte-endothelium interactions contribute to the delayed effects of cryotherapy on tumours in vivo. *Arch Dermatol Res* 294:341–348, 2002.
31. Gazzaniga S, Bravo A, Goldszmid SR, et al: Inflammatory changes after cryosurgery-induced necrosis in human melanoma xenografted in nude mice. *J Invest Dermatol* 116:664–671, 2001.
32. Gage AA, Snyder KK, Baust JM, Baust JG: The principles of cryobiology. In Dubac M, Khairy P, editors: *Cryoablation for Cardiac Arrhythmias*, Quebec, Canada, 2008, Vision Commun, pp 3–12.
33. Clarke DM, Robilotto AT, Rhee E, et al: Cryoablation of renal cancer: Variables involved in freezing-induced cell death. *Technol Cancer Res Treat* 6:69–79, 2007.
34. Baust JG, Gage AA: The molecular basis of cryosurgery. *BJU Int* 95:1187–1191, 2005.
35. Friedman PL, Dubuc M, Green MS, et al: Catheter cryoablation of supraventricular tachycardia: Results of the multicenter prospective "frosty" trial. *Heart Rhythm* 1:129–138, 2004.
36. Baek MJ, Na CY, Oh SS, et al: Surgical treatment of

chronic atrial fibrillation combined with rheumatic mitral valve disease: Effects of the cryo-maze procedure and predictors for late recurrence. *Eur J Cardiothorac Surg* 30:728–736, 2006.

37. Gaita F, Paperini L, Riccardi R, Ferraro A: Cryothermic ablation within the coronary sinus of an epicardial posterolateral pathway. *J Cardiovasc Electrophysiol* 13:1160–1163, 2002.

38. Holman WL, Hackel DB, Lease JG, et al: Cryosurgical ablation of atrioventricular nodal reentry: Histologic localization of the proximal common pathway. *Circulation* 77:1356–1362, 1988.

39. Cox JL: Cardiac surgery for arrhythmias. *J Cardiovasc Electrophysiol* 15:250–262, 2004.

40. Guiraudon GM, Guiraudon CM, McLellan DG, MacDonald JL: Mitral valve function after cryoablation of the posterior papillary muscle in the dog. *Ann Thorac Surg* 47:872–876, 1989.

41. Comas GM, Imren Y, Williams MR: An overview of energy sources in clinical use for the ablation of atrial fibrillation. *Semin Thorac Cardiovasc Surg* 19:16–24, 2007.

42. Ross DL, Johnson DC, Denniss AR, et al: Curative surgery for atrioventricular junctional ("AV nodal") reentrant tachycardia. *J Am Coll Cardiol* 6:1383–1392, 1985.

43. Skanes AC, Dubuc M, Klein GJ, et al: Cryothermal ablation of the slow pathway for the elimination of atrioventricular nodal reentrant tachycardia. *Circulation* 102:2856–2860, 2000.

44. Drago F: Paediatric catheter cryoablation: Techniques, successes and failures. *Curr Opin Cardiol* 23(2):81–84, 2008.

45. Avari JN, Jay KS, Rhee EK: Experience and results during transition from radiofrequency ablation to cryoablation for treatment of pediatric atrioventricular nodal reentrant tachycardia. *Pacing Clin Electrophysiol* 31:454–460, 2008.

46. Perez-Castellano N, Villacastin J, Moreno J, et al: High resistance of atrioventricular node to cryoablation: A great safety margin targeting perinodal arrhythmic substrates. *Heart Rhythm* 3:1189–1195, 2006.

47. Kimman GP, Szili-Torok T, Jordaens LJ: Tachyarrhythmias in Koch's triangle: To be burned out or to be cool? *Europace* 9:906–908, 2007.

48. De Sisti A, Tonet J, Gueffaf F, et al: Effects of inadvertent atrioventricular block on clinical outcomes during cryoablation of the slow pathway in the treatment of atrioventricular nodal re-entrant tachycardia. *Europace* 10:1421–1427, 2008.

49. Lemola K, Dubuc M, Khairy P: Transcatheter cryoablation part II: Clinical utility. *Pacing Clin Electrophysiol* 31:235–244, 2008.

50. Chun KR, Schmidt B, Metzner A, et al: The 'single big cryoballoon' technique for acute pulmonary vein isolation in patients with paroxysmal atrial fibrillation: A prospective observational single centre study. *Eur Heart J* 30:699–709, 2009.

51. Sarabanda AV, Bunch TJ, Johnson SB, et al: Efficacy and safety of circumferential pulmonary vein isolation using a novel cryothermal balloon ablation system. *J Am Coll Cardiol* 46:1902–1912, 2005.

52. Reddy VY, Neuzil P, Themistoclakis S, et al: Visually-guided balloon catheter ablation of atrial fibrillation: Experimental feasibility and first-in-human multicenter clinical outcome. *Circulation* 120:12–20, 2009.

第 3 章

冷冻损伤灶的形成、特征及其决定因素

Audrius J.Bredikis，David J.Wilber

刘俊　唐闽　方丕华　译

要点：

- 温度低至 −5 ～ −10℃时，心肌细胞可发生不可逆损害。

- 冷冻 60s 内可使 3mm 深层区达到致死性低温，薄层区无需延长时间即可形成透壁性损伤灶。

- 在厚层组织区域反复冷冻 / 解冻可导致细胞坏死深度增加，可通过不同机制增加损伤灶的深度。

- 冷冻导管水平位放置可增加冷冻损伤灶的容积和深度。

- 与射频消融不同，在低流速区域进行冷冻消融可产生更大的损伤灶。

心肌细胞冷冻到一定温度可导致心肌细胞死亡。冷冻导管尖端的温度可迅速降至 $-20\,^\circ\!\mathrm{C}$ 以下，这可导致细胞内冰晶形成、细胞迅速死亡。在冰球的周围可形成更低的温度，细胞外发生冷冻效应可导致不完全性细胞死亡，而在损伤灶周围会发生延迟性细胞死亡。参与细胞死亡的机制复杂，包括凋亡等多种不同机制。

心外科冷冻消融的目标温度设置为 $-60\,^\circ\!\mathrm{C}$，这是基于癌细胞和其他组织冷冻治疗的经验性温度，此外，在美国可应用的冷冻探头的温度也只能达到 $-60\,^\circ\!\mathrm{C}$。

值得注意的是，不仅冷冻绝对温度很重要，而且冷冻时间、冷冻速率、冷冻复温时间和其他因素也很重要。例如：房室结虽然在冷冻到 $-80\,^\circ\!\mathrm{C}$ 持续时间不到 10s 仍能存活[1]，但是冷冻至 $-5\sim-10\,^\circ\!\mathrm{C}$ 持续 2min 以上或反复冷冻消融将发生持续性不可逆损伤。

本章将讨论冷冻损伤灶形成的决定性因素和形态学特征。

冷冻时间和"致死"性温度

冷冻时间是一个非常重要的临床问题。冷冻消融心房组织，通常推荐消融持续 2min。推荐理由基于冷冻消融持续 120s 后损伤灶深度不再发生改变。对于局灶性冷冻消融这是合理的，但是在心房内进行长线性冷冻消融并不实用。

特别值得注意的是在冷冻消融 60s 后心肌组织温度达到平台期（图 3-1）。如果心房组织厚度仅有 $2\sim3$mm，90s 冷冻消融就足够了；当组织达到最大低温后以设定温度继续消融 30s 即可。

在特定温度下至少需要多长时间消融才能对心肌产生致命性损伤，这个问题尚无足够的实验性资料。Atienza 等[1]通过动物实验评价了冷冻消融时间对房室结传导效应的影响，结果发现：冷冻温度即使达 $-80\,^\circ\!\mathrm{C}$，

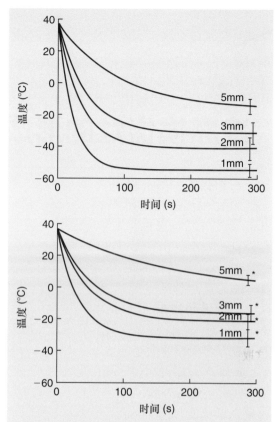

图 3-1 组织平均温度与时间曲线图。上图为在无组织灌流的条件下 8mm 直径冷冻导管水平位放置；下图为在有组织灌流条件下 8mm 直径冷冻导管水平位放置。垂直线代表温度平均值的上下 1 个标准差。*$P<0.05$（与无组织灌流时相比）（*Adapted from Wood MA，Parvez B，Ellenbogen AL: Determinants of lesion sizes and tissue temperatures during catheter cryoablation*，Pacing Clin Electrophysiol 30：644-654，2007，by permission.*）

而消融时间不到 10s，房室结的传导仍可完全恢复。

也许在实验中采用 $-30\,^\circ\!\mathrm{C}$ 冷冻消融和改变冷冻时间也可达到该种条件。然而，可用的商业性冷冻探头仅有 1 个或 2 个温度设置，因此针对这个问题的资料非常有限。而且，在离体状态下测量心肌不同深度的温度同样具有挑战性。

一些探索性研究也比较了活体或离体情况下冷冻损伤灶深度的差异。Wood 等[2]进

行了一系列实验，测量不同条件下离体组织冷冻损伤灶的深度。根据他们的资料，采用直径为 4mm 的消融导管进行冷冻消融，在 5mm 深度的心肌最低温度仅为＋ 20.5℃，而在 3mm 深度的心肌温度达到－6.1℃（无灌流条件下）。当导管水平位放置时温度有轻微的下降，无灌流条件下在 5mm 深度的心肌温度为－6℃。

动物实验证实心外膜消融的冷冻深度与离体无灌流条件下相似[3]。采用直径为 4mm 冷冻导管的急性损伤深度可达 4.7mm，而慢性永久性损伤深度可达 3.3mm。在该深度达到－6.1℃后，消融 240s 足以导致细胞发生不可逆性损害。

采用直径为 8mm 的导管冷冻消融可使 5mm 深度区的温度达－11.3℃至－16.8℃，这取决于导管是垂直还是水平接触心肌组织（无灌流下）。形态学上，采用直径 8mm 的导管冷冻消融心外膜，消融 240s 后，急性条件下消融深度可达 5.0mm，而慢性条件下消融深度可达 4.1mm。

同样，Khairy 等[4] 证实采用直径为 8mm 的冷冻导管经静脉消融心房组织的深度可达 4.9mm，心室组织的深度可达 4.8mm。因此，根据温度测量的结果发现心肌细胞对温度非常敏感；只要消融持续时间足够长，心肌细胞在－6℃下是不可能存活的。

大多数研究者评价了消融时间为 240s 的消融损伤灶与更长消融时间损伤灶的深度。由于温度存在边界效应，在消融 240s 或更长时间的 5mm 深度区冷冻暴露起关键性作用。由于冷冻消融只能够使细胞外冰晶形成，因此延长冷冻消融时间对发生渗透性细胞膜损伤效应起关键作用。如果在 3mm 深度区可形成更低的温度和细胞内冷冻，则在该深度不需要延长消融时间即可获得不可逆性细胞改变。

临床实践中，在肺静脉近端进行冷冻消融时，由于该部位的组织厚度通常不到 3mm，因此消融 90s 或 120s 即可形成透壁性损伤。但目前尚无足够的实验资料直接证明这一点。冷冻消融 60s 即可在 3mm 深度区达到致死性温度。但是，超过 60s 的冷冻消融能否造成 3mm 深度的组织达到不可逆损害尚不清楚。而在每个点冷冻消融 2min 并不可行，也无必要。采用线性冷冻消融的标准是局部电位（EGM）降低（＜ 0.1 ～ 0.2mV），或与其他经典电生理标准一样，例如肺静脉隔离要求肺静脉传入 / 传出阻滞［和射频消融（RF）一样］。

冷冻速率

快速冷冻常常更加致命，可使冷冻探头周围 2 ～ 3mm 区域的细胞发生快速死亡。而在组织边界达到最大低温和冷冻速率通常都非常缓慢，形成可逆性心肌细胞损害。目前可利用的探头不能控制冷冻速率，在这一点上缺乏实践经验。

双次冷冻

双次冷冻可因细胞膜上反复冷冻 / 解冻消融导致更广泛的组织损害和更深、更大的损伤灶。在动物实验和临床实践中，对心肌细胞等不同组织的冷冻消融中均证实了这一点。在我们的研究中也证实反复心外膜冷冻消融可致更深的损伤灶[5]。

接触压力效应

导管与组织接触压力增加时，因组织压缩使得心肌内血流减少，导致复温效应减弱，使得冷冻速率更快，这一点已经在动物实验中得到证实[6]（图 3-2）。

导管大小与冷冻损伤灶

导管直径越大，损伤灶越大。其机制包括以下几点：首先，导管尖端接触的心肌组织能"保护"这些区域避免血流直接冲洗效

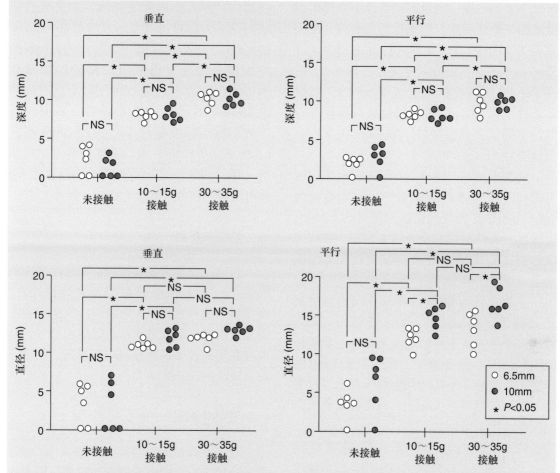

图 3-2 接触力与损伤灶大小的关系。NS：没有显著意义。（*Adapted from Ikeda A，Nakagawa H，Pitha J，et al：Increasing contact force increases lesion size during cryo-ablation*，Circulation 118：S829-S830，2008，*by permission.*）

应；其次，导管直径越大，导管与组织接触的面积越大，局部制冷剂越多，因此能够增加冷冻效应。这一点已经在动物实验中得到证实[4]（图 3-3）。

血流流速与冷冻损伤灶

在低流速区域进行冷冻消融可形成更大、更深的冷冻损伤灶。因此，冷冻消融在管状结构区域和典型峡部低流速的袋状结构内消融具有优势。Azegami 等[7] 应用 7F、直径 4mm 冷冻导管在心尖部（低流速）消融时，损伤深度为 7.5mm±1.8mm，而在流出道（高流速）消融时，损伤深度为 5.7mm±1.7mm。

冷冻探头温度与冷冻损伤灶

冷冻温度越低，冷冻损伤灶越大[8]。目前电生理学者仅有以一氧化氮（NO，−80℃）为制冷剂的冷冻导管可用。而在外科探头中应用的冷却剂却能够产生更低的温度，冷冻效果更好。

外科手术中应用最广泛的制冷剂是液氮（LN2），温度可达−196℃；还有以氩气（−160℃）为基础的冷冻外科器械。这些制冷剂的输送系统通常更加复杂，难以将这些

冷冻电极头端长度与冷冻损伤灶的大小

	冷冻导管电极头端长度			
	4mm	6mm	8mm	P值*
全部损伤灶				
深度，mm	3.5±1.8	4.6±2.1	4.8±2.2	0.2251
表面积，mm²	51.9（28.7，68.3）	71.3（24.8，123.3）	114.7（57.3，225.5）	0.0021
容积，mm³	73.2（33.4，134.6）	137.7（77.3，153.8）	243.0（104.8，597.7）	0.0049
心房损伤灶				
深度，mm	3.6±1.4	4.9±1.9	4.9±1.2	0.4807
表面积，mm²	51.1（33.4，65.9）	52.5（15.8，60.2）	106.9（83.1，179.7）	0.0041
容积，mm³	72.5（63.6，144.9）	104.7（62.7，137.7）	260.6（169.9，604.2）	0.0027
心室损伤灶				
深度，mm	3.4±2.0	4.3±1.9	4.8±2.7	0.0785
表面积，mm²	52.3（28.7，84.8）	73.8（27.7，139.5）	122.1（22.9，277.1）	0.0254
容积，mm³	81.6（27.5，134.6）	140.4（90.7，169.4）	222.5（74.4，449.1）	0.0116

非正态分布变量以中位数和四分位区间（25th，75[th]分位数）表示

* 经广义估计方程校正

图 3-3　导管尖端大小与冷冻损伤灶大小的关系（*Adapted from Khairy P，Rivard L，Guerra PG，et al: Morphometric ablation lesion characteristics comparing 4，6，and 8 mm electrode-tip cryocatheters，J Cardiovasc Electrophysiol 19：1203-1207，2008，by permission.*）

制冷剂输送到直径极小的冷冻探头头端，因此这些制冷剂不能用于经静脉途径导管消融。以氩气为基础的探头可用于前列腺癌和其他组织消融，最近才用于房颤的心外膜消融[9]。

临界氮气（CN2）技术可有效地将制冷剂（CN2）输送到导管尖端，且温度可低至-180～-190℃。因为气体被压缩到沸点以下，不会蒸发，而且可以经更小直径的静脉导管输送（见第 9 章相关细节）。

CN2 探头目前尚不能进行商业化应用。然而，在实验条件下[10]采用 CN2 进行心外膜冷冻能够产生透壁性心房损伤灶。与以氩气为基础的冷冻探头比较，CN2 形成的心肌损伤灶（温度-180℃）更深[11]。

血流对冷冻损伤灶大小的影响

冷冻探头的热对流对冷冻损伤灶的形成和大小具有很大的影响。与射频消融相比，冷冻导管周围血流速度增加能显著降低冷冻损伤灶大小，反之亦然；在低流速区域进行冷冻消融，消融效果更加有效，且在该条件下消融毁损范围更大。

冷冻损伤灶特点

肉眼观，冷冻损伤灶光滑、与正常心肌组织的边界清楚（图 3-4）。冷冻消融导致组织坏死，随后中性粒细胞和巨噬细胞浸润到组织内（图 3-5）。死亡的心肌细胞逐渐被清除，胶原开始沉积；炎症细胞逐渐被更致

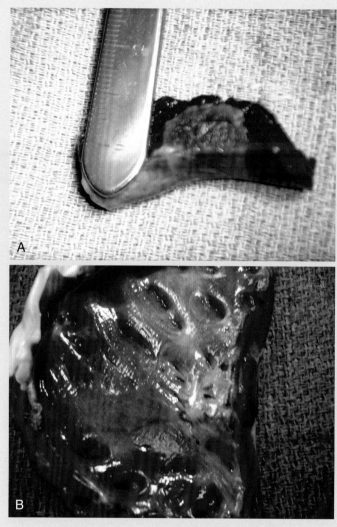

图 3-4　急性期（A）与术后 11 天（B）右心室冷冻损伤灶［氯化三苯四氮唑（TZT）染色］与正常心肌组织边界清楚。B：在冷冻损伤灶周围由于复温更快，纤维组织几乎完全替代坏死心肌

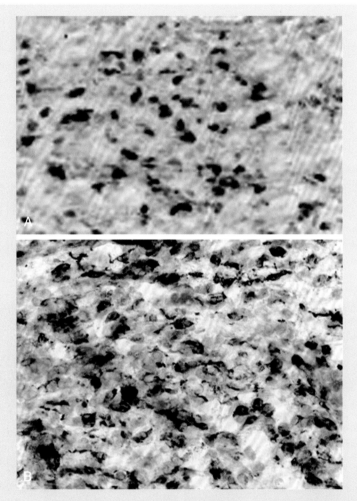

图 3-5　冷冻损伤灶内（A）中性粒细胞（抗中性粒细胞染色；放大倍数 400 倍）和（B）巨核细胞（F4/80 染色；放大倍数 400 倍）浸润。（*From Van Amerongen MJ，Harmsen CM，Van Rooijen N，et al：Macrophage depletion impairs wound healing and increases left ventricular remodeling after myocardial injury in mice，Am J Pathol 170：818-829，2007，by permission.*）

密的胶原沉积代替（图3-6和图3-7）。冷冻损伤灶周围也会发生一些神经血管再生。但弹性纤维和胶原网络结构仍然保持完整，这在一定程度上保留了完整的组织框架（图3-8）。但目前尚无采用定量分析方法系统性研究组织结构的研究资料。

冷冻损伤灶与射频损伤灶的比较

与射频消融损伤灶相比，冷冻损伤灶光滑、边界清楚，较少形成或无心内膜血栓（图3-9）。两者形态学差异的最可能的原因是冷冻消融"保留了"弹性纤维、胶原和心肌微血管的组织结构，因而损伤灶可以有效愈合。基于这些原因，冷冻损伤灶形成溃疡的可能性小，而溃疡可导致瘘管形成或狭窄。

心外膜冷冻消融

因为病损形成的特殊性，我们将单独讨论心外膜冷冻消融，并展示我们应用氩气和CN2为冷源的冷冻探头进行实验的观察结果。血流对冷冻损伤灶最明显的效应是心外膜冷冻消融受到心腔内血流的冲刷效应。尽管心外膜冷冻消融最早的病损形成和温度下降比心内膜冷冻消融快，特别是在厚组织区域，但是在某些可深达心内膜的损伤灶，心内膜血流"冲刷效应"会阻止冷冻损伤的渗透。

传统的经静脉冷冻消融导管（温度达到−80℃）并不能通过心外膜形成透壁性心

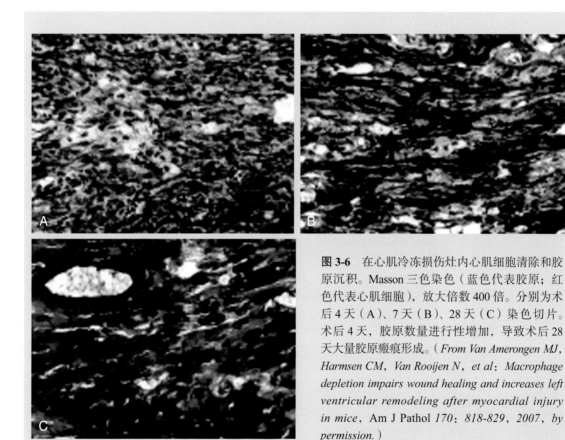

图3-6　在心肌冷冻损伤灶内心肌细胞清除和胶原沉积。Masson 三色染色（蓝色代表胶原；红色代表心肌细胞），放大倍数400倍。分别为术后4天（A）、7天（B）、28天（C）染色切片。术后4天，胶原数量进行性增加，导致术后28天大量胶原瘢痕形成。（*From Van Amerongen MJ, Harmsen CM, Van Rooijen N, et al: Macrophage depletion impairs wound healing and increases left ventricular remodeling after myocardial injury in mice, Am J Pathol 170: 818-829, 2007, by permission.*）

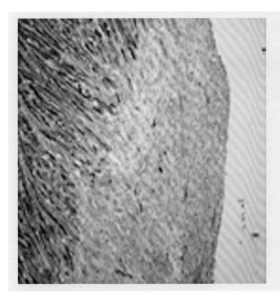

图 3-7　右心室冷冻损伤灶苏木精 - 伊红染色（H&E）。3 周后冷冻损伤灶几乎完全被胶原组织替代。弹性纤维和胶原网络完整，保留了部分组织结构

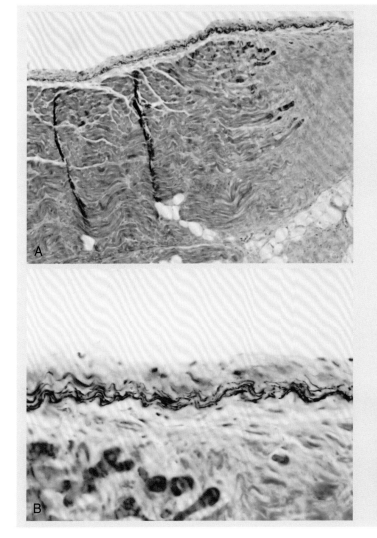

图 3-8　A：心房冷冻损伤灶 3 周后改变，Geske 染色，放大倍数 10 倍。黑色为弹性纤维；连接正常心肌和损伤灶（蓝色染色）的纤维未见结构损害。B：同一标本，放大倍数 40 倍

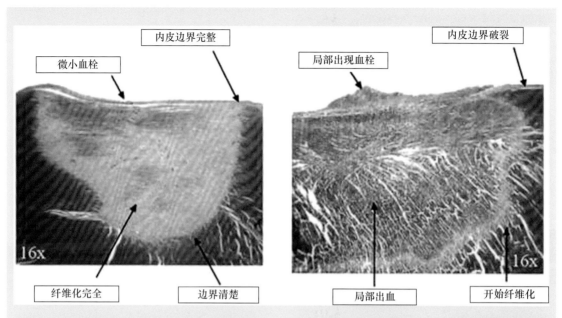

图 3-9 冷冻消融与射频消融损伤灶比较的 Masson 三联染色；放大倍数 16 倍。冷冻损伤灶的边界光滑，没有心内膜血栓。（*From Khairy P，Chauvet P，Lehmann J，et al：Lower incidence of thrombus formation with cryoenergy versus radiofrequency catheter ablation. Circulation 107：2045-2050，2003，by permission.*）

肌损伤。经心包，通过心外膜消融治疗心律失常正在引起人们的重视，例如以微创的内窥镜的方法消融房颤。

我们评价了以氩气为冷源采用特殊设计的心脏探头进行冷冻消融的可行性、安全性和组织学效应（图 3-10），该探头尖端温度可达 -160℃，与 CN2 为冷源的冷冻探头（温度为 -190℃）相似。分别在结构正常的跳动心脏和模拟心肺体外循环下进行实验。

应用氩气探头进行心外膜消融

方法

我们进行了 2 组系列实验：第 1 组采用 5 只急性犬模型，第 2 组采用 6 只猪模型（急性实验 3 只、慢性实验 3 只）。

犬模型

在镇静和气管插管后，进行双侧胸骨切开。在游离的右心耳和左心耳以重叠消融方式重复进行 120s、60s 和 30s 的冷冻消融。隔离消融线完成之后，在隔离侧进行超速起搏以证实电传导阻滞。在肺静脉口部、右室游离壁、上腔静脉、邻近对角支分支和房室沟附近再进行线性消融。研究结束后处死动物，迅速将感兴趣节段的心肌组织放置在 37℃ 温浴中进行 30min 的 2,3,5 氯化三苯四氮唑（TZT）染色。2,3,5-TZT 染色后进行显微镜检和测量分析。

猪模型

在镇静和气管插管后，通过第四肋间隙进行右侧胸腔切口。在心耳基底部应用血管夹片进行交叉钳夹，碎冰放置在心外膜和外科纱布卷周围（图 3-11），这样能有效地将心肌组织温度降至 16℃ 以下。

在右心耳周围进行 60s 的冷冻消融形成冷冻损伤灶。然后移去碎冰，释放血管钳以恢复正常血流。在肺静脉和左心房交界处、右心房游离壁和左心耳再进行 120s 的冷冻消

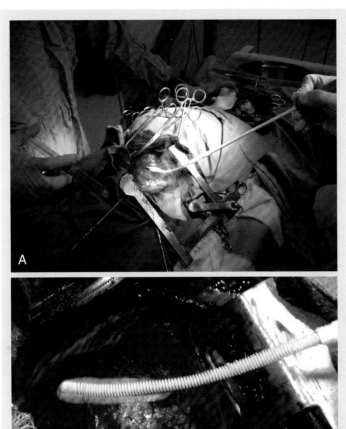

图 3-10　心外膜氩气冷冻消融。温度达 −160℃。A：心室面损伤灶。B：损伤灶特写

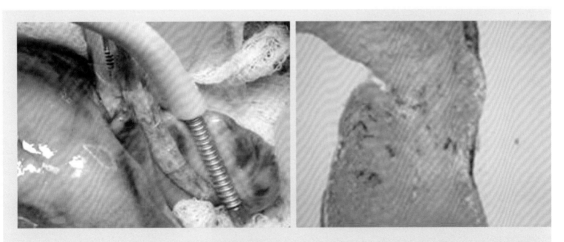

图 3-11　A：模拟心肺循环（CPB）和心脏停搏条件下的冷冻损伤灶。冷冻消融损伤灶位于右心耳内。B：组织学检查（苏木精和伊红染色）证实瘢痕是透壁性的，但不是均一的，一些区域发生了出血；这与在正常温度条件下的冷冻损伤灶并不一样

融。3 只动物如之前描述的进行 TZT 染色；3 只在术后 1 周处死，3 只在术后 4 周处死，以进行病理性检查。

结果

犬序列实验

直接在上腔静脉（SVC）、冠状动脉和肺静脉口进行冷冻消融形成的损伤灶并不会造成穿孔和急性血栓形成，而且病灶为透壁性病灶。在邻近冠状动脉沟附近脂肪组织的病灶可造成较深的右心室损伤灶。

每只犬进行 30s、60s、120s 冷冻消融后可形成右侧和左侧心房电隔离和传导阻滞。TZT 染色显示 30s 冷冻消融的损伤灶并不连续；而 60s 和 120s 冷冻消融病损都是透壁性

改变（图 3-12A）。

右心室游离壁损伤灶几乎都是透壁性的，然而心内膜并无改变，表明急性实验中冷冻消融的可行性。冷冻损伤灶的深度随着时间延长而进行性加深。但是在消融 60s 后，损伤深度仅见微小的变化，在 90s 和 120s 消融后冷冻损伤灶并未显著增大。

猪序列实验

在模拟心肺循环（CPB）下的冷冻损伤灶并未发现出血或穿孔。急性实验动物采用 TZT 染色和慢性实验动物采用 Masson 三色染色均提示所有游离节段心肌组织出现透壁性损伤灶（见图 3-11 和图 3-12B）。急性和慢性动物模型中，肺静脉口部损伤灶是透壁

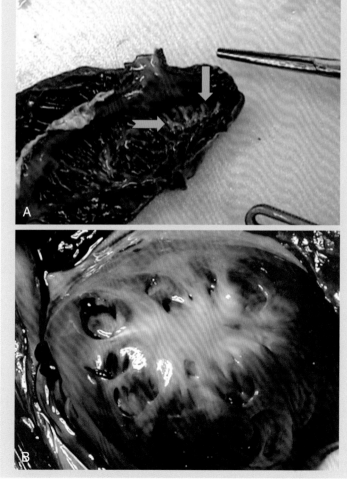

图 3-12　A：急性损伤灶，TZT 染色后肉眼观。箭头显示透壁性损伤灶。B：心耳部慢性冷冻损伤灶，表现为透壁性瘢痕

性的。大多数心房游离壁损伤灶是透壁性的；然而在界嵴（厚度可达 7～8mm）和其他组织较厚的管腔区域并非都是透壁性的。心房冷冻损伤灶的组织学检查显示心肌细胞被结缔组织替代。

主要发现

尽管在结构正常和低温条件下采用氩气冷冻消融均能达到快速冷冻速率和更低的温度，但是并不会形成组织穿孔或出血。这表明采用氩气冷冻温度与标准冷冻消融温度具有同样好的安全性。在冠状动脉、肺静脉和上腔静脉处应用氩气直接冷冻消融并不会造成急性血栓形成或穿孔。

透壁性

在犬模型中，所有 60s 及更长时间的消融损伤灶均可形成透壁性消融线。在猪模型中，肺静脉口部损伤灶是透壁性的，这与模拟心肺循环条件下右心房损伤灶一样。在猪心房内厚的和肌小梁丰富的区域并不总是形成透壁性损伤（直径为 60mm 探头，消融 120s）。

研究局限性

本研究针对氩气冷冻探头与透壁性损伤灶之间的关系，研究中使用的氩气探头是特殊设计的，主动冷冻探头尖端为 60mm，冷冻最长时间为 120s。更长冷冻时间、反复冷冻循环、更大冷冻探头、更强氩气输送系统可能产生更深的损伤灶；然而这一点在我们的实验中并未验证。

临界氮心外膜消融

目的

我们研究的目的是：评价慢性动物模型中，进行长线性、透壁性消融（温度 -180℃）的可行性。我们完成了 90s 和 60s 的线性损伤灶。其次，将导管放置在右心室游离壁和流出道比较反复（60s + 60s）消融与持续（120s）消融损伤灶的效应。

方法

7 只杂种犬在全麻下采用右胸切口。在右心耳向界嵴和心房 - 右肺静脉连接处进行长的线性消融。在右室壁进行额外的 60s + 60s 和 120s 消融。术后 3～6 周处死动物，测量冷冻损伤灶的深度，对包含冷冻灶的心肌组织进行组织学检查。

结果

所有动物均在术后存活，并在术后 3、4、5、6 周处死。心房显微镜检查提示消融线转变为瘢痕组织（图 3-13）。60s 和 90s 的心房损伤灶都是 100% 的透壁性损伤，包括肺静脉、厚的肌小梁组织和界嵴。

与单次 120s 的冷冻消融灶相比，反复冷冻消融后的右心室损伤灶深度更深。双次冷冻可形成 90%～100% 的透壁性损伤灶（图 3-14），而单次消融仅能产生 50% 的透壁性右心室损伤灶。

结论

心外膜 CN2 冷冻消融可导致透壁性心房损伤灶，这一点在慢性动物模型中得到证实。反复冷冻消融更加有效，可形成更深的心肌损伤灶。这提示 CN2 消融可能是心外膜房颤消融的新的可用性技术。

心外膜损伤灶的深度和心肌厚度

氩气或 CN2 探头可形成深度达 11mm 的损伤灶，但仍常常可见非常薄的心内膜存活心肌层。在厚度为 6mm 和 11mm 的心肌组织，从心外膜进行单次冷冻消融后仍可见心内膜 0.5～1mm 厚度的存活组织（图 3-15）。在我们实验中，双次冷冻更容易造成透壁性损伤[12]。延长冷冻时间（> 120s）能获得同样的效果。

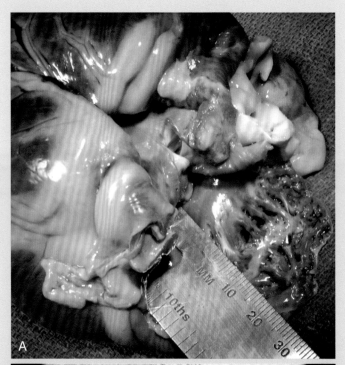

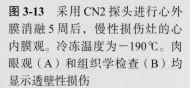

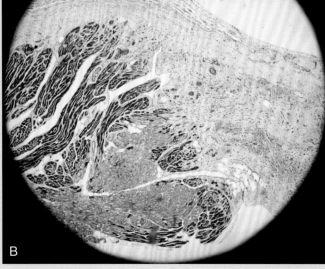

图3-13　采用CN2探头进行心外膜消融5周后，慢性损伤灶的心内膜观。冷冻温度为-190℃。肉眼观（A）和组织学检查（B）均显示透壁性损伤

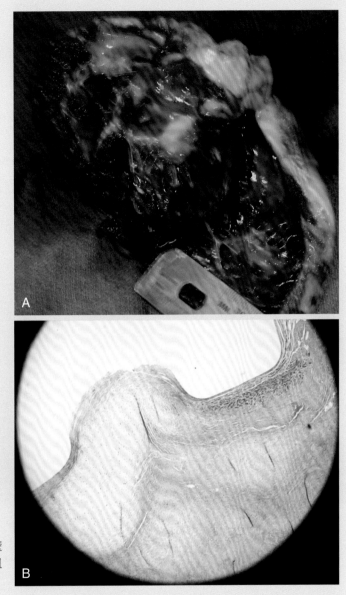

图 3-14　双次 CN2 冷冻可导致透壁性右心室损伤灶。肉眼观（A）和组织学检查（B）均证实为透壁性损伤

瘢痕和脂肪组织对冷冻损伤灶形成的影响

　　由于瘢痕组织没有血流，冷冻渗透力比正常心肌更快。脂肪组织与瘢痕组织一样，没有明显血流，冷冻的渗透能力比正常心肌更快。在消融被脂肪覆盖的致心律失常基质时，脂肪组织没有隔离效应（图 3-16）。因此，冷冻消融在心外膜消融心律失常具有明显的优势，特别是心外膜室速的消融。同时如果冷冻消融的靶点邻近动脉，脂肪组织并不能保护心外膜血管不被冷冻。

与开放式灌注的射频消融损伤灶大小的比较

　　在导管水平放置时，采用 8mm 冷冻导管进行冷冻消融产生冷冻损伤灶的容积较灌

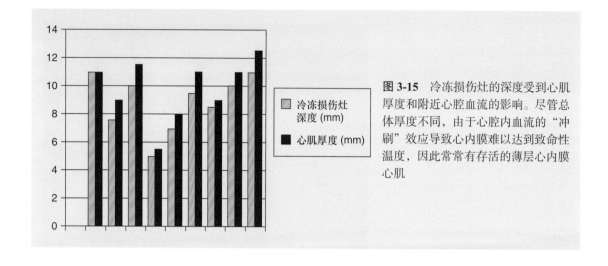

图 3-15   冷冻损伤灶的深度受到心肌厚度和附近心腔血流的影响。尽管总体厚度不同，由于心腔内血流的"冲刷"效应导致心内膜难以达到致命性温度，因此常常有存活的薄层心内膜心肌

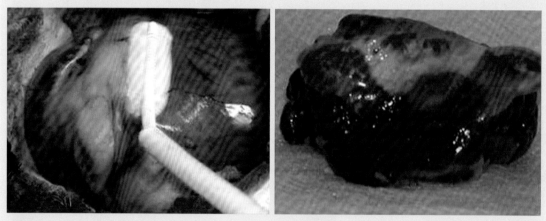

图 3-16   氩气冷冻消融（温度－160℃）。A：平行于冠状动脉沟的损伤灶。B：交叉部分，损伤灶的形态和深度并未受到脂肪组织的影响

注式射频消融大。而在导管垂直放置时，由于流速能够影响损伤灶的大小，射频消融损伤灶可比冷冻消融损伤灶更小或更大，这主要取决于流速情况[13]。显然，若要获得更深的冷冻损伤灶则需要更长的冷冻消融时间。

消融中疼痛感觉的影响

相对于射频消融及其他热源，冷冻消融是无痛的。心肌内痛觉纤维被冷冻，而不是同步加热。因此冷冻消融对不能耐受镇静患者是非常有用的。与射频消融相比，冷冻消融中每一病例所需镇静药物剂量更少[14]（图3-17）。

冷冻黏附

在冷冻开始后只要与心内膜稍有接触即可迅速发生冷冻黏附。临床上，冷冻中快速温度下降提示冷冻导管与心内膜接触较好，而冷冻导管与心内膜接触差则难以达到最低

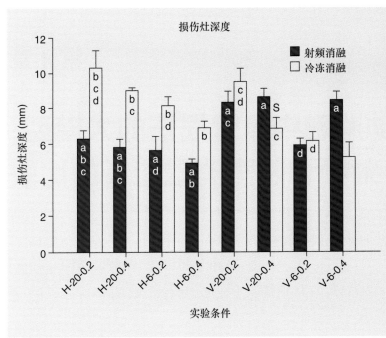

图3-17 灌注射频消融（黑色框）和冷冻消融（白色框）损伤灶的容积和深度的比较。0.2：血流速度0.2m/s；0.4：血流速度0.4m/s；6：6g 接触力；20：20g 接触力；H：水平向；V：垂直向（*Adapted from Parvez B，Pathak V，Schubert CM，et al：Comparison of lesion sizes produced by cryoablation and open irrigation radiofrequency ablation catheters，J Cardiovasc Electrophysiol 19：528-534，2008.*）

温度。冷冻黏附提供稳定的接触，避免冷冻消融中导管移动，可在靶区域内稳定释放冷冻能源。冷冻黏附一旦形成后不再需要 X 线透视。

参考文献

1. Atienza F, Almendral J, Sanchez-Quintana D, et al: Cryoablation time-dependant dose-response effect at minimal temperatures (−80 C): An experimental study. *Europace* 11:1538–1545, 2009.
2. Wood MA, Parvez B, Ellenbogen AL: Determinants of lesion sizes and tissue temperatures during catheter cryoablation. *Pacing Clin Electrophysiol* 30:644–654, 2007.
3. Hashimoto K, Watanabe I, Okumura Y, et al: Safety and efficacy of transcatheter epicardial cryoablation-comparison of the lesion size between extra-large tip and large tip catheter. *Circulation* 114:II-654, 2006.
4. Khairy P, Rivard L, Guerra PG, et al: Morphometric ablation lesion characteristics comparing 4, 6, and 8mm electrode-tip cryocatheters. *J Cardiovasc Electrophysiol* 19:1203–1207, 2008.
5. Bredikis A, Sidhu J: Critical nitrogen cryoablation: Transmurality and effects of double freezing cycle in chronic experiment. *Heart Rhythm* 4:S323–S324, 2007.
6. Ikeda A, Nakagawa H, Pitha J, et al: Increasing contact force increases lesion size during cryo-ablation. *Circulation* 118:S829–S830, 2008.
7. Azegami K, Arruda MS, Wang Z, et al: Effect of blood flow and cooling rate on myocardial lesion during catheter cryoablation. *Pacing Clin Electrophysiol* 24:681, 2001.
8. Ghalili K, Roth JA, Kwan SK, et al: Comparison of left ventricular cryolesions created by liquid nitrogen and nitrous oxide. *J Am Coll Cardiol* 20:1425–1429, 1992.
9. Bredikis A, Vignesvaran W, Tierney S, et al: Argon cryo-isolation (T=-160 C) of the right and left atrium in the beating heart. *Cardiothoracic Techniques and Technologies* VIII:P144, 2002.
10. Bredikis A, Sidhu J: Critical liquid nitrogen cryoablation: New technique for epicardial off-pump ablation of atrial fibrillation. *Proceeding of 16th World Congress of the World Society of Cardio-Thoracic Surgeons*, Ottawa, Canada, 2006, p 176.
11. Bredikis A, Sidhu J: Near-critical nitrogen vs argon gas based cryoablation: Effects on transmurality. *J Cardiovasc Electrophysiol* 18(Suppl 2):S78, 2007.
12. Bredikis A, Sidhu J: Critical nitrogen cryoablation: Myocardial thickness affects cryolesion depth. *Europace* 9:49, 2007.
13. Parvez B, Pathak V, Schubert CM, et al: Comparison of lesion sizes produced by cryoablation and open irrigation radiofrequency ablation catheters. *J Cardiovasc Electrophysiol* 19:528–534, 2008.
14. Timmermans C, Ayers GM, Crijns HHJGM, et al: Randomize study comparing radiofrequency ablation with cryoablation for the treatment of atrial flutter with emphasis on pain perception. *Circulation* 107:1250–1252, 2003.

第 4 章

心房颤动消融中食管损伤的犬模型：冷冻、射频和超声消融能量的比较

Hiroshi Nakagawa，Atsushi Ikeda，Tushar Sharma，
Jan V.Pitha，Warren M.Jackman

刘俊　唐闽　方丕华　译

要点：

- 无论是射频（RF）、高密度聚焦超声（HIFU）还是冷冻消融，房颤消融术后食管溃疡均与透壁性心房和食管坏死有关。

- 食管溃疡与 RF 和 HIFU 中最高食管腔内温度（LET）和冷冻消融中最低 LET 显著相关，这提示温度损伤可能是房颤消融中食管损伤（溃疡）的机制之一。

- 在犬研究中，LET 温度梯度改变非常明显，例如在非常小的区域可以记录到最高的 LET（RF 和 HIFU）和最低的 LET（冷冻消融）。在临床中局部出现最高（或最低）LET 常常被误认为食管内单个热电偶效应。

- 在犬模型中，食管溃疡进行性扩大和左心房 - 食管瘘形成与反流性食管炎、胃食管括约肌松弛有关，这些因素的形成可能是消融中食管周围迷走神经丛损伤的结果。

食管损伤表现为食管穿孔或左心房 - 食管瘘。最早在单极射频（RF）[1-6] 导管或外科消融或高密度聚焦超声（HIFU）[7] 消融房颤术中报道食管损伤。左心房 - 食管瘘具有很高的发病率和死亡率，死亡原因常常是空气栓塞和败血症。尽管食管穿孔和左心房 - 食管瘘很少发生，但房颤消融后食管损伤较常见。大量临床研究结果显示房颤消融术后 1～3 天内进行内镜检查发现无症状性食管溃疡（正对左心房后壁）发生率为 4%～57%[8-12]。

房颤消融术中食管损伤主要是温度性损伤[13-19]。冷冻消融房颤中食管损伤风险较低[20-23]。我们在犬模型上模拟房颤消融，在左心房靠近食管处消融后，分析食管损伤的相关因素和病程[15]。该模型可以比较不同消融能量食管损伤特点的差异。

超声消融术后食管损伤

该犬模型最先用于探索超声能量（前向直接释放超声的 HIFU 球囊或侧孔非聚焦超声球囊；ProRhythm，Ronkonkoma，NY）导致食管损伤和左心房 - 食管瘘的因素[24]。20 只犬非开胸麻醉后，在左心房后壁（或肺静脉内）应用超声球囊导管消融，充气球囊（直径 2.5cm）直接对着食管。该食管球囊的设计不仅能够将食管推向左心房后壁（模拟食管背对左心房的临床情况）[25]，还能精确记录消融中最大腔内食管温度。对着左心房的球囊表面有 7 个间距较近（2mm 间距）的热电偶（图 4-1 和图 4-2）[15]。消融导管放置在左心房或肺静脉附近，尽可能在食管球囊热电偶附近释放能量（图 4-1）。当超声能源释放时通过球囊热电偶可记录腔内食管温度。为了判断有无食管损伤，我们在消融前、消融后即刻、术后 1～4 周进行食管内镜检查。食管内镜检查同时进行组织学检查。

消融术后数分钟内内镜检查发现 20 只

犬中 18 只有食管溃疡形成。所有溃疡灶形成与最高食管腔内温度 ≥ 50℃有关（图 4-3 和图 4-4）[15-16]。9 次声波消融后，内镜检查未见溃疡形成，食管最大温度均 ≤ 42℃。这提示当食管温度达到 50℃，食管可能发生溃疡。

溃疡常常发生在食管前壁的左心房最大压迹处，这更靠近左心房后壁。食管溃疡大小与最高食管腔内温度直接相关（图 4-5）。组织学检查发现每个食管溃疡都与透壁性左心房和食管坏死有关。而非透壁性食管坏死与镜检或组织学证实的食管溃疡无关[15]。

消融位点与食管的距离也很重要。对于超声消融（HIFU 球囊和侧孔非聚焦球囊），只有当在左心房（肺静脉外）超声消融，其能量距离食管 2mm 以内时，才会出现食管温度升高（≥ 50℃）和食管溃疡形成。如果肺静脉内进行超声消融，此时在距离食管 6.8mm 以远的位置释放能量不会造成食管溃疡[15]。在距离食管 2mm 以远的左心房内释放超声能量，不会引起食管溃疡，因为此时 9MHz 的超声能量被心肌组织大量吸收了，食管吸收的能量明显减少[26-28]。如果在肺静脉内进行超声消融，需要距离食管更远（≥ 7mm），才能避免食管损伤，因为菲薄的肺静脉管壁和血液吸收超声波的能力很低，这会增加食管吸收超声的比例。

20 只犬中，11 只犬在 HIFU 或侧孔超声消融术后 4 周，进行连续内镜检查以评价食管损伤的进展。所有 11 只犬均在肺静脉内进行超声消融（HIFU5 只，侧孔非聚焦超声 6 只）。所有犬在术后即刻镜检均可看到食管溃疡。11 只犬内镜检查，其中 5 只在术后 1～2 周仍有食管溃疡，直到 4 周后才完全恢复[15]。消融术后 4 周的肉眼和组织学检查提示溃疡愈合、表皮再生、黏膜和肌层节段性纤维化。5 只犬中，仅有 1 只在食管损伤灶内见到食管周围迷走神经损伤。

剩余 6 只（54%）犬在消融术后 1～2

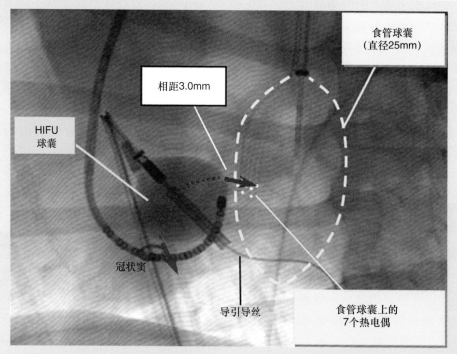

图 4-1　应用高密度聚焦超声（HIFU）球囊导管在犬左心房后壁靠近食管处进行消融。HIFU 球囊导管的远端球囊有一个 9MHz 的超声晶体，填充有造影剂和水。球囊近端（直径24mm）填充二氧化氮，与远端球囊形成抛物线样接触，向前反射超声，在远端球囊表面 2～5mm 聚焦形成 360°超声环（20mm 超声散射环，红点线）。食管球囊（直径25mm）放置在食管内，充满了空气（黄色点状线）。食管球囊上的 7 个热电偶正对左心房。HIFU 球囊的超声散射环与食管球囊的距离为 3mm。（*Modified from Yokoyama K，Nakagawa H，Seres KA，et al: Canine model of esophageal injury and atrial-esophageal fistula after applications of forward-firing high-intensity focused ultrasound and side-firing unfocused ultrasound in the left atrium and inside the pulmonary*，Circ Arrhythm Electrophysiol 24：41-49，2009，*by permission.*）

周仍可见进展性食管溃疡。在所有 6 只犬中，溃疡扩大与食管炎（围绕溃疡周围的食管壁为苍白色；图 4-6A）和低位食管括约肌松弛有关。6 只犬中 2 只尽管在镜检前已经空腹 20h，但镜检时仍可见食管内食物残留（图 4-6A）。这些发现提示胃食管反流常常伴随食管括约肌运动减弱和张力降低[29]。术后 4 周的内镜检查显示 6 只犬中 4 只犬出现溃疡范围缩小、食管炎减轻或缓解（见图 4-6A）。4 只犬在术后 4 周食管肉眼观可见溃疡不完全性愈合（图 4-6B）。组织学检查证实节段性、透壁性食管壁纤维化合并表皮再生（残余溃疡，见图 4-6C）。4 只犬

的食管病灶均可见围绕食管的迷走神经（见图 4-6D）。剩余 2 只犬分别在消融术后 8 天和 10 天出现发热，术后 11 天和 14 天死亡。尸检证实食管溃疡明显扩大（最大直径分别为 42mm 和 40mm），食管与左下肺静脉和左心房连接处形成瘘管（图 4-7）[15]。2 只犬均可见食管炎延伸到溃疡和胃部之间（见图 4-7A）。非常重要的是，2 只犬的食管病变内均可见食管周围迷走神经大分支受累（见图 4-7B）。这些现象提示食管溃疡进展和左心房 - 食管瘘形成与胃食管反流所致的食管炎有关，而胃食管反流由低位食管括约肌松弛和胃动力下降而引起[30]。低位食管括约肌

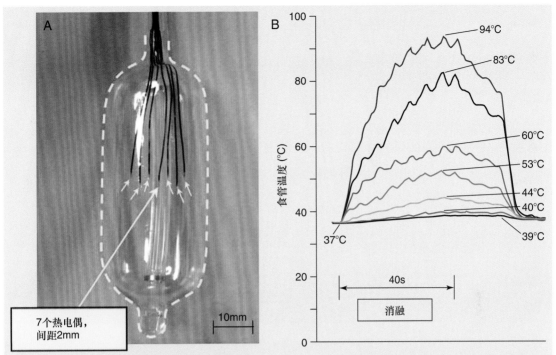

图 4-2　记录仪通过食管球囊上的 7 个热电偶记录高密度聚焦超声（HIFU）消融时腔内食管温度。A：填充了空气的传统非顺应性食管球囊（直径 25mm）。7 个热电偶（间距 2mm，黄色箭头）放置在球囊表面。B：腔内基线食管温度为 37℃。在左下肺静脉内单次 HIFU 消融（35W，40s，导致 7 个热电偶的峰值腔内食管温度分别达到 94℃、83℃、60℃、53℃、44℃、40℃、39℃。HIFU 消融后 5min，食管镜检查显示一个食管溃疡形成（22mm×15mm）。（ *Modified from Yokoyama K，Nakagawa H，Seres KA，et al：Canine model of esophageal injury and atrial-esophageal fistula after applications of forward-firing high-intensity focused ultrasound and side-firing unfocused ultrasound in the left atrium and inside the pulmonary*，Circ Arrhythm Electrophysiol *24*：41-49，2009，by permission.）

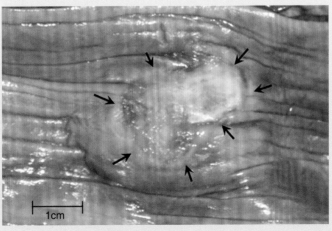

图 4-3　距离肺静脉 3.1mm 处 3 次高密度聚焦超声（HIFU）消融术后急性期，食管肉眼观（最高腔内食管温度为 94℃）证实食管溃疡形成（黑箭头：22mm×15mm，面积 259mm² ）。（ *Modified from Yokoyama K，Nakagawa H，Seres KA，et al：Canine model of esophageal injury and atrial-esophageal fistula after applications of forward-firing high-intensity focused ultrasound and side-firing unfocused ultrasound in the left atrium and inside the pulmonary*，Circ Arrhythm Electrophysiol *24*：41-49，2009，by permission.）

图 4-4 最高腔内食管温度和食管溃疡发生的关系。在高密度聚焦超声 / 侧孔非聚焦超声消融后食管溃疡形成，最高腔内食管温度 ≥ 50℃，没有溃疡的食管温度 ≤ 42℃。肺静脉内超声消融导致的最高腔内食管温度明显高于在肺静脉外的超声消融（P < 0.05）。（*Modified from Yokoyama K，Nakagawa H，Seres KA，et al：Canine model of esophageal injury and atrial-esophageal fistula after applications of forward-firing high-intensity focused ultrasound and side-firing unfocused ultrasound in the left atrium and inside the pulmonary*，Circ Arrhythm Electrophysiol 24：41-49，2009，*by permission.*）

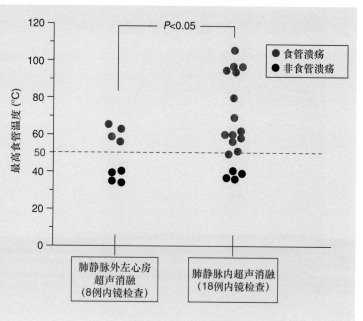

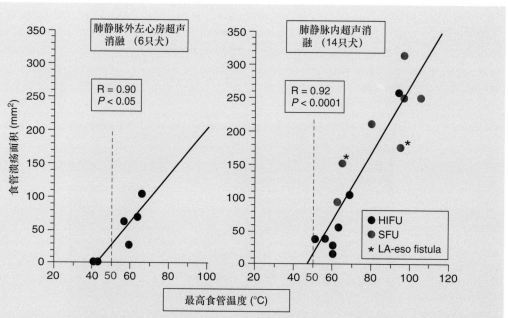

图 4-5 最高腔内食管温度和食管溃疡大小的关系。在肺静脉外（左图）高密度聚焦超声（HIFU）和在肺静脉内（右图）HIFU/ 侧孔非聚焦超声（SFU）消融导致食管温度过高与急性溃疡的大小（面积）有关。LA-eso fistula：消融后 11 天和 14 天左心房 - 食管瘘形成。（*Modified from Yokoyama K，Nakagawa H，Seres KA，et al：Canine model of esophageal injury and atrial-esophageal fistula after applications of forward-firing high-intensity focused ultrasound and side-firing unfocused ultrasound in the left atrium and inside the pulmonary*，Circ Arrhythm Electrophysiol 24：41-49，2009，*by permission.*）

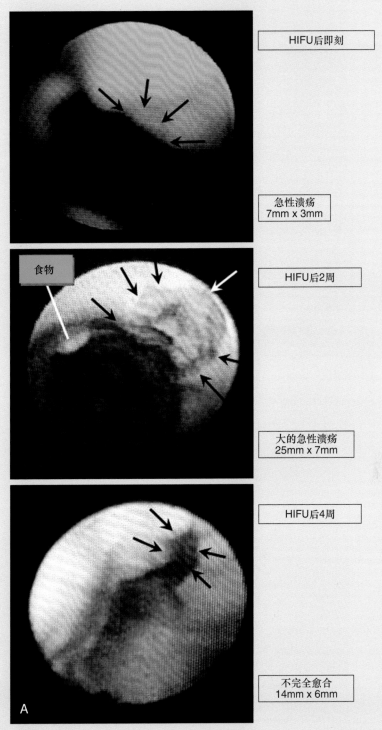

图 4-6　食管溃疡进行性扩大与食管炎有关。A：高密度聚焦超声（HIFU）消融术后即刻、2 周和 4 周食管镜检查图像。肺静脉内单次 HIFU 消融可导致最高腔内食管温度达到 61℃，食管前壁正对左心房后壁处形成食管溃疡（上图：7mm×3mm，黑箭头）。消融术后 2 周再次内镜检查证实食管溃疡扩大（中图：25mm×7mm，黑色和白色箭头）。食管壁溃疡周围白色提示食管炎，合并低位食管括约肌松弛。注意：禁食 20h 后食管内仍有食物，提示胃食管反流（中图）。消融后 4 周，溃疡范围缩小（14mm×6mm）

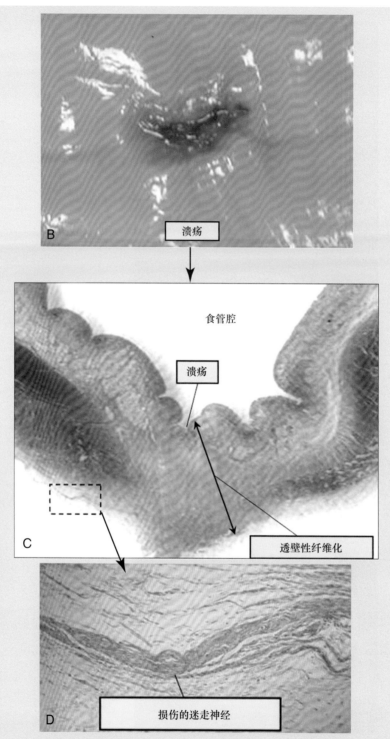

图 4-6（续） B ～ D：消融后 4 周溃疡肉眼观（B）和组织学检查（C，三色染色）显示食管壁透壁性纤维化。消融毁损灶内可见小的食管周围迷走神经（D）。（*Modified from Yokoyama K，Nakagawa H，Seres KA，et al：Canine model of esophageal injury and atrial-esophageal fistula after applications of forward-firing high-intensity focused ultrasound and side-firing unfocused ultrasound in the left atrium and inside the pulmonary.* Circ Arrhythm Electrophysiol *24：41-49，2009，by permission.*）

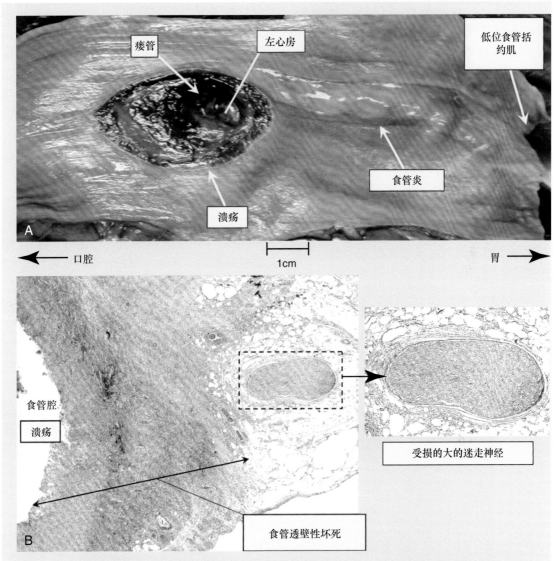

图 4-7　超声消融术后 11 天和 14 天，2 只犬发生左心房 - 食管瘘。A：肺静脉内 6 次侧孔非聚焦超声（SFU）消融导致最高腔内食管温度达到 95 ℃，造成急性食管溃疡形成（15mm×15mm，未显示）。术后 8 天犬出现发热，术后 11 天死亡。活检提示在左心房和左下肺静脉的连接处有一个巨大溃疡（42mm×28mm）。在食管括约肌和溃疡之间的苍白绿色区域提示食管炎。B：在第 2 只犬的瘘管处进行组织学检查（三色染色）。在肺静脉内 7 次 SFU 消融导致最高腔内食管温度达到 70 ℃，形成一个急性食管溃疡（15mm×13mm）。犬在消融术后 14 天因左心房 - 食管瘘死亡。活检提示左心房和左下肺静脉连接处瘘管形成合并巨大溃疡（40mm×25mm）。瘘管处组织学检查（三色染色）证实食管透壁性坏死（黑色箭头）。损伤灶内可见食管周围迷走神经的大分支（点状线区域内）。（*Modified from Yokoyama K，Nakagawa H，Seres KA，et al：Canine model of esophageal injury and atrial-esophageal fistula after applications of forward-firing high-intensity focused ultrasound and side-firing unfocused ultrasound in the left atrium and inside the pulmonary.* Circ Arrhythm Electrophysiol *24：41-49，2009，by permission.*）

松弛和胃动力下降可能是因为消融时食管周围迷走神经丛损伤所致。

胃分泌液反流能导致侵蚀区域增加，通过消化作用在胃组织和心房肌之间形成瘘管。该过程可解释此模型和患者术后2～3周才形成瘘管的病理生理过程。预防反流引起的食管炎的方法，包括质子泵抑制剂[31-32]和细胞保护剂（例如硫糖铝）[33]，可能会对预防房颤消融后瘘管形成有一定益处。

射频消融术后食管损伤

在采用同样模型的8只犬中，将配备有接触力感受器的盐水灌注射频消融电极放置在左心房后壁尽可能靠近食管球囊的部位

（图4-8）[34-35]。分别在不同位置进行2次射频消融（功率30W，持续60s）：其中1个位点采用低接触力（7～15g，导管接触力感知器测定），另1个位点采用高接触力（45～90g）。在消融过程中采用7极热电偶的食管球囊测量腔内食管温度。与超声消融相似，射频消融开始后数分钟内发生食管溃疡，此时腔内食管温度达到50℃以上[15, 34]。食管溃疡大小也随着食管温度增加而增大，食管溃疡与左心房和食管发生透壁性凝固性坏死相关。

最高食管温度和溃疡主要取决于消融电极与食管的位置和消融电极与左心房的接触力大小[34-35]。在低接触力（7～15g）、中度射频能量（30W）设置，在离食管仅2mm

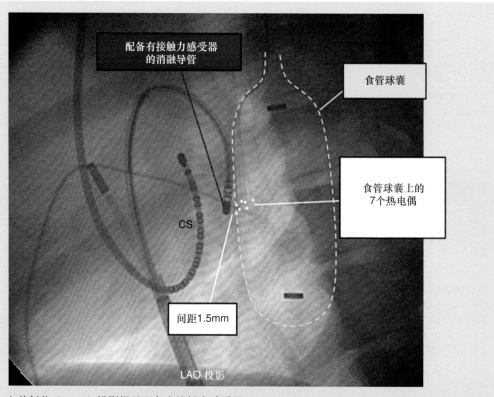

图 4-8　左前斜位（LAO）投影提示配备有接触力感受器（TactiCath；Endosense SA，Geneva，Switzerland）的盐水灌注射频消融导管（7F，3.5mm 尖端电极）放置在左心房后壁接近食管处。充满空气的食管球囊（直径 2.5cm）（黄色点状线）放置在食管内。食管球囊上 7 个热电偶朝向左心房（LA）。消融电极和食管球囊的距离仅有 1.5mm。CS：冠状窦

处消融，6 只犬中 3 只无溃疡，2 只出现小的溃疡，1 只出现中等大小的溃疡。相比之下，高接触力下（45 ～ 90g）采用同样射频消融能量（30W），8 只犬均产生大的溃疡，尽管消融位点与食管的距离有 5.5mm 远。这些结果提示接触力增加是射频消融期间食管损伤的主要决定因素。

冷冻消融术后食管损伤

采用同样的犬模型也验证了在非常靠近食管的左心房和肺静脉进行冷冻消融是否能够避免房颤消融中食管损伤和左心房 - 食管瘘形成。12 只犬中，应用 10F 可调弯、直径为 8.5mm 冷冻电极（CryoCor，San Diego，CA）导管在左心房或肺静脉口部消融，尽可能接近食管球囊（图 4-9）[36]。

在每只犬同样的位置或附近，反复进行 5 次冷冻消融（－90℃持续 5min），同时记录食管腔内温度（图 4-10）。冷冻电极迅速贴靠左心房壁。在某些冷冻消融中，心房组织冷冻效应延伸到食管。在呼吸过程中冷冻电极和食管球囊紧紧贴靠在一起。最低腔内食管温度范围在＋ 26℃至－20℃之间。与超声和射频消融相似，最低食管温度也局限在一个小的区域，该区域温度降低速度超过周围区域[36]。

消融后 10min 进行食管内镜检查，结果发现 12 只犬中 9 只发生食管溃疡（图 4-11A）[36]。所有冷冻消融产生食管温度最低为＋ 1.3℃以下，这与透壁性冷冻（冷冻电极和食管球囊呈现固定移动）和食管溃疡形成有关。食管温度越低，食管溃疡越大。最低食管温度高于＋ 1.3℃并未观察到食管

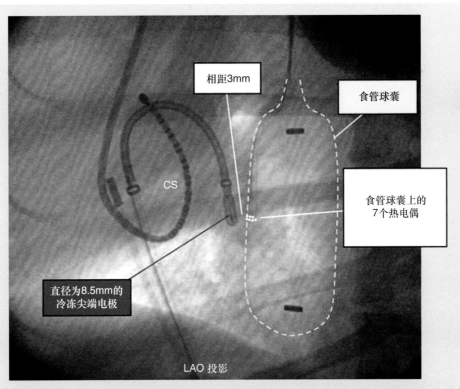

图 4-9　左前斜位（LAO）显示一根 10F 直径为 8.5mm 冷冻尖端电极放置在左心房后壁，直接朝向食管。充盈的球囊离冷冻尖端电极的距离仅仅 3mm。食管球囊上的 7 个热电偶与消融电极距离非常近（3mm）。CS：冠状窦

溃疡形成。最低食管温度与冷冻电极和食管球囊的距离直接相关。距离超过 4.2mm 以上，最低温度常常不低于＋1.3℃，且无溃疡形成[36]。

冷冻消融术后 1 周、2 周、4 周，11 只犬进行食管内镜随访检查（8 只发生急性溃疡，3 只无急性溃疡）。发生急性溃疡的 8 只犬均未出现食管溃疡进行性扩大（图 4-11）。溃疡面积缩小，同时在术后 1 周（4 只）、2 周（2 只）、4 周（2 只）出现食管黏膜完全再生。所有犬均未发现低位食管括约肌松弛或反流性食管炎。没有发生急性溃疡的 3 只犬中，最后均无食管溃疡形成[36]。

冷冻消融术后 2 周或 4 周组织学检查证实食管溃疡愈合、黏膜层再生，可见致密纤维化黏膜下层和肌肉外层（距离左心房消融电极最近）。然而，与热消融（超声和射频）不同的是，冷冻消融后内肌层（紧邻黏膜层）仅有片状纤维化，同时肌层结构完整（图 4-12）。食管周围迷走神经未见明显损伤（没有反流性食管炎的证据）；而且，在所有犬的消融损伤灶中心点也未见迷走神经[36]。

结论

我们应用一种新的犬模型模拟了房颤左心房消融中食管损伤和左心房 - 食管瘘的实验条件。该模型采用食管球囊以定位接近消融导管（左心房或肺静脉内）的食管部位。该球囊采用 7 个间距较近的热电偶以测定最高（冷冻消融中最低）腔内食管温度。热消融（超声和射频）时，当腔内食管温度达到 50℃可导致左心房和食管产生透壁性凝固性坏死合并食管溃疡形成。进行性食管溃疡（包括左心房 - 食管瘘形成）与低位食管括约肌松弛和反流性食管炎有关。这些动物的食管组织学检查显示食管周围迷走神经丛损伤。这些观察提示食管溃疡进展源于食管腔内的消化效应。

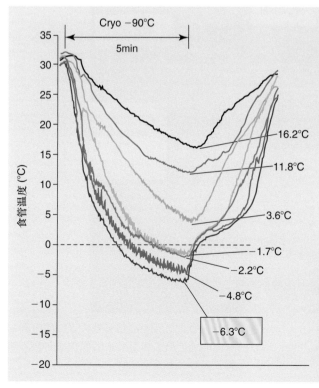

图 4-10 冷冻电极和食管球囊的距离为 3.6mm。单次冷冻消融（Cryo）局部温度达到 -90℃持续 5min，食管球囊上 7 个热电偶监测食管腔内温度。热电偶最低温度达到 -6.3℃，另外 3 个热电偶记录的温度不到 0℃，剩余 3 个热电偶显示的温度明显高

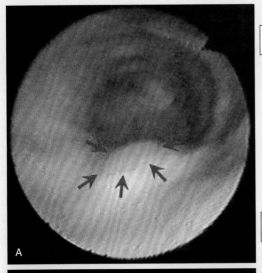

冷冻消融术后即刻

7mm x 6mm
溃疡

A

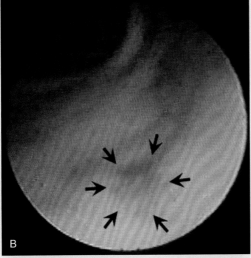

冷冻消融术后2周

5mm x 4mm
溃疡

B

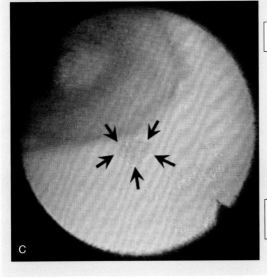

冷冻消融术后4周

溃疡愈合
4mm x 3mm
再生黏膜

C

图 4-11　冷冻消融术后食管溃疡的愈合过程。冷冻消融术后即刻内镜检查（A）显示一个 7mm×6mm 的急性溃疡形成。术后 2 周内镜检查提示溃疡回缩（5mm×4mm，B）。术后 4 周，内镜检查提示愈合溃疡进一步回缩（4mm×3mm）（被再生黏膜覆盖，C）

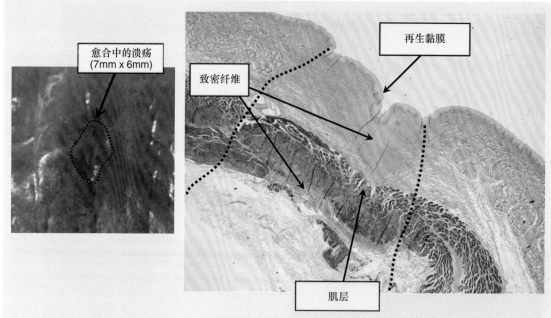

图 4-12　冷冻消融术后 4 周溃疡的肉眼（左侧）和组织学检查（右侧，三色染色）提示黏膜下层和食管壁的外肌层发生致密纤维化，而内肌层仅有微小纤维化，肌层结构完整

在左心房或肺静脉内进行冷冻消融，当食管最低温度降至 1.3℃可导致食管溃疡形成，此时冷冻电极在距离食管 4.2mm 以内。所有这些小规模动物组中并未发现进行性食管溃疡。溃疡均在 4 周内愈合，而且没有反流性食管炎发生。愈合溃疡的组织学检查显示在再生的黏膜层和肌层间形成致密纤维化层，与肌层外层一样；反而在肌层内侧仅有散在的纤维化，肌层结构完整（见图 4-12）。这些完整的肌层与胃反流发生率低（胃食管迷走神经损伤发生率低）可能是冷冻消融中左心房 - 食管瘘发生率较超声和射频消融低的原因。

参考文献

1. Gillinov AM, Pettersson G, Rice TW: Esophageal injury during radiofrequency ablation for atrial fibrillation. *J Thorac Cardiovasc Surg* 122:1239–1240, 2001.
2. Mohr FW, Fabricius AM, Falk V, et al: Curative treatment of atrial fibrillation with intraoperative radiofrequency ablation: Short-term and midterm results. *J Thorac Cardiovasc Surg* 123:919–927, 2002.
3. Doll N, Borger MA, Fabricius A, et al: Esophageal perforation during left atrial radiofrequency ablation: Is the risk too high? *J Thorac Cardiovasc Surg* 125:836–842, 2003.
4. Pappone C, Oral H, Santinelli V, et al: Atrio-esophageal fistula as a complication of percutaneous transcatheter ablation of atrial fibrillation. *Circulation* 109:2724–2726, 2004.
5. Scanavacca M, D'Avila A, Parga J, et al: Left atrial-esophageal fistula following radiofrequency catheter ablation of atrial fibrillation. *J Cardiovasc Electrophysiol* 15:960–962, 2004.
6. Sonmez B, Demirsoy E, Yagan N, et al: A fatal complication due to radiofrequency ablation for atrial fibrillation: Atrio-esophageal fistula. *Ann Thorac Surg* 76:281–283, 2003.
7. Borchert B, Lawrenz T, Hansky B, Stellbrink C: Lethal atrioesophageal fistula after pulmonary vein isolation using high-intensity focused ultrasound (HIFU). *Heart Rhythm* 5:145–148, 2008.
8. Cummings JE, Schweikert RA, Saliba WI, et al: Assessment of temperature, proximity, and course of the esophagus during radiofrequency ablation within the left atrium. *Circulation* 112:459–464, 2005.
9. Marrouche NF, Gunther J, Segerson NM, et al: Randomized comparison between open irrigation technology and intracardiac-echo-guided delivery for pulmonary vein antrum isolation: Procedural parameters, outcomes, and the effect on esophageal injury. *J Cardiovasc Electrophysiol* 18:583–588, 2007.
10. Nakagawa H, Seres KA, Yokoyama K, et al: High incidence of asymptomatic esophageal ulceration after pulmonary vein antrum isolation in patients with atrial fibrillation. *Heart Rhythm* 14:S61, 2007.
11. Singh SM, d'Avila A, Doshi SK, et al: Esophageal injury and temperature monitoring during atrial fibrillation. *Circ Arrhythm Electrophysiol* 1:162–168, 2008.
12. Biase LD, Saenz LC, Burkhardt DJ, et al: Esophageal capsule endoscopy after radiofrequency catheter ablation for atrial fibrillation: Documented higher risk of

luminal esophageal damage with general anesthesia as compared conscious sedation. *Circ Arrhythm Electrophysiol* 108:108–112, 2009.

13. Hornero F, Berjano EJ: Esophageal temperature during radiofrequency-catheter ablation of left atrium: A three-dimensional computer modeling study. *J Cardiovasc Electrophysiol* 17:405–410, 2006.

14. Redfearn DP, Trim GM, Skanes AC, et al: Esophageal temperature monitoring during radiofrequency ablation of atrial fibrillation. *J Cardiovasc Electrophysiol* 16:589–593, 2005.

15. Yokoyama K, Nakagawa H, Seres KA, et al: Canine model of esophageal injury and atrial-esophageal fistula after applications of forward-firing high-intensity focused ultrasound and side-firing unfocused ultrasound in the left atrium and inside the pulmonary. *Circ Arrhythm Electrophysiol* 24:41–49, 2009.

16. Nakagawa H, Seres KA, Jackman WM: Limitations of esophageal temperature-monitoring to prevent esophageal injury during atrial fibrillation ablation. *Circ Arrhythm Electrophysiol* 14:15–152, 2008.

17. Yokoyama K, Nakagawa H, Reddy VY, et al: Esophageal cooling prevents esophageal injury during pulmonary vein ablation in a canine model. *Heart Rhythm* 14:S12, 2007.

18. Tsuchiya T, Ashikaga K, Nakagawa S, Hayashida H: Atrial fibrillation ablation with esophageal cooling with a cooled-water irrigated intraesophageal balloon. *J Cardiovasc Electrophysiol* 18:145–150, 2007.

19. Berjano EJ, Hornero F: A cooled intraesophageal balloon to prevent thermal injury during endocardial surgical radiofrequency ablation of the left atrium: A finite element study. *Phys Med Biol* 50:269–279, 2005.

20. Gage AA, Baust J: Mechanisms of tissue injury in cryosurgery. *Cryobiology* 37:171–186, 1998.

21. Lustgarten DL, Keane D, Ruskin J: Cryothermal ablation: Mechanism of tissue injury and current experience in the treatment of tachyarrhythmias. *Progr Cardiovasc Dis* 41:481–498, 1999.

22. Ripley K, Gage AA, Olsen DB, et al: Time course of esophageal lesions after catheter ablation with cryothermal and radiofrequency ablation: Implication for atrioesophaegal fistula formation after catheter ablation of atrial fibrillation. *J Cardiovasc Electrophysiol* 18:642–646, 2007.

23. Evonich III RF, Nori DM, Haines DE: A randomized trial comparing effects of radiofrequency and cryoablation on the structural integrity of esophagus tissue. *Interv Card Electrophysiol* 19:77–83, 2007.

24. Nakagawa H, Antz M, Wong T, et al: Initial experience using a forward directed, high-intensity focused ultrasound balloon catheter for pulmonary vein antrum isolation in patients with atrial fibrillation. *J Cardiovasc Electrophysiol* 18:1–9, 2007.

25. Akashi N, Kushibiki J, Chubachi N: Acoustic properties of selected bovine tissues in the frequency range 20–200 MHz. *J Acoust Soc Am* 98:3035–3039, 1995.

26. Baldwin SL, Marutyan KR, Yang M, et al: Measurements of the anisotropy of ultrasonic attenuation in freshly excised myocardium. *J Acoust Soc Am* 119:3130–3139, 2006.

27. Verdonk ED, Hoffmeister BK, Wickline SA, Miller JG: Anisotropy of the slope of ultrasonic attenuation in formalin fixed human myocardium. *J Acoust Soc Am* 99:3837–3843, 1996.

28. Sanchez-Quintana D, Cabrera JA, Climent V, et al: Anatomical relations between the esophagus and left atrium and relevance for ablation of atrial fibrillation. *Circulation* 112:1400–1405, 2005.

29. Shah D, Dumonceau JM, Burri H, et al: Acute pyloric spasm and gastric hypomotility: An extracardiac adverse effect of percutaneous radiofrequency ablation for atrial fibrillation. *J Am Coll Cardiol* 46:327–330, 2005.

30. Dodds WJ, Dent J, Hogan WJ, et al: Mechanisms of gastroesophageal reflux in patients with reflux esophagitis. *N Engl J Med* 307:1547–1552, 1982.

31. van Pinxteren B, Numans ME, Lau J, et al: Short-term treatment of gastroesophageal reflux disease: A systematic review and meta-analysis of the effect of acid-suppressant drugs in empirical treatment and in endoscopy-negative patients. *J Gen Intern Med* 18:755–763, 2003.

32. DeVault KR, Castell DO: Updated guidelines for the diagnosis and treatment of gastroesophageal reflux disease. *Am J Gastroenterol* 94:1434–1442, 1999.

33. Cook D, Guyatt G, Marshall J, et al; for The Canadian Critical Care Trials Group: A comparison of sucralfate and ranitidine for the prevention of upper gastrointestinal bleeding in patients requiring mechanical ventilation. *N Engl J Med* 338:791–797, 1998.

34. Nakagawa H, Ikeda A, Shah DC, et al: Role of contact force in esophageal injury during left atrial radiofrequency ablation. *Heart Rhythm* 15:S317, 2008.

35. Yokoyama K, Nakagawa H, Shah DC, et al: Novel contact force sensor incorporated in irrigated radiofrequency ablation catheter predicts lesion size and incidence of steam pop and thrombus. *Circ Arrhythm Electrophysiol* 1:354–362, 2008.

36. Ikeda A, Nakagawa H, Seres K, et al: Can cryo-catheter ablation in left atrium produce esophageal injury? *Heart Rhythm* 15:S68, 2008.

第 5 章

冷冻消融对肺静脉影响的实验研究

Mauricio s. Arruda，Koji Azegami，Abdallah Kamouh，Zhong Wang，Robert Anders，David J. Wilber

胡继强　雷森　马坚　译

从最初观察到肺静脉内致心律失常电活动触发房颤至今，十多年来人们对该领域进行了广泛而深入的研究[1-2]。电隔离肺静脉目前已成为经皮导管消融和外科消融治疗房颤的主流策略。

为提高房颤患者肺静脉隔离的有效性和安全性，在消融策略、导管和能量选择上进行了大量研究。射频能量应用广泛，是美国食品和药品管理局（FDA）唯一批准用于消融房颤的能源。射频消融只能通过点对点的方式，在肺静脉口部进行连续线性消融。为克服这个缺点，设计出了新型导管用于环状消融，通过单次或仅几次能量发放，即可实现肺静脉隔离。当前可用能源包括射频、超声、激光和冷冻。安全性依然是消融术最关键的方面。

实验与临床研究表明，冷冻损伤能保持心内膜及心肌结构的完整性，不会产生过多血栓，因此冷冻较其他能源更有优势。同射频一样，肺静脉冷冻消融最初也是点对点消融，每个点需冷冻 4min，由于时间长，该方法受到限制。

在一个非开胸犬模型中，我们进行了临床前可行性及安全性研究，应用新型曲线导管来进行肺静脉隔离[3-5]。本章我们将详述对冷冻消融的初期使用体会。同时我们也列出了其他关于冷冻消融的优秀实验和临床研究[6-15]。

研究设计

研究导管 Arctic Circler（CryoCath，加拿大魁北克蒙特利尔）发放冷冻能量，到达其远端螺旋元件（7F；外部直径 20mm；$-75 \sim -89℃$ 下 N_2O 冷冻；图 5-1 至图 5-3），进行环肺静脉电隔离。21 只杂种犬，体重 $22 \sim 28kg$，在全麻下行急性和生存实验。X 线透视和心内超声指导下穿刺房间隔，然后于冷冻消融前后及随访期间，通过心内超声和肺静脉造影测量肺静脉直径（图 5-3）。肺静脉造影后，用间距紧密的十极线性或环状多极导管，在窦性心律下详细标测右上肺静脉。于冷冻消融后即刻、随访期间和死亡前分析双极电图，了解肺静脉隔离（传入阻滞）情况（图 5-4，图 5-5）。于肉眼和显微镜下观察急性和慢性肺静脉冷冻损伤特点，同时详细解剖心脏、肺及其邻近结构（图 5-6 至图 5-10）。

急性和短期存活研究：4min 冷冻消融用于肺静脉隔离的可行性及安全性

冷冻消融后，9 只犬即刻处死。4 只犬留存活至 14d，于 48h 后和 14d 后再次研究评估肺静脉隔离情况。

这些犬的内膜始终完整，没有一只犬出现肺静脉狭窄或严重周围组织损伤（图 5-7 至图 5-10）。所有 13 只犬均达到急性肺静脉隔离（图 5-4），但是 9 只急性处死犬中 5 只冷冻损伤为环形透壁。4 只存活犬中，3 只消融术后肺静脉传导恢复（1 只为隔离后 5min；2 只为 48h，14d 后仍存在传导）（图 5-5）。在这 3 只犬中，显微镜下显示，2 只冷冻损伤灶为非环肺静脉，1 只为非透壁性。肺静脉传导恢复与不完全损伤有关，该不完全损伤通常位于肺静脉分叉位点。

长期存活研究：冷冻消融实现持久肺静脉电隔离的冷冻时间评估

方法学同上，8 只犬冷冻消融后留存活 4 ~ 6 个月，研究不同冷冻时间的效果（4min 和 8min）。3 只犬经过 2 ~ 4（中位数 3）次的 4min 冷冻消融。剩下的 5 只犬，于右上肺静脉单次冷冻消融 8min。所有 8 只犬均达到即刻肺静脉隔离，没有肺静脉狭窄和严重的周围组织受损。多次 4min 消融的 3 只犬中，2 只恢复肺静脉传导。显微镜下显示，1 只冷冻损伤灶为非环肺静脉，另一只为非透壁性，而所有接受单次 8min 消融的 5 只犬，均达到持久肺静脉电隔离。显微镜下见到通常在

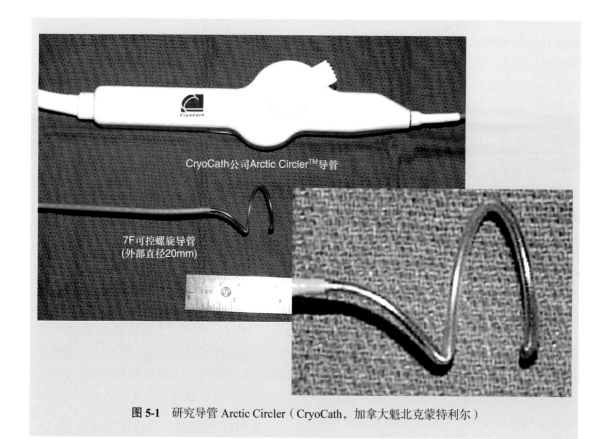

图 5-1　研究导管 Arctic Circler（CryoCath，加拿大魁北克蒙特利尔）

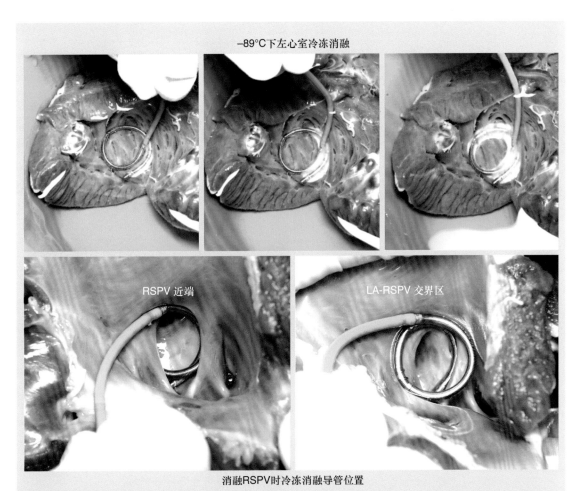

图 5-2　上图为−89℃下左心室冷冻消融。注意冷冻从导管远端开始。通常整个螺旋部分需要冷冻 10～14s。下图导管放置在右上肺静脉前庭近端。RSPV：右上肺静脉；LA：左心房

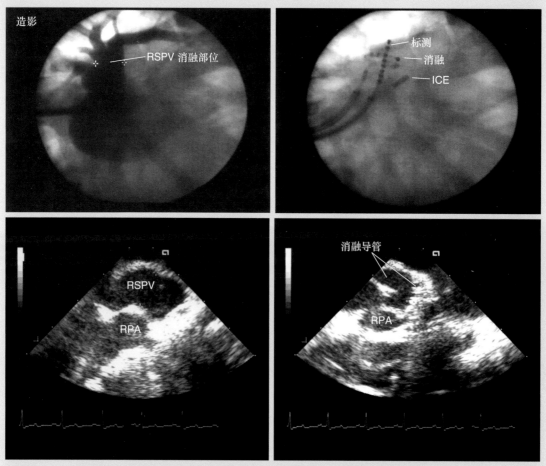

图 5-3 右上肺静脉（RSPV）造影显示冷冻消融位置（左上）。右上图示螺旋消融导管、RSPV 内的线性记录导管和心内超声（ICE）探头。下面两图为 RSPV 纵切面及右肺动脉（RPA）的 ICE 图像

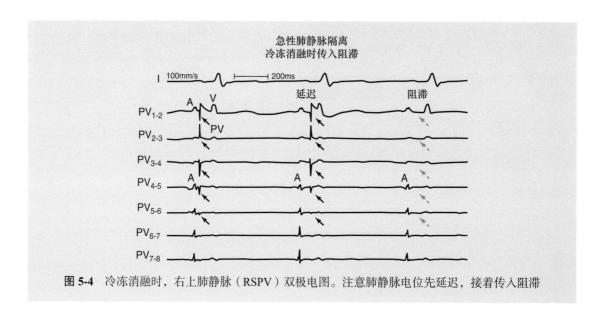

图 5-4 冷冻消融时，右上肺静脉（RSPV）双极电图。注意肺静脉电位先延迟，接着传入阻滞

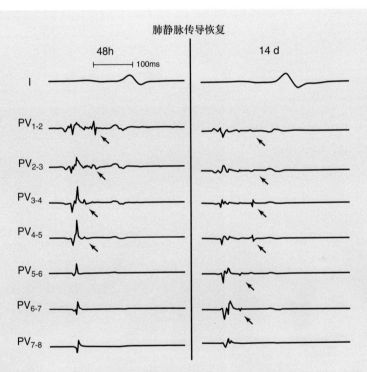

图 5-5　冷冻消融实现右上肺静脉（RSPV）隔离后 48h 及 14d，RSPV 双极电图。注意此实验动物于隔离 48h 后肺静脉传导恢复，14d 后肺静脉电位延迟

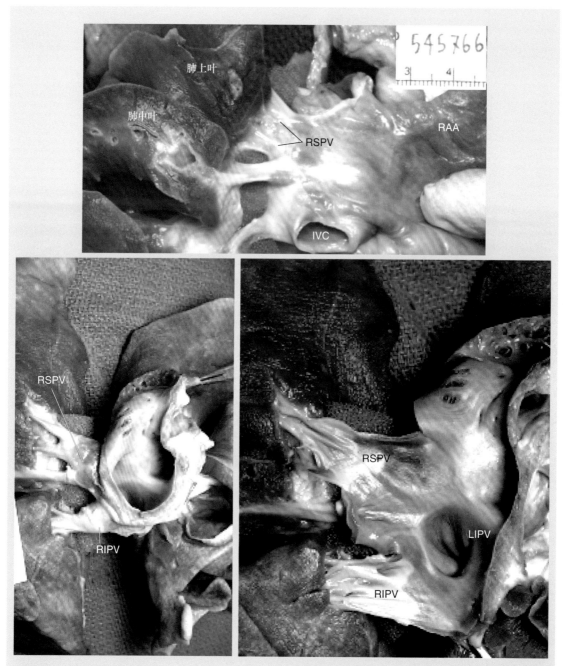

图 5-6   冷冻消融后肉眼观。上图为右心房后面观，注意腔静脉区域、右上肺静脉（RSPV）、中间及右下肺静脉（RIPV）。肺静脉（PV）肌袖延伸超过肺静脉前庭（下图）。LIPV：左下肺静脉；RAA：右心耳；IVC：下腔静脉

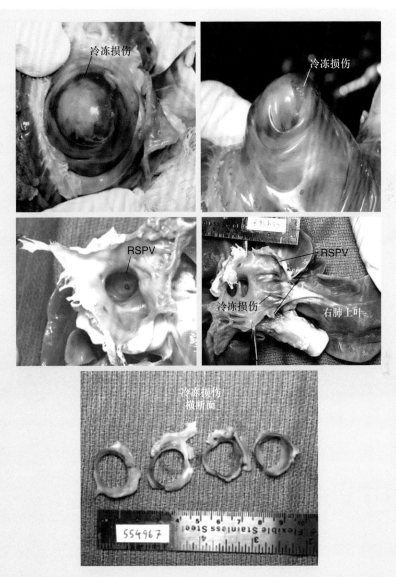

图 5-7 于固定液固定前，肉眼测量急性环形冷冻损伤（上面四幅图）。切开右上肺静脉（RSPV）显示冷冻损伤（下面图）

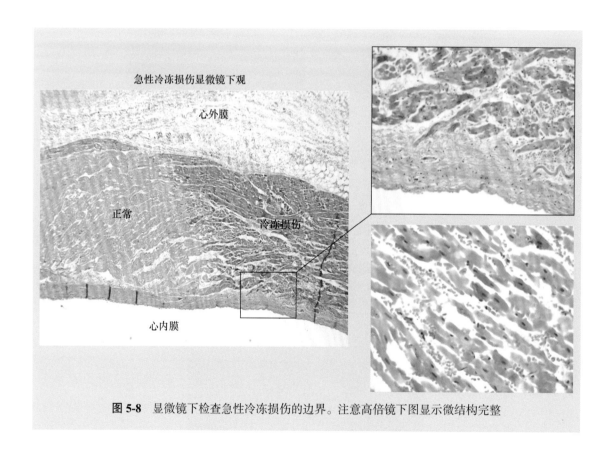

急性冷冻损伤显微镜下观

心外膜

正常

冷冻损伤

心内膜

图 5-8   显微镜下检查急性冷冻损伤的边界。注意高倍镜下图显示微结构完整

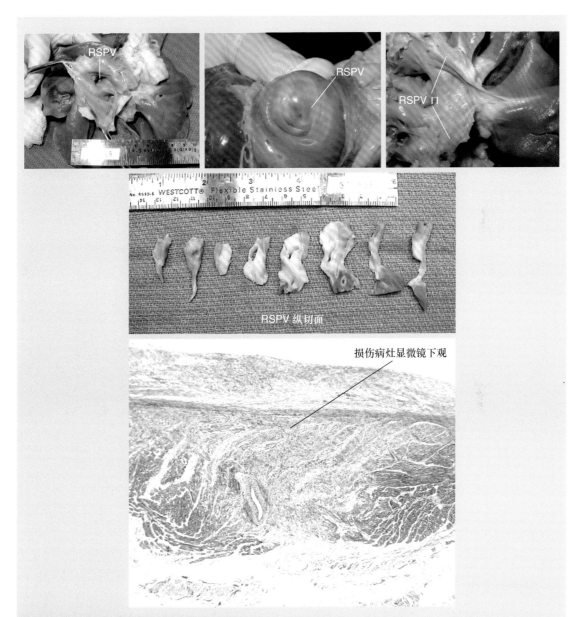

图 5-9 冷冻损伤后 14d 显微镜下观。损伤部位 [右上肺静脉（RSPV）前庭] 心内膜完整，蓝色表示致密胶原 / 纤维化，为透壁损伤

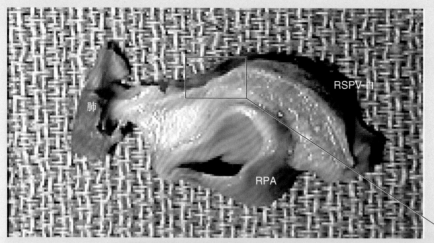

冷冻损伤后14d

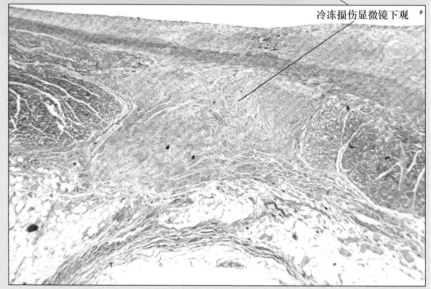

冷冻损伤显微镜下观

图 5-10 另一冷冻损伤后 14d 显微镜下观。显示透壁损伤和邻近的右肺动脉（RPA）近端。RSPV：右上肺静脉

肺静脉肌袖中才会出现的非细胞纤维带，这证实达到了环肺静脉及透壁损伤。

组织学发现

心脏的内部和外部，膈神经及大血管在肉眼下均不明显。左右心室的心肌为同质的红色到褐色，有包括纤细腱索和瓣叶的瓣膜。肺动脉内未见明显血栓。慢性冷冻损伤灶随时间没有显著变化，表现为苍白色环肺静脉区域。

冷冻消融后即刻，受损组织显微镜下表现为与冷冻损伤一致的凝固性坏死，边界清楚，内皮没有断裂或轻微断裂，细胞外胶原基质仍存在，没有发生热效应相关的胶原挛缩，内皮表面完整。单个内皮细胞层存在于损伤区域表面同时也远离损伤区域。没有壁内血栓或肺栓子，慢性损伤表现为细胞纤维化。

讨论

在犬的模型中，使用 Arctic Circler 进行环形冷冻消融隔离肺静脉安全可行。持久肺

静脉电隔离似乎有赖于冷冻消融的持续时间。4min 冷冻消融后，肺静脉电传导恢复的问题，可以通过延长冷冻时间至 8min 来解决。消融部位肺静脉肌袖不完全破坏，可能是由于受到邻近肺静脉分叉部位的影响。肺静脉内高速血流提示大量热负荷，降低了冷冻能量在肺静脉口部发放产生的损伤灶的大小及深度，导致不完全损伤和肺静脉传导恢复。持久损伤有赖于长的冷冻时间，这会延长手术时间，从而限制了这一理论上的最佳能源的临床应用。然而，冷冻消融的新型技术，如可膨胀球囊，能减少肺静脉前庭热负荷，提高房颤消融术的安全性及有效性。

参考文献

1. Haissaguerre M, Jais P, Shah D, et al: Spontaneous initiation of atrial fibrillation by ectopic beats originating in the pulmonary veins. *N Engl J Med* 339:659–666, 1998.

2. Chen SA, Hsieh MH, Tai CT, et al: Initiation of atrial fibrillation by ectopic beats originating from the pulmonary veins: Electrophysiological characteristics, pharmacological responses, and effects of radiofrequency ablation. *Circulation* 100:1879–1886, 1999.

3. Arruda M, Azegami K, Wang Z, et al: Circumferential cryoablation of pulmonary veins using a novel spiral catheter. *Pacing Clin Electrophysiol* 25:592, 2002.

4. Azegami K, Arruda M, Wang Z, et al: Effect of blood flow and cooling rate on myocardial lesion during catheter cryoablation. *Pacing Clin Electrophysiol* 24:681, 2001.

5. Arruda M, Azegami K, Wang Z, et al: Circumferential ablation of pulmonary vein ostia using different energy sources: Determinants of permanent isolation. *Pacing Clin Electrophysiol* 25:709, 2002.

6. Van Oeveren W, Crijns HJ, Korteling BJ, et al: Blood damage, platelet and clotting activation during application of radiofrequency or cryoablation catheters: A comparative in vitro study. *J Med Eng Technol* 23:20–25, 1999.

7. Feld GK, Yao B, Reu G, Kudaravalli R: Acute and chronic effects of cryoablation of the pulmonary veins in the dog as a potential treatment for focal atrial fibrillation. *J Interv Card Electrophysiol* 8:135–140, 2003.

8. Avitall B, Lafontain D, Rozmus G, et al: The safety and efficacy of multiple consecutive cryo lesions in canine pulmonary veins-left atrial junction. *Heart Rhythm* 1:203–209, 2004.

9. Aupperle H, Doll N, Walther T, et al: Histological findings induced by different energy sources in experimental atrial ablation in sheep. *Interact Cardiovasc Thorac Surg* 4:450–455, 2005.

10. Sarabanda AV, Bunch TJ, Johnson SB, et al: Efficacy and safety of circumferential pulmonary vein isolation using a novel cryothermal balloon ablation system. *J Am Coll Cardiol* 46:1902–1912, 2005.

11. Garan A, Al-Ahmad A, Mihalik T, et al: Cryoablation of the pulmonary veins using a novel balloon catheter. *J Interv Card Electrophysiol* 15:79–81, 2006.

12. Moreira W, Manusama R, Timmermans C, et al: Long-term follow-up after cryothermic ostial pulmonary vein isolation in paroxysmal atrial fibrillation. *J Am Coll Cardiol* 51:850–855, 2008.

13. Van Belle Y, Janse P, Rivero-Ayerza MJ, et al: Pulmonary vein isolation using an occluding cryoballoon for circumferential ablation: Feasibility, complications, and short-term outcome. *Eur Heart J* 28:2231–2237, 2007.

14. Neumann T, Vogt J, Schumacher B, et al: Circumferential pulmonary vein isolation with the cryoballoon technique results from a prospective 3-center study. *J Am Coll Cardiol* 52:273–278, 2008.

15. Klein G, Oswald H, Gardiwal A, et al: Efficacy of pulmonary vein isolation by cryoballoon ablation in patients with paroxysmal atrial fibrillation. *Heart Rhythm* 5:802–806, 2008.

第 6 章

冷冻消融对冠状动脉和静脉的影响

Audrius J.Bredikis

侯煜　李晓枫　方丕华　译

要点：

- 虽然直接在心外膜进行冷冻消融可能会导致血管内膜增生，但传统的冷冻消融术导管并不会对冠状血管造成严重的损害。

- 在血管周围冷冻消融可以导致冠状动脉痉挛，这在临床上已有报道。

- 大外科手术探头直接应用在动脉上，可能对血管壁造成严重的损害，导致血管膜严重增厚，甚至导致血管的慢性完全闭塞。

- 即使应用较大外科手术探头直接对动脉进行冷冻消融也未观察到或曾报道会导致急性血栓形成或心肌梗死。

- 在冠状静脉窦及上腔静脉直接冷冻消融后仍可保持血管通畅。

冷冻消融术的基本方面

冷冻消融术对动脉产生的效应取决于在血管壁上造成的冷冻损伤灶的范围和深度。传统经静脉冷冻消融导管（−80℃）需靠近动脉操作的病例报道中，未发现对动脉造成严重损害或导致动脉闭塞。然而，临床上也曾报道：对典型房扑在峡部进行消融会导致冠状动脉的痉挛（图 6-1）。[1] 但是当在动脉旁用传统尺寸的导管于−80℃下冷冻消融时没有动脉血栓形成的报道。

Aoyama 等[2] 证实，在冠状动脉回旋支旁用经静脉冷冻消融导管消融，没有引起冠状动脉狭窄（图 6-2）。冠状动脉的快速血流阻止冷冻损伤灶向更深处渗透，并且保护内膜避免过度冷冻消融，或者至少会使内膜受到的致命温度损害降到最小范围。因为影响范围较小，动脉的狭窄很少发生，但是报道过内膜增生。虽然这适用于目前可用的常规经静脉导管，但是更大头端的冷冻消融探头能够对冠状动脉造成透壁的严重损害。

内膜增生在冠状动脉冷冻损伤后经常观察到，是一种主要的非特异性的血管损伤反应[3-7]。即使用传统的 EP 导管，在心外膜冷冻消融时，一些患者也会发生内膜增生。可造成更大更深损伤的外科冷冻消融探头可导致血流短暂、完全的中断。

在实验中，我们已经评估了用液氮制冷的探头行冷冻消融术对冠状动脉的损伤。病变在左前降支（LAD）和对角支。冷冻消融（左）前降支的案例中，冷冻消融 LAD 并立即解冻以纠正缺血后可以观察到反映急性损伤的典型的心电图改变（图 6-3）。

在我们实验中，我们冻结了犬的 LAD 或第一对角支（D1）2min，之后我们观察了这些动物 1 年，但未发现冠状动脉急性闭塞或心肌梗死。3 天后可观察到间质细胞数减少，弹力膜保留，无肉眼可见的内皮细胞（图 6-4）。

冷冻消融术后 3 周，在大多数受影响的动脉内可见内膜增生（图 6-5 至图 6-8），偶可见血栓形成。在一些病例中，内膜表现为多层的外观，反映有血栓形成，交替伴有内膜增厚、肥大。与对照组动脉相比，冷冻消融组的内膜层有大量结缔组织（图 6-6）。

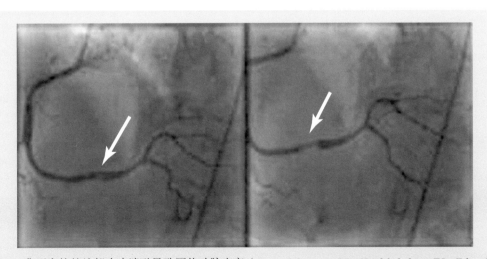

图 6-1　典型房扑的峡部冷冻消融导致冠状动脉痉挛（*From Johansson BI，Hrafnkelsdottir TJ，Edvardsson N：ST segment elevation and chest pain during cryoablation of atrial flutter. Europace 9：407-410，2007，by permission.*）

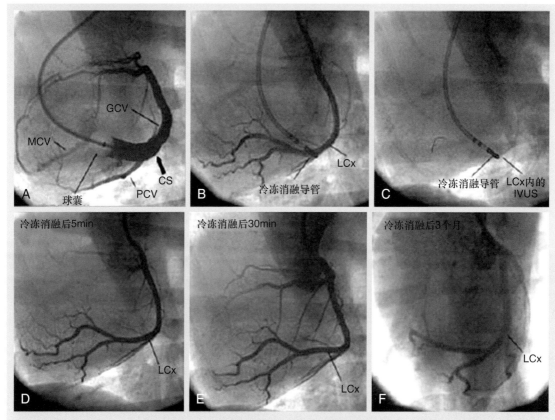

图 6-2 靠近回旋支（Cx）动脉的冷冻消融术。A～C 显示消融导管的近端以及从冠状窦到冠状动脉的部分。D～F 显示冠状动脉在冷冻消融后 5min、30min 及 3 个月后保持完好。CS：冠状窦；GCV：心大静脉；MCV：心中静脉；PCV：心后静脉；IVUS：血管内超声；LCx：左回旋支（*From Aoyama H，Nakagawa H，Pitha JV，et al：Comparison of cryothermia and radiofrequency current in safety and efficacy of catheter ablation within the canine coronary sinus close to the left circumflex coronary artery. J Cardiovasc Electrophysiol 16：1218-1226，2005，by permission.*）

　　我们观察到动物 LAD 慢性完全闭塞，以及在更小的心外膜血管出现的一些不完全闭塞（图 6-9）。

生理学影响

　　血管壁对外源性去甲肾上腺素的反应是血管紧张度增加，曾行冷冻消融的血管表现为异常的神经支配，在实验模型中冷冻至 −9℃的血管，异常神经支配持续 10 周后缓慢恢复为正常（冻结过的动脉的神经纤维全部再生）。去甲肾上腺素能神经功能的再生比血管平滑肌的再生缓慢些[8]。这种影响使受到冷冻消融的血管在恢复和再生过程中易致血管痉挛。

　　冷冻消融会导致毛细血管的损伤并且使冷冻损伤灶中心发生无再流现象，只在血管边缘会有一些再灌注。虽然在冷冻损伤灶中心的毛细血管无灌注，但是微血管（例如小动脉和小静脉）的灌注会大于毛细血管，但是在 7 天内与对照组对比显示密度明显低于对照组。28 天后微血管大小超过对照组，表示在冷冻消融术后的组织中新生血管的形成和部分微血管网络恢复到从前状态[9]。在犬的动物模型中发现，术后 2 周犬的冷冻损伤灶的血流也减少，但并未消失[10]。

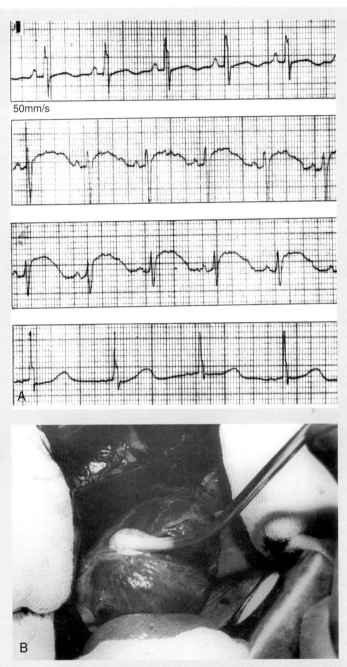

图 6-3　心电图变化（A）显示在动脉冷冻（B）过程中动脉闭塞时 ST 段抬高和解除冷冻消融后的心电图立即恢复。B：冷冻消融过程中冰球的形成

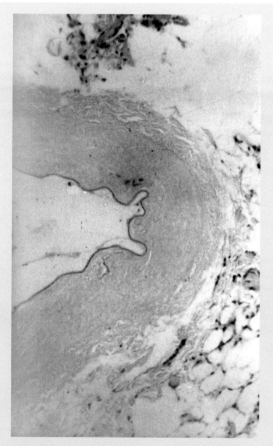

图 6-4 冷冻消融 3 天后的冠状动脉。无可见的内皮细胞。内弹力膜完整，间质中细胞数减少。标本以苏木精和伊红染色液染色；比原结构放大 120 倍

图 6-5 冷冻消融后 3 周，较小冠状动脉分支的内膜增生。A：小动脉内膜增生且血栓形成（H&E 染色）。B：显示增生的内膜和完好的内弹性膜（Weigert van Gieson 染色）

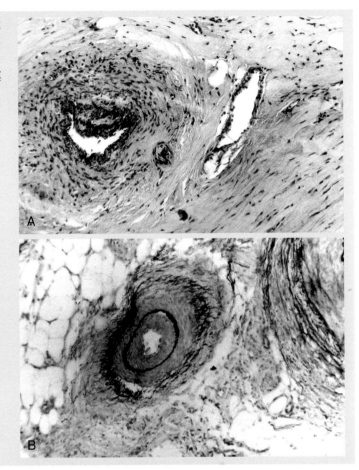

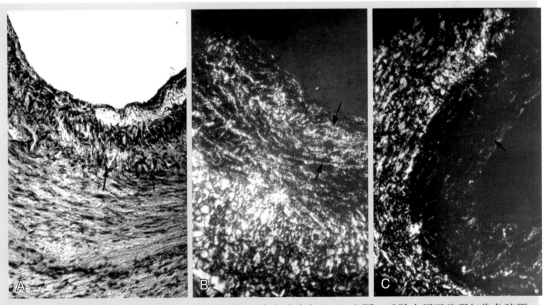

图 6-6 内膜严重增生的冠状动脉；苏木精和伊红染色液染色（A）和同一动脉中用天狼猩红染色胶原（B）。偏振光；比原结构放大 120 倍。右侧为对照组动脉（C）。与对照组比较，在受影响的动脉内膜增生的部位可见大量的胶原

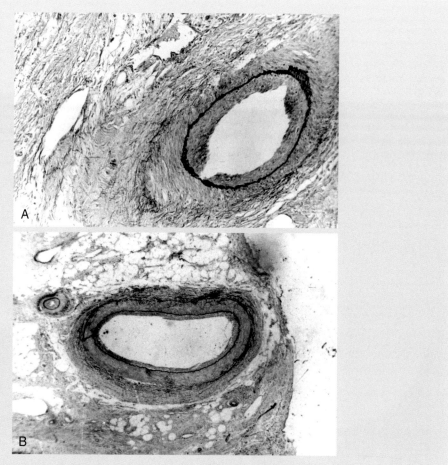

图 6-7 冷冻消融术后 8 个月内膜轻度（B）及中度（A）增生。Weigert van Gieson 染色，比原结构放大 120 倍

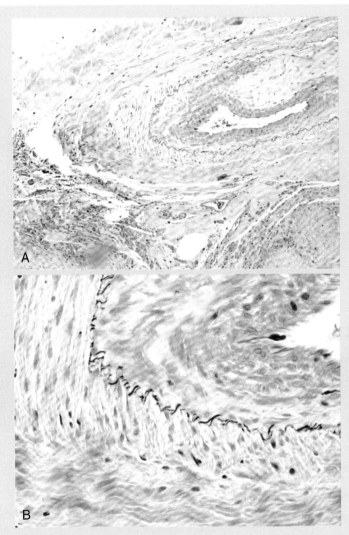

图 6-8　从心外膜直接对冠状动脉进行冷冻消融。可见部分血栓形成且增生的内膜，导致严重狭窄。A：放大 10 倍，Geske 染色。B：放大 40 倍，Geske 染色

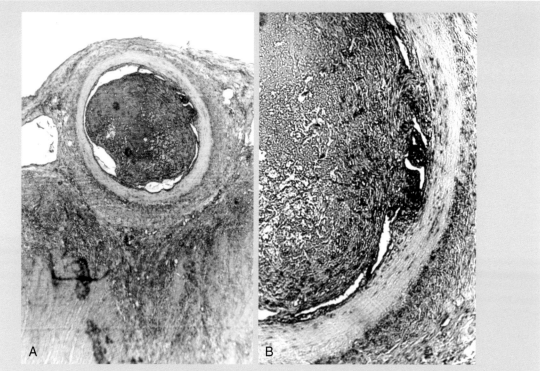

图 6-9 A：左前降支冷冻消融术后的慢性完全闭塞伴部分再通。B：同一动脉于更大倍数下观察

冷冻消融可能对先前曾被冷冻血管的应力 - 应变特性有微不足道的作用。与对照组相比，超声的弹性分析未能显示先前冷冻血管的弹性特性发生变化[11]。

静脉

虽然没有关于冷冻消融对上腔静脉影响的相关系统性实验研究，但至少在临床上，冷冻消融术在治疗不适当窦性心动过速或自发房性心律失常的病例中未报道过上腔静脉血栓形成的情况。实际上，在实验室研究中，显微镜能观察到的范围内未发现有损伤的静脉（图 6-10）。很明显，冷冻消融的能量可穿透静脉结构，但是仍能保持血流量，因此不太可能发生血栓，临床上及实验室观察中也并无血栓形成的报道。由于未报道过在较小静脉（例如肺静脉）中出现冷冻消融术后导致的静脉狭窄，那么当然在上腔静脉行冷冻消融术后也不太可能发生狭窄。

冷冻消融术后冠状静脉也仍然通畅。我们组及其他研究人员直接在动物模型上行冷冻消融术，观察冷冻消融对冠状窦的影响。我们的研究中，在犬身上使用了外科液氮冷冻消融探头。观察 8 个月，未发现冠状窦慢性或急性血栓形成（图 6-11）。之后，我们组用冷冻消融方法在人的冠状窦消融后间隔和旁路，也没有发现急性血栓形成[12]。

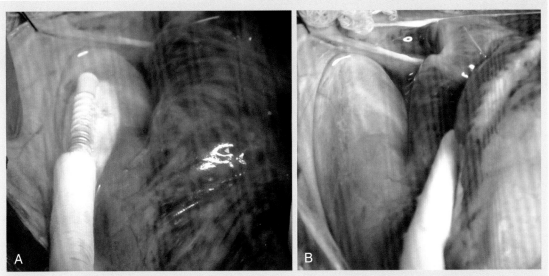

图 6-10　上腔静脉的氩冷冻消融术（温度为－160℃）。A：大体观，只可见冷冻消融术（B）后的充血和淤血

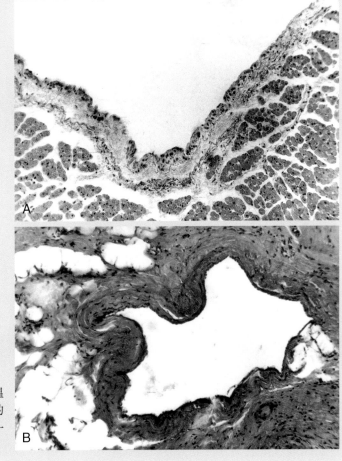

图 6-11　A：用液氮冷冻消融探头（温度＞－100℃）冷冻消融后仍通畅的冠状窦。B：较低放大倍数下的同一个血管

参考文献

1. Johansson BI, Hrafnkelsdottir TJ, Edvardsson N: ST segment elevation and chest pain during cryoablation of atrial flutter. *Europace* 9:407–410, 2007.

2. Aoyama H, Nakagawa H, Pitha JV, et al: Comparison of cryothermia and radiofrequency current in safety and efficacy of catheter ablation within the canine coronary sinus close to the left circumflex coronary artery. *J Cardiovasc Electrophysiol* 16(11):1218–1226, 2005.

3. Bokeria A, Bredikis JJ, Bredikis AJ, Simkus KA: Experimental cryogenic effects on the coronary arteries. *Bull Exp Biol Med* 105:741–743, 1988.

4. Holman WL, Ikeshita M, Ungerleider RM, et al: Cryosurgery for cardiac arrhythmias: Acute and chronic effects on coronary arteries. *Am J Cardiol* 51:149–155, 1983.

5. Iida S, Misaki T, Iwa T: The histological effects of cryocoagulation on the myocardium and coronary arteries. *Jpn J Surg* 19:319–325, 1989.

6. Bakker PF, Elbers HR, Vermeulen FE, Robles de Medina EO: Effects of cryothermia during cold cardioplegia on epicardial and intramural coronary arteries. *Ann Thorac Surg* 55:127–130, 1993.

7. Lustgarden DL, Bell S, Hardin N, et al: Safety and efficacy of epicardial cryoablation in a canine model. *Heart Rhythm* 2:82–90, 2005.

8. Arvesen A, Maehlen J, Rosen L, Aas P: Early and late functional and histopathological perturbations in the rabbit ear artery following local cold injury. *Vasa* 28:85–94, 1999.

9. Huwer H, Rissland J, Vollmar B, et al: Angiogenesis and microvascularization after cryothermia induce myocardial infarction: A quantitative fluorescence microscopic study in rats. *Basic Res Cardiol* 94:85–93, 1999.

10. Homan WL, Ikeshita M, Lease JG, et al: Cardiac cryosurgery: Regional myocardial blood flow of ventricular cryolesions. *Surg Res* 41:524–528, 1986.

11. Schaar JA, de Korte CL, Mastrik F, et al: Effect of temperature increase and freezing on intravascular elastography. *Ultrasonics* 40:879–881, 2002.

12. Bredikis J, Bredikis A: Cryosurgical ablation of left parietal wall accessory atrioventricular connections through the coronary sinus without the use of extracorporeal circulation. *J Thorac Cardiovasc Surg* 90:199–205, 1985.

第二部分

冷冻技术概述

第 7 章

美敦力 CryoCath 技术

Jeffrey Silver，Jean-Pierre Lalonde，Teresa Mihalik，Dan Wittenberger

胡继强　雷森　马坚　译

要点：

- 基本科学理论和前期技术发展均表明经皮冷冻消融安全有效。

- 本章综述热能量、热传导和冷冻技术等科学概念，及其在冷冻消融技术发展中的应用。

- 本章回顾美敦力 CryoCath 冷冻导管消融的发展历史，包括详细描述公司的各种导管。

- 冷冻技术在美敦力的发展方向，包括提高、升级和未来发展。

冷冻消融：冷冻消融的科学基础和冷冻消融系统的设计

什么是冷冻消融？

冷冻消融是一项应用冷冻实现活体热移除的技术。为了理解热移除的过程，我们必须回顾几个有关物理学和术语定义的基本概念，如冷、热、温度及能量。

热和冷的概念

日常生活中，我们经常会遇到关于冷和热的词语，概念也不尽相同。通常，冷称为热的相对缺乏。当说到温度，通常是指热的相对存在和缺乏。有三种温度表广泛应用于温度的测量：摄氏温度表和华氏温度表依据水的沸点和凝固点设计，开尔文温标依据的是绝对零点，也就是原子与分子动力为 0 时。

无论机体以何种状态（固体、液体或气体）存在，其粒子始终在运动。固体运动主要在原子水平振动，而液体和气体在分子水平运动。分子有势能和动能。无论处于何种状态，势能与分子间的距离相关，而动能与其组成部分的运动速度相关。热是这些能量形式的计量单位，分子间距越大，运动速度越快，物体所包含的热（或热能）就越多。

热传导与对流

热传递是指物体在接触过程中，能量从一个物体转移到另一个物体。传递的热总是从具有更多势能和动能的物体传递到势能和动能较低的物体，换句话说，由高温到低温传导。通过一个热传导的简单例子就可以理解这个过程：当你触摸一个温度低于你手的物体时，热会从手流向这个物体，使物体升温并让你的手降温。

早期描述的现象（热从高能量分子向低能量分子流动）与热动力第二定律一致。热不会自发从低温物体向高温物体流动，而需要介质的存在。热传导出现于所有形式的介质，包括固体、液体和气体。

热传导原理依据物体在分子水平通过振动来进行能量传递，热对流是指肉眼可见的、能观察到的热传递机制，包括流体的整体流动。热对流仅发生于液体和气体，或者二者的混合物。强制对流是指通过一种外源方式进行热传递。例如，众所周知，热金属在鼓风扇下冷却要快于在静止的空气中。热对流的另一机制是自然对流，由温度梯度通过液体时造成的密度差而形成。

制冷

制冷是指热从一个物体转移到另一个物体的过程。经典的例子是家用冰箱，能量持续从冰箱内部转移到外周环境。

在制冷循环中（图 7-1），冷冻剂以蒸汽形式进入压缩机，压缩后再从压缩机中变成过热的蒸汽排出。过热的蒸汽穿过冷凝器，冷却和冷凝成液体。液体冷冻剂穿过扩张瓣，压力突然下降，冷冻剂骤然蒸发和冷却。通常，大约一半的液体经过扩张瓣蒸发，产生低温的液体和气体混合物。冷的液体 - 气体混合物穿过远处的蒸汽机并被彻底蒸发，在制冷空间从热空气中吸收热。产生的冷冻剂蒸汽再回到压缩机进行再次循环。

相变及 Joule-Thomson 效应

医疗技术公司常用两种制冷技术：相变和 Joule-Thomson 效应。在相变系统中，冷的、饱和的液体，通常是氮气，直接作用于治疗靶区域。液体吸收热时，它经历从液体到蒸汽的相变，扩张超过 400 倍。由于产生了大量蒸汽，因此需要大的横断面积来缓冲扩张的气体，并预防压力集聚。因为相变系统的冷冻剂在非常低的温度下运行，因此需要有效的绝缘层来预防邻近组织被冰冻。这些顾虑使得相变系统不适用于非常细微化的医疗行业。

在 Joule-Thomson 系统中，流体（液体或气体）经过一个含有小毛细管道的活塞，并在这里释放压力。压力释放导致流体温度下

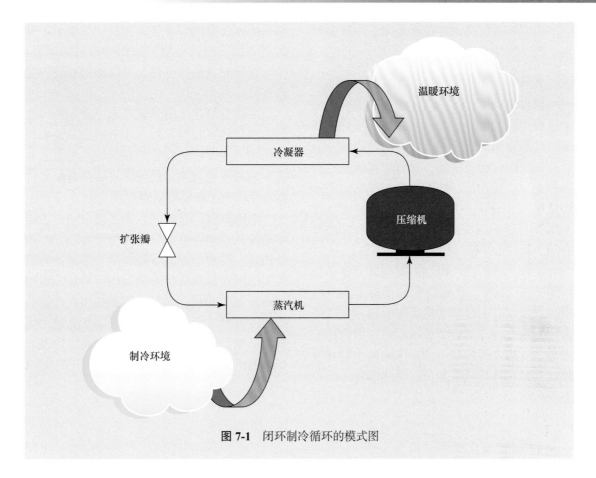

图 7-1 闭环制冷循环的模式图

降。Joule-Thomson 系统应用液化的气体如氧化亚氮（N_2O），能维持最低温度 −80℃ 以下。较之气体系统，这些系统能在更低的压力〔53.2kg/cm^2（760 磅 / 平方英寸）*vs.* 210kg/cm^2（3000 磅 / 平方英寸）〕下运转，这对于冷冻消融导管的设计非常有用。在此较低的注射压力下，设计出的导管具有更佳的可控性和柔韧性。最后，因为医院具有清除 N_2O 的装置，这些系统适合广泛应用。

应用于导管消融治疗

由于体积小，冷冻消融导管能轻易地通过血管到达心脏，以达到最小侵入创伤治疗心律失常。制冷流体在导管顶端。当制冷剂为 N_2O，流体经过 Joule-Thomson 膨胀过程，达到预期低温环境。导管顶端内部产生的低温环境，将心脏组织的热移除至装置，从而实现选择性冷冻靶组织。

冷冻导管的制冷循环

除了没有闭环系统外，冷冻消融导管系统同家用冰箱一样具有制冷功能。在冷冻导管系统，冷冻剂不能再压缩和再循环。图 7-2 为简易模式图，列出了其与图 7-1 所示的闭环系统的异同点。

冷冻导管的热对流

对于心内冷冻导管，在导管顶端和靶组织之间产生的有效损伤中，自然对流和强制对流均起到了重要作用。导管顶端周围的血液循环是对流的重要来源，可对顶端加热并将从组织中带出的热量运走，因此导管顶端与组织之间的良好接触非常重要。在制冷时，如果导管顶端能与循环血液隔离，减少强制对流，将能产生更为有效的损伤。由于顶端周围的循环血池的温度不同，同样会出现一些自然对流。

设计考量和材料

可应用一种设计让热从组织向导管的流动过程更为有效。例如，高的热传导材料制成的导管顶端，会增加向导管的热传递。为确保同组织的稳定接触，导管顶端的几何形态和曲率必须合适，导管顶端和组织之间的血液层也会减弱冷冻效果。由于导管的三维限制及其顶端周围的循环血液的对流效应，冷却能量对于热移除的效率同样重要。

一种材料的热传导能力受到其导热系数 k 的限制。通常，金属热传导要好于多聚材料。铜是现有的最好的热传导材料之一，通常用于制作冷冻导管的顶端材料。因为用于血流，需镀金包裹整个顶端来确保生物相容性。多聚材料导热系数低，是绝缘体，而不是导体。在冷冻装置中，它们广泛用于导管的不导热部分，也用于制作冷冻消融球囊，冷冻球囊充盈后壁变薄，可以补偿其弱的导热性能。

冷冻导管设计的其他考虑因素包括导管的微型化和可控性，便于在心腔内和心脏周围操控。在柔韧性良好的导管轴心上，必须将控制和反馈机制，同制冷发放和恢复系统整合在一起，能够推送和弯曲。

总体来说，有效的冷冻消融系统应当能够迅速从组织中移除热。冷冻导管用于心内膜治疗，需要足够的冷却能量，去抵消导管顶端周围血液循环的对流效应，并从心脏组织移除足够的热，来制造临床损伤。选择合适的冷冻剂非常重要，冷冻剂需要能够产生低温环境，同时需要权衡导管轴在心内及心脏周围可被操控的特性。

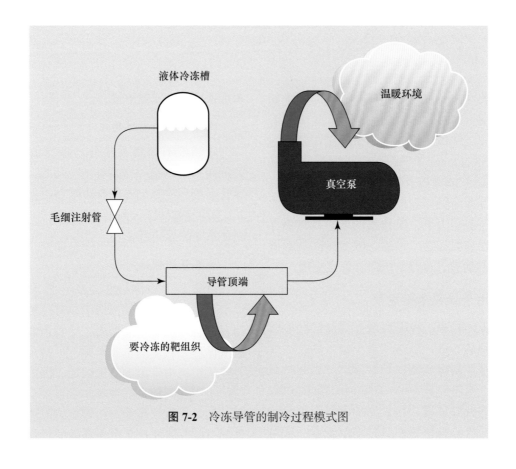

图 7-2 冷冻导管的制冷过程模式图

美敦力 CryoCath 冷冻导管消融系统

公司历史及产品发展概述

依据波士顿布莱根妇女医院的前期设想，20 世纪 90 年代，加拿大魁北克蒙特利尔心脏中心的生物医药部门，开始生产经皮冷冻导管。CryoCath 冷冻导管技术建立于 1997 年，并按照最初的尝试来设计和发展冷冻导管治疗心律失常。在这些前期创新的基础上，生产出了全球首个商品化的冷冻消融导管——Freezor 冷冻消融导管。顶端 4mm 的 Freezor 导管，非常适合房室结近端附近心律失常的消融。2001 年，Freezor 被批准在欧洲市场销售和应用。2003 年，美国食品和药品管理局（FDA）批准 Freezor 用于美国。

前一段时间，CryoCath 技术主要用于研发治疗房颤的导管。Frostline 是一套线性导管，最初用于 20 世纪 90 年代末，电生理学家想通过经皮方法来复制外科迷宫术。

2002 年，CryoCath 技术在欧洲开发出北极圈形的环形导管。该导管类似于环形标测导管，有一个独特的扩张环冷却区域，能够隔离肺静脉，而这一技术也正是 20 世纪 90 年代末与 21 世纪初电生理学家所追求的推荐术式。该导管目前不再用于商业用途。

同年，CryoCath 技术启动一项发展工程来生产球囊导管，以期更进一步加快肺静脉隔离。2003 年及 2004 年的早期原型获得了良好效果，使得越来越多的工程资源涌向该项目，结果研发出了全球首个商品化的冷冻消融球囊导管——Arctic Front。2005 年，Arctic Front 在欧洲上市。2006 年，启动了一项 Arctic Front 售前许可（PMA）的试验器械豁免（IDE）研究，2010 年，Arctic Front 冷冻消融设备获 FDA 批准。

2008 年，美敦力公司获得了 CryoCath 技术。

冷冻消融导管及控制台

所有美敦力 CryoCath 导管，由一个电脑控制的精细工作台操控，该工作台按照与之相连接导管的特定参数，释放加压液体冷冻剂（图 7-3）。

室温液体 N_2O 从冷冻箱释放到过冷却器。

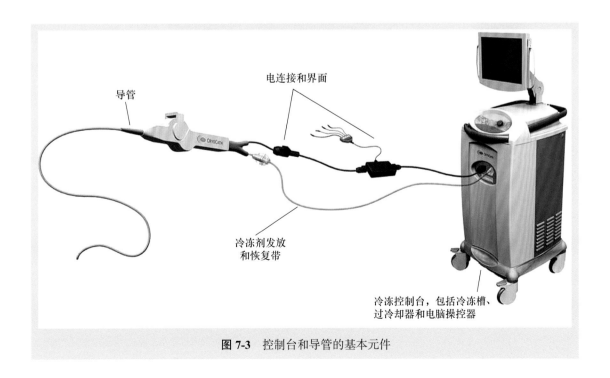

图 7-3　控制台和导管的基本元件

在过冷却器中，冷冻剂温度降低到大约−35℃，以确保其流经冷冻剂传送带及导管时仍为液体状态。当冷冻剂从注射管喷射到冷冻导管顶端时，由于从与导管接触的周围组织吸收热，其开始蒸发并扩张。加热后的蒸汽，通过导管和传送带中的一个大的管腔，回到真空控制台，再从医院清除系统被排出。

在导管的入口点和清除系统的出口点之间，冷冻剂容量扩张超过 600 倍。换句话说，每立方厘米 N_2O 注射入导管，超过 $600cm^3$ 的加热蒸汽需要从导管中排泄出去。当前，N_2O 导管流速为 $1000 \sim 14\ 000cm^3/min$。因此，导管必须有足够的开放管腔贯穿全长，来容纳扩张的冷冻剂蒸汽。图 7-4 注解了设计冷冻导管的关键点。

安全特性

射频消融与冷冻消融的主要不同在于，射频消融术在导管顶端产生热能，而冷冻消融术发放冷冻剂吸收热。冷冻剂的发放，需要一个不同的导管安全特性设置。相应地，所有冷冻消融导管的设计必须有一个给力的安全系统，以确保患者安全及术者心情平静。

所有冷冻导管安全系统的基本构成是真空。真空用于吸收加热的蒸汽，该蒸汽来源于注射到导管顶端的液体冷冻剂。如果导管出现破口，该系统能够将血液及冷冻剂吸收到真空管内，当血液到达导管手柄时，传感器会阻断真空，以免患者失血。该安全系统还具有泄漏检测机制，能够感知流体进入导管的量。

除具有所有导管的标准安全构成外，Arctic

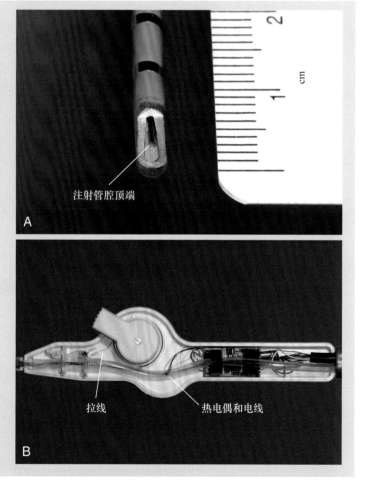

图 7-4　A：8mm 顶端横切面观，显示导管顶端内的注射管腔。球囊消融导管的注射管腔外部直径 0.1mm（0.004英寸，与一根头发丝相差无几）至 0.5mm（0.02 英寸），冷冻剂管腔内径 0.076 ～ 0.381mm（0.003 ～ 0.015英寸）。注射管腔顶端被竖起以显示注射管腔。B：整个导管被密封；真空下操作，导管拉线、热电偶和电缆被密封在导管手柄上

注射管腔顶端

拉线

热电偶和电线

Front 使用双球囊和附加压力传感器，安全系统更进一步提升。如果内部球囊有破口，外部球囊则用于容纳冷冻剂，反过来也一样。如果两个球囊之间的压力传感器检测出压力超过正常运转范围，则会立即终止注射。

冷冻消融导管制作过程

每个冷冻消融导管均在显微镜下手工制作，需要将近 4h。因为要将内部球囊整合到外部球囊中去，这一附加过程复杂，因此制作冷冻球囊产品要花费更多时间。显微镜下才可见的元件及整合它们的精密度，引起了高度控制的制作程序的发展。

控制和标准化的制作程序，确保了一致性能。精确的测量工具和夹具用于确保放置的精确性。大量黏合剂和管道在加工时被精确地控制在一起，有时利用重力来吸引黏合剂达到完美的闭合状态，从而不至于使冷冻剂发放系统受到破坏。冷冻导管生产线超过 75 步，整个过程有无数个点，尤其是集合导管的测试，以达到完美致密的密封。在每一步生产线结束时，由一名质量检查员进行数次测试，严格按照技术规范来确认每根导管的顺应性。

Arctic Front 冷冻消融球囊导管系统

球囊 - 导管方法易化肺静脉隔离

Arctic Front 冷冻消融导管是一个可弯曲的、经导线连接的球囊导管，与 FlexCath 可控鞘、控制台及其相关元件一起使用，在治疗房颤中用于电隔离肺静脉。当冷冻剂从控制台注射到膨胀球囊的内表面时，球囊达到冷冻消融温度。

冷冻球囊与局灶导管的对比

Arctic Front 冷冻球囊与局灶导管的工作原理是一样的，二者的主要不同在于，前者应用的是可膨胀的球囊，而后者应用的是一个固体顶端。发放到球囊边缘的冷冻剂数量，大约是用最强导管来消融整个球囊接触表面积的两倍。没有任何冷却，Arctic Front 也能膨胀，从而在冷冻消融前易于解剖定位（见后面 "Arctic Front 的应用"，有对手术的描述）。

Arctic Front 元件

图 7-5 显示了 Arctic Front 冷冻球囊导管的一部分，包括下列元件：

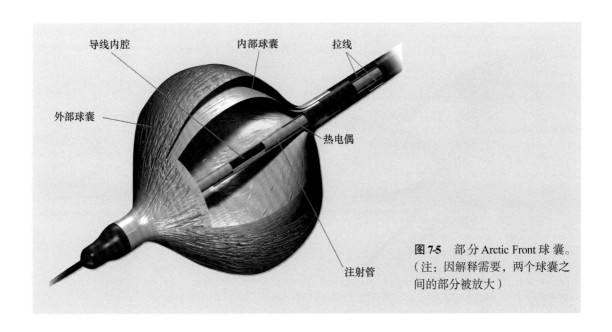

导线内腔　内部球囊　拉线

外部球囊

热电偶

注射管

图 7-5　部分 Arctic Front 球囊。（注：因解释需要，两个球囊之间的部分被放大）

- 内部球囊：冷冻剂发放到内部球囊，再真空回吸到控制台完成冷冻。
- 外部球囊：一个附加的安全设计，以防压力泄漏。一旦内部球囊泄漏，将由外部球囊容纳冷冻剂。外部球囊始终处于真空状态。内部球囊与外部球囊之间，有两个独立的带式关节，这个附加的安全设计用于防止带式关节完全失灵。
- 热电偶：当蒸汽冷冻剂被真空回吸到

控制台时监测其温度。

- 注射管道：冷冻剂通过注射管道发放到内部球囊。冷冻剂从多个喷射口喷射到球囊表面。

Arctic Front 的应用

一旦 FlexCath 鞘通过房间隔穿刺进入左心房，Arctic Front 冷冻导管在导引导丝的引导下，通过 FlexCath 内腔以放气状态进入左心房。通常，导引导丝已预先放置在靶静脉

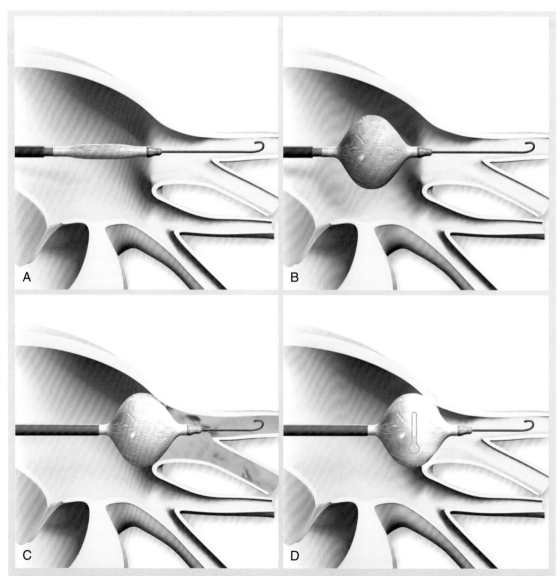

图 7-6 A：放气状态下的 Arctic Front 球囊在左心房。B：充气后的 Arctic Front 球囊在左心房。C：用造影剂检验闭合情况（绿色）。D：用 Arctic Front 球囊消融

中（图 7-6A）。

Arctic Front 球囊在左心房内膨胀（图 7-6B），放置在靶肺静脉口部。通过注射造影剂证实球囊位置。良好的闭合要求造影剂能保留在静脉中（图 7-6C）。

一旦闭合良好，即开始冷冻消融。冷冻剂注射进膨胀的球囊，移除热并使球囊温度降低至冷冻消融水平。与球囊接触的组织被冷冻，从而导致组织坏死和传导阻滞（图 7-6D）。

冷冻消融结束时，冷冻剂停止流动，Arctic Front 球囊升温至体温水平。球囊开始放气，继续在同一或其他肺静脉重复之前的操作。随后检验如证实消融线上存在缝隙，则继续球囊消融，或应用 Freezor *MAX* 冷冻导管进行局部消融。如果能识别其他致心律失常病灶，同样可用 Freezor *MAX* 来消融。

冷冻消融技术的未来方向

美敦力正在不断地提高它的球囊导管技术，来更好地治疗房颤。行动项目包括，开发更大的球囊以获得更多的前庭损伤，与每个患者独特肺静脉解剖相匹配的球囊塑形，提高冷冻剂发放的有效性（提高冷却表面积和缩短消融时间）。

除了提高有效性外，安全性与环保性同样需要提高。最重要的是，美敦力有责任去提供能安全操作、具有良好柔韧性和环保性的冷冻技术系统，从而使患者及术者均能获益。

冷冻球囊治疗室性心动过速

原型装置正在进行临床前试验[1]。研究者证实，高功率冷冻球囊可产生左室深的心内膜下、透壁的侧面损伤。

线性冷冻消融

美敦力也尝试开发局灶和线性冷冻消融导管，去改变左心房基质或形成线性损伤治疗房颤。新型线性冷冻导管原型联合 FlexCath 可控鞘的初期应用，结果令人鼓舞。这些冷冻导管能发放大量冷冻剂到线性冷却区域。此外，复杂的控制和变形机制，使得导管能达到最佳接触以产生线性损伤。

射频消融及冷冻消融的联合应用

有了前期射频消融经验，美敦力首次提出并设计了 CryoCath 研究[2]。这项临床前研究描绘了一个能够独立、先后和同时应用冷冻消融和射频消融的原型导管。在同时模式中，射频消融时，冷冻消融技术可冷却导管顶端（10 ~ 30℃），从而使"过冷却"能力超过常规室温盐水灌注射频。该种导管非常有趣，因此目前正在进行优化和精炼设计。

参考文献

1. Stanton CM, Wohklu A, Coulombe N, et al: Novel development of cryoballoon ablation of LV myocardium: A potential solution for outflow tract and apical hypertrophy. *Circulation* 120:S878, 2009.
2. Khairy P, Cartier C, Chauvet P, et al: A novel hybrid transcatheter ablation system that combines radiofrequency and cryoenergy. *J Cardiovasc Electrophysiol* 19:188–193, 2008.

第 8 章

波科技术

Victoria Carr-Brendel，Joann Heberer

唐恺　贺嘉　马坚　译

要点：

- 在氧化亚氮（N_2O）刚要注入球囊导管前进行预冷却，可以增强冷冻的效果。

- 采用加长的冷冻球囊，可最大程度地保证与组织的贴靠，有利于热量的传导。

- 冷冻剂（cryogen）灌入球囊后，应使球囊的赤道区温度最低。

- 球囊赤道的宽度对消融的损伤深度至关重要。

- 在动物模型上，球囊的冷冻作用只要持续 1.5min，就足以形成透壁性损伤。

- 采用弯度达 270°的可控弯鞘，可使球囊更易进入肺静脉。

- 为使冷冻效应最大化，以形成透壁性损伤，则球囊必须把肺静脉口完全封堵住。

引言

从解剖途径入手完成肺静脉电隔离（pulmonary vein isolation，PVI）并非是一个新的理念。此前，如盐水充填超声球囊（ultrasound saline-filled balloon）[1]、网状电极（mesh）[2-4]、内窥镜下激光消融[5]、高强度聚集超声（high-intensity focused ultrasound）[6-7]、环状射频消融导管[8-9]以及冷冻球囊[10-15]等都曾试用于临床。这些手段与经典的射频消融 PVI 相比，效果有的稍好[15-16]，有的相当[17-19]。使用冷冻方法行 PVI 则具有一定的优势，可以简化手术步骤，明显缩短完成隔离的时间，效果与射频消融相当，但安全性则优于后者。

冷冻能源优于射频之处还在于它不会产生卒中[20-21]、心房食管瘘[22-25]以及肺静脉狭窄[23, 26]等并发症。射频消融的另一并发症是膈神经损伤[27-29]。但冷冻消融时膈神经损伤也有一定的发生概率[19]。膈神经损伤的机制尚不清楚，推测可能与导管进入肺静脉内过深，使得与膈神经相邻的组织受损有关[30]。

本章的主要内容是介绍波科公司（Boston Scientific Corporation，BSC）及其子公司（CryoCor）开发的冷冻球囊系统。我们主要叙述的是冷冻消融的机制，以及形成透壁性损伤的条件。我们认为，如果不深入了解能量交换、热量衰减及热熔（enthalpy）的生物物理学机制，就无法设计出合乎要求的球囊。影响球囊冷冻效果的因素有冷冻剂、冷冻剂输送的速度及压力、球囊的膨胀压以及球囊的制作材料。本章的内容包括两部分，一是介绍形成透壁性冷冻损伤的条件，二是介绍波科公司的冷冻球囊系统。

形成透壁性冷冻损伤的条件

组织对冷冻消融的敏感性与多个因素相关[31-33]。其一，冷冻的速度要快。其二，在细胞内外冷冻程度未达平衡之前，组织的温度越低，就会有越多的细胞发生死亡。多个研究结果证实[31-33]，不同的组织，对低温的敏感性也不一样。如肿瘤组织（neoplastic tissue）的损伤温度要达-50℃，而健康的间充质组织（mesenchyme tissue）的损伤温度则只需-20℃[31]。其三，虽说不同的组织所需的最适宜冷冻时间不一样[33]，但显然，在未达到稳态之前，冷冻的时间越长，组织受破坏的程度就越深。其四，适宜的复温速度也是强化组织损伤的因素[33]。最后，冷冻外科手术的经验告诉我们，冷冻-复温的周期性组织温度变化，也是组织破坏的重要因素。理想的使组织损伤最大化的治疗方案即为反复进行图 8-1 所示的降温-复温过程。

冷冻消融时细胞死亡的机制在冷冻外科手术的相关文献中有详细的介绍[32, 34-35]。第一种机制作用于细胞内外的水分。直接的细胞损伤始于细胞结构的变化及水分结晶。冰晶（ice crystal）会逐渐变大，直至细胞膜及细胞器破裂，可能为冰晶长大时形成的剪切力或压力所致，也可能为细胞器变形所致。这种情形常见于快速冷却至-20℃以下的低温时，几乎均导致不可逆性的死亡。第二种机制表现为水分从细胞内排出（形成细胞内高渗），致细胞内脱水及溶质浓聚。这种损伤常发生于缓慢冷却至-20℃左右时。在合适的条件下（如温度高于-20℃时），这种损伤是可逆的。

冷冻对组织的作用，不仅仅影响细胞内外的水分，同时对血管也会产生明显的影响。冷冻时，血管收缩，血流量下降。当组织温度达到冰点时，循环停止。当冷冻撤除后，细胞还会发生损伤（再灌注损伤）。复温后，血管通透性增加，导致水肿及内皮损伤。血小板激活和微血栓形成也可导致大量内皮损伤。这些血栓会使小血管内血流量降低和（或）致完全闭塞。由于缺乏血液供应，因此细胞恢复活力的可能性就很小了。

我们需要了解的最后一个问题是冷冻损伤区域是呈阶梯式分布的。最靠近冷冻源的

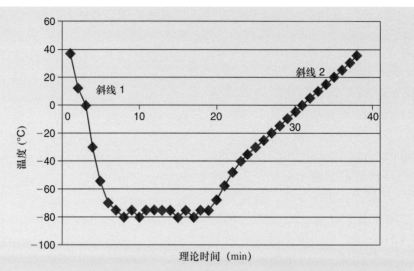

图 8-1　以 N_2O 为冷冻剂时的理想温度曲线。注意在第一阶段，温度变化急剧，温度 - 时间曲线坡度陡直；第二阶段，复温的速度相对缓慢。这个循环会反复重复，以形成最佳的组织损伤。（改自 Gage AA，Baust J. Mechanisms of tissue injury in cryosurgery. Cryobiology.37：171-186，1998）

细胞，温度最低（完成冷冻的时间也最短）；离冷冻源越远的组织，消融后的温度越高，完成冷冻所需的时间也最长。因此，靠近冷冻源的组织，容易在细胞内结冰；而在损伤区的周围，则更多地表现为细胞内脱水。结果是离冷冻源近的组织形成的是永久性的损伤；而离冷冻源远的组织则形成可逆性的损伤，最终有可能恢复；而更远的地方，在复温时则可能完全恢复。阶梯式冷冻损伤特点的优势在于，可对冷冻能量进行调整，使不可逆损伤组织达到预期厚度，同时避免对病灶附近组织造成损伤。

在冷冻应用于临床前，它对心肌的效应已在动物模型上进行了系统的研究。温度越低，所形成的损伤面积越大。但对于给定的任意一个低温，作用时间不需要 5min，损伤面积就会达到平台[34-37]。冷冻即刻就会出现心电图波幅的下降，且可以持续 4 周（长期实验的结果）[36]。Dubuc 等[38] 的研究表明，损伤面积在第一分钟及第二分钟之间是有差异的，在第二分钟与第三分钟之间也是不同的；但第三分钟之后，就不会

发生变化了。猪（动物）模型的研究结果显示，冷冻的时间延长后，损伤面积会增大；但达到稳态温度后，损伤面积则会趋于平稳[39]。

了解了冷冻对组织的效应后，我们就可能找出对组织最佳的冷冻消融参数了。我们进行了一个数字化的模拟：把心脏看作是一个中空的半无限球面体，假定热量可以无限下降，当冷冻作用于心脏的内表面时，依据生物热学传导的 Penne 方程，即可模拟出相关结果（图 8-2A）。人们普遍认为，这种模型是适用于生物学组织的热传导情形的。图 8-2A 模拟的是氧化亚氮（N_2O）冷冻时等温线向四周扩散的情形，此时冷冻源处的表面温度是 -51℃。图 8-2B 代表的是心内膜下的温度，此处与冷冻源之间已有一定的距离。已知 -20℃时即可产生不可逆性损伤，因此以 -20℃为标准作一水平线。图示消融的时间越长，损伤的深度越大。

这个数字化的模型告诉我们两个道理：第一，假定左心房的平均厚度为 2.5mm±1.5mm[40]，球囊表面的温度是 -51℃，若

想至少在－20℃的等温（图 8-2A 中的黄色曲线）下在细胞内形成冰晶，那么冷冻至少需要 150s 才能实现心房的透壁性损伤。图 8-2A 中的绿色曲线告诉我们，在距冷冻源超过 3.6mm 处，即使消融维持时间达到 150s，损伤也微不足道，因为健康细胞于－15℃时形成的损伤是完全有可能恢复的。自然，冷冻作用的时间越长，损伤的深度就越大（图 8-2A 和表 8-1）。图 8-2B 还显示，当冷冻作用时间达 300s 时，－20℃ 等温线

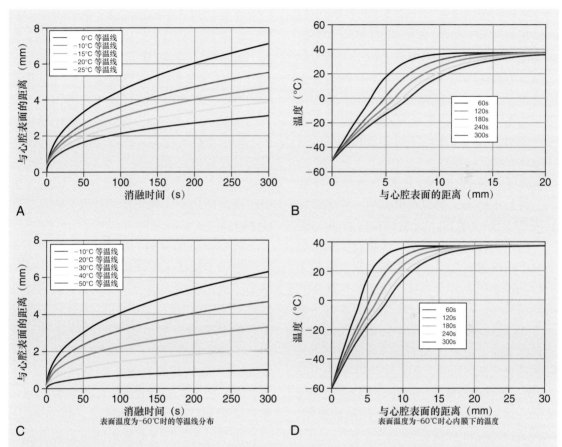

图 8-2　生物热传导模型的数字化模拟。A 和 B 模拟的是表面温度为－51℃时的情形；C 和 D 模拟的是表面温度为－60℃时的情形。A 和 C：不同颜色的曲线代表的是各种温度的等温线分布距离随消融时间长短不同而发生的变化；B 和 D：不同颜色的曲线代表的是长短不等的消融时间条件下，温度随距离的变化

表 8-1　球囊表面温度为－51℃及－60℃时，不同消融时间条件下－20℃等温线的分布距离

	深度			
	1mm	2mm	3mm	4mm
球囊表面温度－51℃，时间	20s	50s	150s	＞ 300s
球囊表面温度－60℃，时间	10s	35s	125s	200s

（蓝色线）出现在距冷冻源 4mm 处；而冷冻消融时间为 60s 时，−20℃等温线只出现于 2mm 深处。不过，损伤延伸的速度则随着深度的扩大而减慢（总结于表 8-1）；终末 1mm 损伤的形成足足需要 150s（总消融时间超过 300s），而前 3mm 的损伤则不到 150s 即可完成。

我们还假设了球囊表面温度为 −60℃时的情形以作对比。图 8-2C 及 D 显示，与表面温度为 −51℃时的情形相类似，消融时间不同，等温线所处的距离也不同。球囊表面的温度越低，损伤延展到 3mm 处所需的时间就越短。表 8-1 的结果显示，球囊表面的温度仅相差 10℃，形成不可逆性损伤所需的时间就有明显的差异。

为了验证数字化模拟模型数据的准确性，我们还使用了组织模拟模型。冷冻作用的底物是防弹明胶，它的性能（黏性与强度）与人的肌肉组织相似。这种胶体在室温条件下是透明的，但冰冻后则会永久维持不透明状态（图 8-3A，实心黑色线）。胶体的组成成分是：甲醛占 12%，明胶 20%，水分为 68%。胶体设计为一个向远端逐渐变小的管状物体，主要模拟的是肺静脉前庭（其远端的内径为 13mm，而近端则逐渐膨大至 30mm，管壁的厚度为 7mm）。明胶成型及固化后，即可作为理想化的肺静脉结构模型。球囊表面的温度保持在恒定的 −50℃，在 4 个长短不同的时间段进行消融。每个试验结束后，我们将胶体切开，用显微镜来观察，以测量损伤的深度。结果见图 8-3。然后观察在每一个消融时间段内，温度与损伤深度的关系（图 8-3B）。这些结果与前述的数字化模拟模型有较好的相关关系，即消融的时间越长，损伤的范围越深，而且损伤范围的增加量也在扩大（图 8-3B）。当把这两个模型的数据进行相关度分析时，发现它们的结果相符得很好（图 8-3C）。说明两个模型得出的结论相近，即消融 300s，可以使损伤深度达到 4mm。

接下来要回答的问题是，体外实验是否也能获得相同的结果。我们使用了新鲜猪心，对其心外膜以直径约 25mm 大小的干冰球进行冷冻消融处理。使用干冰替代球囊，是因为干冰升华时形成的低温与球囊表面的温度相近。剪取损伤中心的组织，于 1% 的氯三苯四唑磷酸盐缓冲液中浸泡 30s。损伤的深度通过数码卡尺来测量。然后对组织切片以标准苏木精及伊红染色，以行组织学分析（图 8-4A）。数据显示损伤深度的平台期在 3mm 处（图 8-4B）。将此结果与数字化模拟的数据相重叠时，发现致死性损伤的等温线在 −20 ～ −25℃，具体随消融时间长短的不同而变化。换句话说，−20 ～ −25℃的低温，足以对心肌细胞产生不可逆性损伤。因此，设计的球囊，如果在 3 ～ 4mm 深的组织部位能达到这种程度的低温，就足以完成 PVI。

最后，我们又通过在体的肺静脉消融实验进一步验证了理想化模型及体外实验的结果。我们使用波科公司（BSC）的冷冻球囊系统（CBAS），采用表 8-2 中所列举的相关技术及参数，对猪模型的肺静脉进行消融，并进行长程观察。CBAS 先消融 1.5min 或 3min，确认静脉血流已完全阻断后再重复 2 次。图 8-5 显示的是造影观察肺静脉口是否完全被球囊所封堵的情况。40 ～ 46 天后，猪被处死。图 8-6 显示的是右肺静脉以 3min 冷冻消融 2 次后，多个切片观察的组织学结果。切片间距为 1mm，使用苏木精及伊红染色。行消融的 11 支肺静脉中（包括消融 1.5min 循环 2 次的，和消融 3min 循环 2 次的），在 40 ～ 46 天后，有 10 支仍保持电隔离状态。消融时球囊表面的温度自 −50 ～ −80℃不等。而且，也未观察到肺静脉狭窄及损伤邻近组织（如心、肺、膈神经、食管等）的现象（表 8-3）。当然，猪肺静脉前庭与膈神经之间的距离可能与人体的情况有差异。这个实验的结果提示，使用 CBAS 行猪心肺静脉消融，可以有效地实现即刻

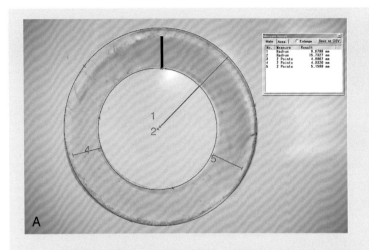

A

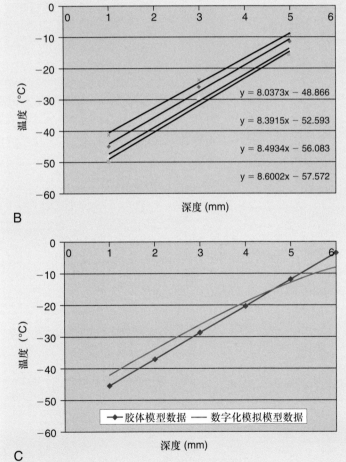

B

C

图 8-3　在理想化的肺静脉模型上进行组织模拟的结果，显示不同深度部位的温度变化。A：在理想化的肺静脉模型上，球囊表面温度为−50℃条件下消融后，以光学显微镜进行观察的结果。实心黑色线代表的是 0℃等温线。B：消融 300s 后，在明胶的 0、1、3 及 5mm 处观察温度与损伤深度的关系。C：对比胶体模型与数字化模拟模型于消融 300s 的结果

y = 8.0373x − 48.866

y = 8.3915x − 52.593

y = 8.4934x − 56.083

y = 8.6002x − 57.572

温度 (°C)

深度 (mm)

温度 (°C)

深度 (mm)

◆ 胶体模型数据　—— 数字化模拟模型数据

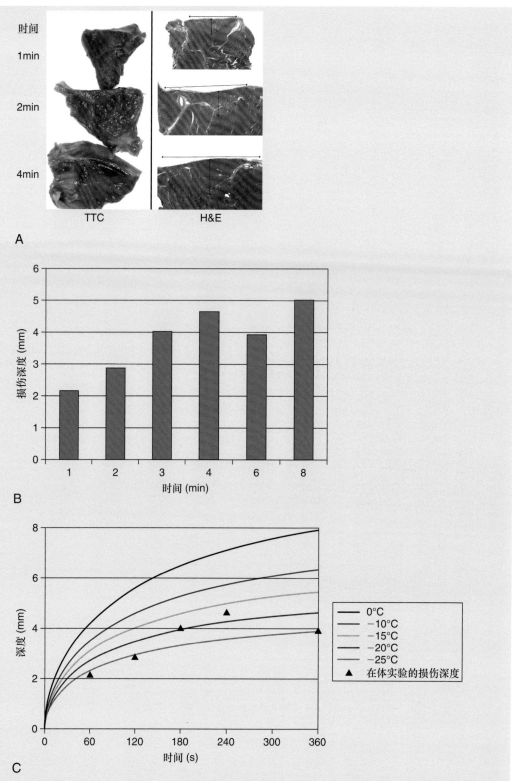

图 8-4　猪心体外实验——心外膜消融。A：冷冻 1、2 及 4min 后，对组织以氯三苯四唑（TTC）及苏木精和伊红染色（H&E），横切观察。B：图示冷冻消融 1、2、3、4、6 及 8min 后，组织的损伤深度。C：体外实验获得的损伤深度与图 8-2 中的数字化模拟模型的数据相叠加的结果

表 8-2　对猪心行时间长短不等的球囊冷冻消融实验的设计

目的	观察不同消融时间时，CBAS 对 PV 的损伤特点
设计	● 6 头健康的约克猪 ● CBAS 2 个循环治疗（3 头 / 组）：1.5min，3min ● 40 ～ 46 天后，再次观察；然后处死评估损伤的特点，以及有无邻近组织损伤等并发症的情况
CBAS 设备	● 球囊冷冻导管：直径为 28mm 的球囊 ● 可控弯鞘：单向，内径 12.4F ● 冷冻发生器 / CryoCor 样机
观察数据	● 治疗前，观察球囊对肺静脉口的完全封堵率；治疗后，评估 PVI ● PV 损伤的特点（环周及透壁扩散的情况） ● 评估 PV 狭窄及邻近组织损伤的情况

CBAS，球囊冷冻消融系统；PV，肺静脉；PVI，肺静脉电隔离

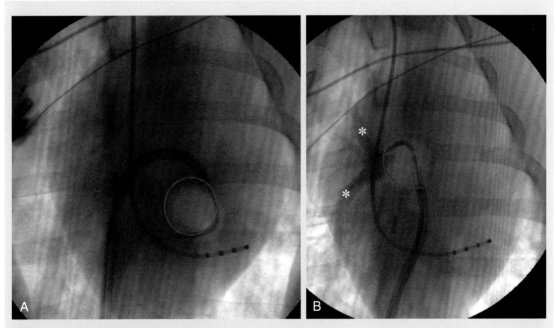

图 8-5　通过对比剂注射及肺静脉造影显示猪心肺静脉口被球囊封堵的情况。A：血管未被完全封堵（6817 号猪的左肺静脉）。B：完全封堵（6817 号猪的右肺静脉）。红圈指示的是球囊；星号代表的是肺静脉的位置。注意 A 图中对比剂是弥漫性分布的，而 B 图中对比剂只在肺静脉内出现

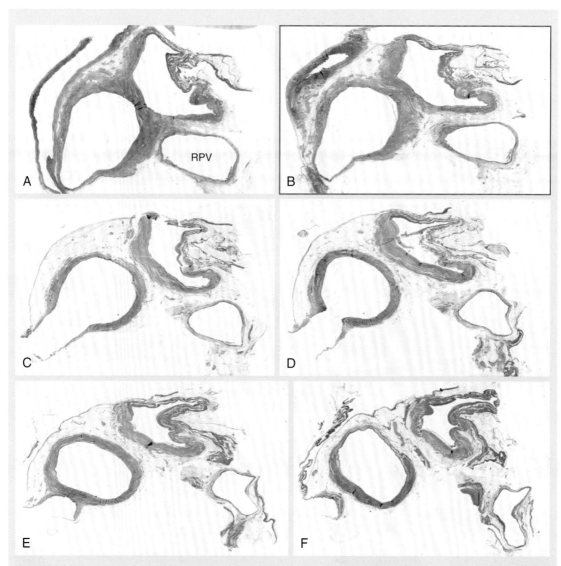

图 8-6 A～F：6819 号猪的右肺静脉（RPV）经 3min、2 个循环的冷冻，于 40～46 天后行光学显微镜组织学检查，切片间距为 1mm。注意 B 图上 RPV 有环周的透壁性纤维化损伤，以红框显示；事实上在各个切面均可见到

表 8-3　消融 1.5min×2 个循环及 3min×2 个循环的结果

猪编号：PV （09～050 号研究）	冷冻消融时间 （min）	冷冻循环数及温度 （-℃）	40～46 天后 PVI 情况	邻近组织损伤[*]
6825：RPV	1.5	2（80/81）	＋	－
6825：LPV	1.5	2（68/68）	＋	－
6826：RPV	1.5	2（69/70）	＋	－
6827：RPV	1.5	2（82/80）	＋	－
6827：LPV	1.5	2（80/81）	＋	－
6816：RPV	3	2（77/79）	＋	－
6816：LPV	3	2（62/60）	＋	－
6817：RPV	3	2（80/78）	＋	－
6817：LPV	3	2（50/51）	＋	－
6819：RPV	3	2（80/80）	＋	－
6819：LPV	3	2（55/55）	部分	－

[*] 邻近组织损伤指组织学可见的心脏、肺、膈神经或食管的损伤
LPV，左肺静脉；PV，肺静脉；PVI，肺静脉电隔离；RPV，右肺静脉

及远期的电隔离，而不会导致邻近组织的损伤。这也证实，CBAS 提供的能量已足以在心肌全层实现-20℃低温，因此不必再额外增加能量，避免了过度治疗后损伤邻近组织的风险。

BSC 冷冻球囊消融系统

我们认为，要使肺静脉 3～4mm 处达到-20～-25℃的温度，则需多个方面的因素协同作用（见本章前面的形成透壁性冷冻损伤的条件的内容）。这些因素包括球囊的表面积及形状、冷冻剂进入导管的速度、冷冻剂的种类、与组织的贴靠程度、消融前肺静脉口被球囊封堵的程度。换句话说，就是系统必须保证能进入肺静脉、有良好的组织贴靠及完全封堵肺静脉，以及达到最适宜的球囊充盈以最大程度地进行热量传递。

我们把这些因素分为三个类别：进入肺静脉的容易程度，球囊与肺静脉口的解剖形状相匹配的程度，以及有效的消融（或能量的传递）。波科公司的 CBAS 系统包括 5 个方面的组件：导丝、12F 的单向可控弯鞘、冷冻球囊导管、冷冻发生器及附件。我们觉得，导丝与可控弯鞘联用，可以最理想地保证进入肺静脉内；鞘、导丝与球囊导管的协同，有利于几何解剖形状的匹配；球囊导管与冷冻发生器则是产生冷冻能量的主要元件。

进入肺静脉的容易程度

要使导管能进入肺静脉内，则需有足够硬度的导丝，要求导丝能进入肺静脉，并锚定于一个分支内，但又不会刺破和损伤肺静脉。选择导丝，要注意球囊导管的内腔直径，还要看导管手柄上能让导丝通过的部件的情况。我们设计的球囊内腔可以通过 0.86 或 0.89mm（0.034 或 0.035 英寸）的导丝。我们设计的导管，已最大程度地

实现导丝的通过性与导管进入肺静脉容易程度的平衡。

解剖形状的匹配程度

尽管肺静脉内的压力很低，但每一支肺静脉内都要承担四分之一的心排血量。由于肺静脉内的血流量大，很容易使球囊的表面加温，因此肺静脉口的封堵程度越好，肺静脉壁就越易被冷却，就越易让全层组织达到−20℃低温。冷冻球囊的工作原理是将热量从组织夺取到球囊内来（吸热效应）。冷冻剂进入球囊时是液态的，吸收组织的热量后则变为气态（沸腾）。如果肺静脉口未被充分封堵，则球囊会被周围的血液加温，从而吸收心肌组织热量的能力就会下降，因为此时吸收的热量来自于血液，而不是组织。我们认为，要实现完全的封堵，进入肺静脉的容易程度及解剖形状的匹配都很重要。我们设计的单向可控弯鞘，可以实现270°角的弯曲（图8-7）。这种可控弯鞘在有些条件下很适用，可应用于通常情况下较难进入的猪模型的左肺静脉及人的右下肺静脉。

鞘与球囊导管一起使用时，必须保证导管到位后，鞘仍能弯曲。同时，也需最大程度地保证进入肺静脉的能力。使用鞘的另一个目的是为了辅助匹配球囊与肺静脉的解剖形状。鞘应该能够提供"推动力"，即可以对球囊产生一个向前的压力，以辅助球囊封堵肺静脉口（即鞘通过球囊对组织施加压力），直到冷冻黏附作用能抵抗肺静脉血流对球囊的冲击力。球囊对组织的冷冻黏附作用还有助于增强冷冻剂释放时的导管稳定性。

球囊的形状对适应不同形状的肺静脉口部也很重要[41-43]，因为后者有时可以表现为圆形，有时又可以为椭圆形。我们的球囊设计为能适应肺静脉口部不完全是圆形的情况。给球囊装上一个"鼻子"，可以比"无鼻子"的球囊更容易进入肺静脉模型内（数据未公布）。

有效损伤（能量传递）

冷冻系统应保证能给球囊和组织提供持续的冷冻作用，并把球囊吸收的热量及时移除。CBAS系统的冷冻发生器，既能向球囊输送冷冻剂，也能将球囊的热量移除。

球囊导管与冷冻发生器的联动，可以给组织提供最大的冷冻效果。CryoCor开发

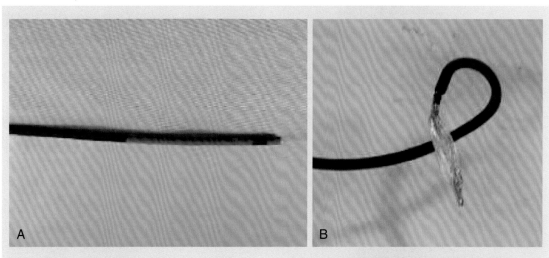

图8-7　波科公司设计的12F单向可控弯鞘。A：未弯曲。B：弯曲到最大程度时，将导管送到位

的 CBAS 冷冻发生器使用了二级冷却循环（secondary refrigeration cycle），在 N_2O 即将进入球囊前对其液化及预冷却。N_2O 在常规输送压力条件下、以远低于其沸点的温度被液化，有利于提高球囊的冷冻效果。球囊导管设计为，将微滴状的 N_2O 大范围喷洒于球囊内表面，并覆盖球囊的大片面积，这样就可形成带状的冷冻消融区。

衡量冷冻剂传导热量能力的指标称为"熔"（enthalpy）。理想的冷冻剂，其热熔在液态时应很低，而转化为气态时则很高。液态及冷却条件下的 N_2O 热熔低，是因为从气态转化为液态时，容积大大下降了。当球囊内表面的液态 N_2O 微滴吸收热量后，则在低压条件下等压汽化，使球囊产生 $-80℃$ 低温，此时气态的 N_2O 热熔升高至液态的 4 倍，可立即将热量从球囊运送回冷冻发生器内。

波科公司的冷冻球囊设计为赤道的温度最低，两极的温度最高。当球囊与肺静脉不同轴时，赤道区的宽度就很重要。如果赤道区过窄，一部分赤道区接触的就可能是血液而非组织，由此形成损伤的"缝隙"（gap）（图 8-8A 和 B）。但也要注意，如果冷冻区过宽，损伤的心房组织就会过多，或者导致肺静脉损伤的深度过深。因此，冷冻剂的分布应该设计为能补偿球囊与肺静脉不同轴的情况，但又不致使肺静脉的损伤过大（图 8-9A）。球囊的冷却能力与球囊内的冷冻剂的有效分布和量直接相关。因此，波科公司的 CBAS 球囊设计为，当冷冻剂灌注入球囊内表面时，可以迅速而有效地形成连续的环形损伤区。

冷冻消融时，热量交换发生在与球囊导管相贴靠的组织与球囊内的 N_2O 液态微滴间，使得后者沸腾为气态。气态的 N_2O 必须

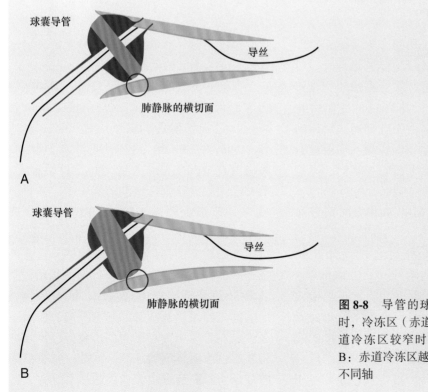

图 8-8 导管的球囊与肺静脉口不同轴时，冷冻区（赤道）的分布情况。A：赤道冷冻区较窄时，会导致损伤不连续。B：赤道冷冻区越宽，就越能补偿导管的不同轴

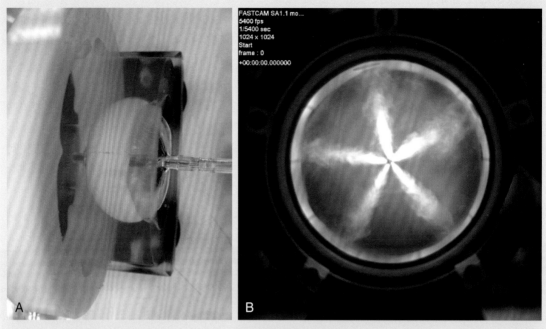

图 8-9　波科公司 CBAS 导管冷冻区的优化。A：理想化肺静脉模型上的冷冻区（见前文形成透壁性冷冻损伤的条件），可见球囊周围有冰球形成。注意，冰球形成于球囊与明胶相接触的部位。B：高速摄像观察到的球囊内冷冻剂分布的情况。注意从球囊的多孔喷射器上喷射出的每个冷冻剂液流完全一致，保证对整个球囊冷冻区的冷冻作用快速而均一

立即移出球囊。波科公司的冷冻系统在排气口使用主动吸引的方式将气体移出导管。目标是既能迅速进行冷冻，又能高效地将其移除（图 8-10）。此时，冷冻能量的控制由在冷冻导管与冷冻发生器及冷冻剂输送管道间形成的一个闭环的反馈系统实现。需要注意的是，在从排气孔移除气态的 N_2O 时，不能使球囊塌陷变瘪。

我们还对波科公司的球囊冷冻剂分布效果进行了工程学评估，使用的是带热电偶（thermocouple）的固定组件。共有 16 个热电偶，放置在直径分别为 8mm 及 25mm 的 2 个同心圆环上，每个圆环 8 个。通过热电偶观察持续的温度衰减（consistent temperature decline）及球囊表面温度，来评估消融的效果。对波科公司的 28mm 球囊测试的结果见图 8-11。结果显示，16 个热电偶记录到了相同的温度衰减，球囊外表面的温度始终稳定在比 −60℃ 还低的低温。

在前述的数字化模拟模型中，如果球囊的表面温度为 −60℃，则经消融 1.5min 或 3min 后，损伤渗透的深度应该可以分别达到 3.0mm 及 3.9mm。这些时程的应用提示表面温度在 −60℃ 已被系统工程学评估证实。前文已提到，在临床前期的实验中，波科公司的冷冻系统消融 1.5min、循环 2 次，或 3min、循环 2 次，均可形成有效的电隔离。组织学的观察证实损伤是透壁性的，且能环绕肺静脉一周。消融 1.5min 的损伤状态，及消融 3min 形成损伤的透壁性，证实球囊表面的低温已足以完成肺静脉电隔离，而又不会并发食管及膈神经的损伤。我们已规划即将在首例患者体内使用这一系统；依据前述的数据，我们有理由相信，这一系统在人体

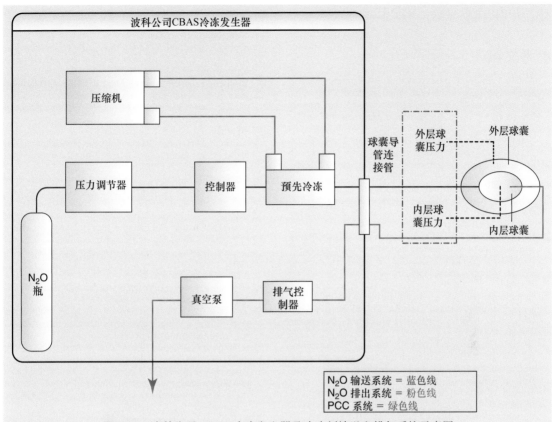

图 8-10　波科公司 CBAS 冷冻发生器及冷冻剂输送和排气系统示意图

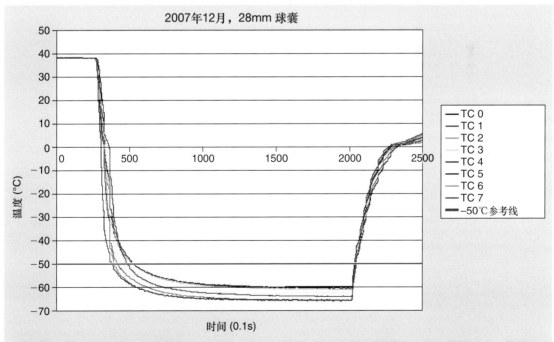

图 8-11　16 个热电偶，放置在直径分别为 8mm 及 25mm 的 2 个同心圆环上，每个圆环 8 个，镶嵌于一个测试用固定组件上，用以评估 28mm 球囊内冷冻剂的分布效果。消融的结果以温度 - 时间曲线来表示。红线代表 −55℃ 的目标低温

内的使用也会既有效，又安全。

参考文献

1. Natale A, Pisano E, Shewchik J, et al: First human experience with pulmonary vein isolation using a through-the-balloon circumferential ultrasound ablation system for recurrent atrial fibrillation. *Circulation* 102:1879–1882, 2000.

2. Steinwender C, Honig S, Leisch F, et al: Acute results of pulmonary vein isolation in patients with paroxysmal atrial fibrillation using a single mesh catheter. *J Cardiovasc Electrophysiol* 20:147–152, 2009.

3. De Greef Y, Stockman D, Duytschaever M, et al: Initial experience with the high-density mesh ablation catheter for pulmonary vein isolation. *Pacing Clin Electrophysiol* 32:1286–1293, 2009.

4. Pratola C, Artale P, Baldo E, et al: Mesh ablator (Bard) versus standard electrophysiological approach to paroxysmal atrial fibrillation ablation. *J Cardiovasc Electrophysiol* 20(suppl 1);S10, 2009.

5. Reddy VY, Neuzil P, Thermisotoclakis S, et al: Long-term single-procedure clinical results with an endoscopic balloon ablation catheter for pulmonary vein isolation in patients with atrial fibrillation. *Circulation* 114:II-747, 2006.

6. Wong T, Markides V, Peters NS, Davies DW: Anatomical left atrial circumferential ablation to electrically isolate pulmonary veins using a novel focused ultrasound balloon catheter. *Heart Rhythm* 3:370–371, 2006.

7. Schmidt B, Antz M, Ernst S, et al: High intensity focused ultrasound for pulmonary vein ostium isolation—6 months follow-up data. *Circulation* 112:II-491, 2005.

8. Wijffels MCEF, Van Oosterhout M, Boersma LVA, et al: Characterization of in vitro and in vivo lesions made by a novel multichannel ablation generator and a circumlinear decapolar ablation catheter. *J Cardiovasc Electrophysiol* 20:1142–1148, 2009.

9. Fredersdorf S, Weber S, Jilek C, et al: Safe and rapid isolation of pulmonary veins using a novel circular ablation catheter and duty-cycled RF generator. *J Cardiovasc Electrophysiol* 20:1097–1101, 2009.

10. Reddy VY, Neuzil P, Themistoclakis S, et al: Initial clinical experience with a balloon laser ablation catheter for pulmonary vein isolation in patients with atrial fibrillation. *Circulation* 112:II491–II492, 2005.

11. Klein G, Oswald H, Gardiwal A, et al: Efficacy of pulmonary vein isolation by cryoballoon ablation in patients with paroxysmal atrial fibrillation. *Heart Rhythm* 5:802–806, 2008.

12. Avitall B, Urboniene D, Rozmus G, et al: New cryotechnology for electrical isolation of the pulmonary veins. *J Cardiovasc Electrophysiol* 14:281–286, 2003.

13. Van Belle Y, Knops P, Janse P, et al: Electro-anatomical mapping of the left atrium before and after cryothermal balloon isolation of the pulmonary veins. *J Interv Card Electrophysiol* 25:59–65, 2009.

14. Chierchia GB, Asmundis C, Muller-Burri SA, et al: Early recovery of pulmonary vein conduction after cryoballoon ablation for paroxysmal atrial fibrillation: A prospective study. *Europace* 11:445–449, 2009.

15. Malmborg H, Lonnerholm S, Blomstrom-Lundqvist C: Acute and clinical effects of cryoballoon pulmonary vein isolation in patients with symptomatic paroxysmal and persistent atrial fibrillation. *Europace* 10:1277–1280, 2008.

16. Paylos JM, Hoyt RH, Ferrero C, et al: Complete pulmonary vein isolation using balloon cryoablation in patients with paroxysmal atrial fibrillation. *Rev Esp Cardiol* 62:1326–1331, 2009.

17. Klein G, Gardiwal A, Oswald H: Catheter-based cryoablation of atrial fibrillation: State of the art. *Minerva Cardioangiol* 56:623–633, 2008.

18. Van Belle Y, Janse P, Theuns D, et al: One year follow-up after cryoballoon isolation of the pulmonary veins in patients with paroxysmal atrial fibrillation. *Europace* 10:1271–1276, 2008.

19. Neumann T, Vogt J, Schumacher B, et al: Circumferential pulmonary vein isolation with the cryoballoon technique results from a prospective 3-center study. *J Am Coll Cardiol* 52:273–278, 2008.

20. Guerra PG, Dubuc M, Khairy P, et al: Comparison of the safety and efficacy of two different cryoballoon ablation systems in a canine model. *Venice Arrhythias* S9, 2009.

21. Khary, P, Chauvet P, Lehmann J, et al: Lower incidence of thrombus formation with cryoenergy versus radiofrequency catheter ablation. *Circulation* 107:2045–2050, 2003.

22. Ahmed H, Neuzilo P, d'Avila A, et al: The esophageal effects of cryoenergy during cryoablation for atrial fibrillation. *Heart Rhythm* 6:962–969, 2009.

23. Tse H-F, Reek S, Timmermans C, et al: Pulmonary vein isolation using transvenous catheter cryoablation for treatment of atrial fibrillation without risk of pulmonary vein stenosis. *J Am Coll Cardiol* 42:752–758, 2003.

24. Evonich RF, Nori DM, Haines DE: A randomized trial comparing effects of radiofrequency and cryoablation on the structural integrity of esophageal tissue. *J Cardiovasc Electrophysiol* 19:77–83, 2007.

25. Rodriquez L-M, Leunissen J, Hoekstra A, et al: Transvenous cold mapping and cryoablation of the AV node in dogs: Observations of chronic lesions and comparison to those obtained using radiofrequency ablation. *J Cardiovasc Electrophysiol* 9:1055–1061, 1998.

26. Hoyt RH, Wood M, Daoud E, et al: Transvenous catheter cryoablation for treatment of atrial fibrillation: Results of a feasibility study. *Pacing Clin Electrophysiol* 28(suppl 1):s78–s82, 2005.

27. Sacher F, Monahan HG, Thomas SP, et al: Phrenic nerve injury after atrial fibrillation catheter ablation: Characterization and outcome in a multicenter study. *J Am Coll Cardiol* 47:2498–2503, 2006.

28. Bai R, Patel D, Di Biase L, et al: Phrenic nerve injury after catheter ablation: Should we worry about this complication? *J Cardiovasc Electrophysiol* 17:944–948, 2006.

29. Lee JC, Steven D, Roberts-Thomson KC, et al: Atrial tachycardias adjacent to the phrenic nerve: Recognition, potential problems, and solutions. *Heart Rhythm* 6:1186–1191, 2009.

30. Okumura Y, Henz BD, Bunch TJ, et al: Distortion of right superior pulmonary vein anatomy by balloon catheters as a contributor to phrenic nerve injury. *J Cardiovasc Electrophysiol* 20:1151–1157, 2009.

31. Gage AA, Baust J: Mechanisms of tissue injury in cryosurgery. *Cryobiology* 37:171–186, 1998.

32. Baust JG, Gage AA: The molecular basis of cryosurgery. *BJU* 95:1187–1191, 2005.

33. Lustgarten DL, Keane D, Ruskin JN: Cryothermal ablation: Mechanism of tissue injury and current experience in the treatment of tachyarrhythmias. *Progr Cardiovasc Dis* 41:481–498, 1999.

34. Klein GJ, Harrison L, Ideker RF et al: reaction of the myocardium to cryosurgery: Electrophysiology and

arrhythmogenic potential. *Circulation* 59:364–372, 1979.

35. Hunt GB, Chard RB, Johnson DC, et al: Comparison of early and late dimensions and arrhythmogenicity of cryolesions in the normothermic canine heart. *J Thorac Cardiovasc Surg* 97:313–318, 1989.

36. Lustgarten DL, Bell S, Hardin N, et al: Safety and efficacy of epicardial cryoablation in a canine model. *Heart Rhythm* 2:82–90, 2005.

37. Feld GK, Yao B, Reu G, Kudaravalli R: Acute and chronic effects of cryoablation of the pulmonary veins in the dog as a potential treatment for focal atrial fibrillation. *J Interv Card Electrophysiol* 8:135–140, 2003.

38. Dubuc M, Roy D, Thibault B, et al: Transvenous catheter ice mapping and cryoablation of the atrioventricular node in dogs. *Pacing Clin Electrophysiol* 22:1488–1498, 1999.

39. Wood MA, Parvez B, Ellenbogen AL, et al: Determi-

nants of lesion sizes and tissue temperatures during catheter cryoablation. *Pacing Clin Electrophysiol* 30:644–654, 2007.

40. Platonov PG, Ivanov V, Ho SY, Mitrofanova L: Left atrial posterior wall thickness in patients with and without atrial fibrillation: Data from 298 consecutive autopsies. *J Cardiovasc Electrophysiol* 19:689–692, 2008.

41. Wittkampf FH, Vonken E, Derksen R, et al: Pulmonary vein ostium geometry analysis by magnetic resonance angiography. *Circulation* 107:21–23, 2003.

42. Kato R, Lickfett L, Meininger G, et al: Pulmonary vein anatomy in patients undergoing catheter ablation of atrial fibrillation lessons learned by use of magnetic resonance imaging. *Circulation* 107:2004–2010, 2003.

43. Ahmed J, Sohal S, Malchano ZJ, et al: Three-dimensional analysis of pulmonary venous ostial and atrial anatomy: Implications for balloon catheter-based pulmonary vein isolation. *J Cardiovasc Electrophysiol* 17:251–255, 2006.

第 9 章

概念的发展：近临界冷冻技术

Peter J.Littrup，Alex Babkin

贺嘉　陈雄彪　方丕华　译

要点：

- 液氮是一种难以通过小管道的冷冻剂，因为液氮在蒸发变成氮气过程中体积剧烈膨胀，对随后的冷冻剂产生"气阻（vapor lock）"或堵塞。

- Joule-Thompson 冷冻体系通常需要将某种气体储存在压力非常高的储存罐中以使其在 J-T 端口（译者注：指冷冻系统远端通过 Joule-Thompson 效应产生冷冻效果的部分）产生强大的冷冻效果，然而气体本身的导热性（thermal conductivity）、热容（heat capacity）和冷冻能力（cooling power）均较差。

- 新的冷冻技术不断出现，在解决"气阻"问题的同时增加冷冻液的冷冻能力，并且不需要高压储存罐。

- 近临界氮气是其中一种解决方案，它可通过小的管道进行输送而不产生"气阻"，同时具有更强的冷冻能力，以达到更低的等温线，甚至可克服巨大的血管内热沉（heat sinks）。（译者注：热沉指将热量从某物体传导出去的元件，此处即指削弱冷冻效果的血液。）

本章的主要目的是介绍新的冷冻技术。这些技术可用于设计出功能更强大、而直径甚至小于 2mm 的冷冻探头（导管）。新的名词"冷冻治疗（cryotherapy）"和"冷冻消融（cryoablation）"已取代旧的"冷冻手术（cryosurgery）"[1]，因为目前对几乎任何组织的治疗性冷冻都已不需要应用大直径的冷冻探头进行开放的外科手术。更细的冷冻导管（即外径＜3mm）以及显著改进的超声、计算机断层成像（CT）和磁共振成像（MRI）等图像引导技术可使冷冻导管直接通过经皮途径进行放置。[2-6]

对于所有适合进行消融的器官系统，冷冻消融与热消融治疗相比具有以下三大临床优势：

1. 治疗区域或者说冷冻边缘可见。[2-6]
2. 大部分患者在门诊治疗中几乎无任何不适。[5, 7]
3. 不产生破坏性的组织热损伤，[5, 7] 或者说消融体积显著减小。[6, 8]

回顾热负载（heat load）去除的基本过程，特别是与冷冻技术相关的过程，可帮助读者更好理解我们提出的新的概念"近临界冷冻技术（near-critical cooling，NCC）"。冷冻包括三个过程：蒸发（evaporation）、传导（conduction）和对流（convection）。蒸发冷冻利用的是基本的液体潜热（latent heat），这是液体冷冻剂如流动的液氮（liquid nitrogen，LN_2；Cryomedical Sciences 公司）产生强大冷冻效应的基础。热传导是一个复杂的过程，依赖于导管头端与组织接触的表面积（A_s），此面积与导管头端直径直接成比例（$A_s = 2\pi r \times h$）。就冷冻剂而言，冷冻剂的热容（heat capacity，C_p）是冷冻能力的一个决定性因素。LN_2 的 C_p 远大于氮气，因此其冷冻能力也远强于氮气。这有助于解释莱顿弗罗斯特（Leidenfrost）效应，即喷溅的 LN_2 在气体缓冲层上跳跃（如空气曲棍球

台原理），因此可泼在皮肤上而不造成损伤。皮肤科目前仍经常采用 LN_2 进行治疗，但需要采用棉签加压或持续性的喷涂以避免皮肤表面和 LN_2 之间形成氮气产生绝缘效应。因此，LN_2 的直接应用可能因其蒸发和传导特点而受限制。

NCC 很大程度上依赖于冷冻剂持续不断的流动，而且通过与组织接触良好的冷冻探头使冷冻剂总是保持在接近其临界点，这是因为消除了将 LN_2 泵入小通道的实际困难。蒸发，即液体转换为气体的过程，将导致反应体系体积极大程度的膨胀（即 N_2 的该比例约为 1：176）。在小直径的冷冻导管中，气体的膨胀阻碍 LN_2 的流动，造成"气阻"。在有限空间内，冷冻剂不能克服前方大量膨胀的气体的阻力因此不能持续性向前流动。之前基于 LN_2 的冷冻系统和导管专利（Cryomedical Sciences 公司）试图通过一个精心设计的系统保证 LN_2 持续流动，以克服蒸发过程中气体膨胀产生的反作用力。这个复杂的 LN_2 系统"开始 - 停止（start-stop）"时间相对较慢，而且导管直径受限，最小只能为 3mm。在临床和工业使用中是一个重要瓶颈。另一个基于气体绝热膨胀的冷冻形式或称为"Joule-Thompson（JT）效应"，似乎能被更好地接受。因此我们通过描述 NCC 与 JT 效应的关系来理解它们的理论基础及与 NCC 原型的对比。

材料和方法

与 LN_2 的蒸发冷却相比，JT 冷冻系统通过使用一套完全不同的冷冻循环体系以避免"气阻"。当高压气体通过一个小的端口发生绝热性膨胀（即 JT port 或 throttle）时，将发生快速冷冻效应，其强弱根据不同气体类型而定。一些小的装置采用的是较为廉价的气体如二氧化碳（CO_2）或氧化亚氮（N_2O），但达不到氩气（Ar）能到达的极低温度（表 9-1）。JT 管中 CO_2、N_2O 和 Ar

表 9-1　目前用于冷冻治疗的主要冷冻剂的物理特点

状态	状态物理特点	氩气（Ar）	氮气（N_2）	氧化亚氮（N_2O）	二氧化碳（CO_2）
固态	融化温度（℃）	−189	−210	−91	−79
液态	沸点（bp）（℃）	−186	−196	−89	−79
	密度（g/ml）	1.393	0.808	1.223	1.032
	潜热（J/mol）@1bar	6432	5560	16548	25130
临界	密度（g/ml）	0.538	0.314	0.498	0.464
	压力（bar）	48.4	33.5	72.1	73.0
	压强（psi）	711	492	1059	1074
	温度（℃）	−122	−147	36	31
气态	密度（g/cm^3）@bp	0.0058	0.0046	0.0031	0.0028
	比重（空气＝1）	1.38	0.97	1.53	1.53
	热容（Cp；J/mol）	12	29	38	37
转换	液态/气态密度比@bp	240	176	395	369
	液态/气态密度比@15℃	819	673	679	543
	液态/临界密度比@cp	2.6	2.6	2.5	2.2

cp，临界点；1bar＝0.1MPa；1psi（磅/平方英寸）＝0.0069MPa

的液态最低温度值分别为−79℃、−89℃和−187℃。然而，由于对高压 Ar 罐［41.4MPa（6000psi）］的一些规定，氩气作为冷冻剂的全球性应用受到明显限制，因为其压力可达到约 181kg（400 磅）。如果调节阀在运输或者地震中被破坏将会造成存储罐弹射风险。尽管 Ar 存储罐的造价较高且储存风险较大，但与存在流动问题的 LN_2 相比，冷冻过程可以迅速开始和结束的 Ar 仍具有明显优势。

JT 冷冻系统主要依赖于蒸发和对流而非传导，因为低密度气体的热容很低，其传导产生的冷冻效率远低于液态冷冻剂。这有助于解释为什么 JT 冷冻系统在使用多个冷冻导管时会消耗大量的气体，以至于在进行哪怕仅一次需要大量冷冻剂的临床操作时就要耗尽几个储存罐的氩气。因此，NCC 冷冻系统正进一步完善，以期在独立的系统中提供高效冷冻剂来替代高压存储罐，并能用小直径的管道获得强大的冷冻能力，以用于医学和非医学领域。

Joule-Thompson（JT）冷冻过程

在 JT 冷冻系统（图 9-1），氩气在高度压缩的状态储存，压力接近 20MPa（即约 3000psi）（译者注：1psi＝0.0069MPa，3000psi 即约等于 20MPa），然后在绝热条件下，压缩气体膨胀至接近环境气压并通过节流阀，在节流阀处气流部分液化。在膨胀过程中，冷冻剂温度降低至液气线，压力也降低至稍高于环境气压，刚接近液气系统的临界点。如图 9-1 的箭头顺序所示，因为在冷冻导管中逆流产生的热交换，温度和压力随着气体向前流经管道而下降。回流的低压气体产生的逆流使正在进入的高压气体在膨胀前冷却。回流的气流由于逆流热交换遇到较高气流阻力，造成压力进一步下降同时温度继续升高至接近环境温度。JT 冷冻系统因此永远不能

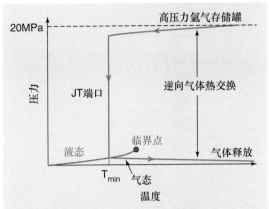

图 9-1 Joule-Thompson（JT）冷冻系统中的冷冻剂循环，以氩气为例。氩气在管道中的压力非常高（可达约 20MPa），直到它到达 JT 端口前一直保持很高的压力。注意随着管道的前向气体因为逆向气体的热交换温度逐渐降低，这一压力沿输入线到 JT 口减小。然后气体在 JT 端口中进行绝热性膨胀，使得向前流动的氩气在 JT 喷口处部分液化。此后，液态的氩与气态的氩达到热平衡，因此氩的液气曲线正好处于临界点以下。逆向的低温低压气流在使前向高压气流冷却的同时自身的压力继续缓慢下降，一旦降至环境压力，气体将释放至环境中，释放过程一般发生在气体返回至控制台过程中。注意 JT 冷冻循环从未达到临界点，而且 JT 冷冻系统中储存的能量高得多，导致冷冻效率低下，并且在临床环境中产生较多的有害气体

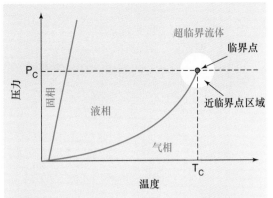

图 9-2 冷冻剂相图中的近临界点区域位置。实线代表冷冻剂的三种相位即固相、液相和气相的分隔线。每种不同的冷冻剂有其特定的临界点（P_C，T_C）

达到液 - 气系统的临界点。其冷冻能力通过两种相对低效率的方式的结合来实现：少量在 JT 端口处的氩的即刻蒸发和大量低密度的低温气体的传导。

近临界氮冷冻过程

近临界冷冻系统的实现需要将冷冻剂的压力和温度保持在其临界点（P_C，T_C）附近，如图 9-2 所示，该图为冷冻剂的概括性相图。实线代表冷冻剂不同相位的分隔线，即固相、液相和气相。液气曲线结束于一个单独的点，即临界点。在压力逐渐升高的过程中，当流体中既有液相成分又有气相成分

时，其压力逐渐升高，流体的相位构成会沿着液气曲线向上移动。持续的压力升高导致液相成分的比重下降而气相成分的比重上升，直到他们在临界点时比重相同。然而，在比临界点低几个大气压的液气线下，因为冷冻剂体积的急剧膨胀，"气阻"可在任何地方发生（表 9-1）。因此，蒸发所产生的强大冷冻能力只发生在应用相对较低压力的旧的 LN_2 系统时。

如图 9-2 所显示，近临界点区域可描述为液态和气态之间的比重之差很小或为 0（为 0 即刚好为临界点）的区域。这一定义有三种重要的临床应用：

1. 冷冻剂总保持"液态样"的高密度以达到有效的冷却率（cooling rate）。
2. 近临界状态的冷冻剂的热容很高，因为在近临界点其比重波动很大。
3. 近临界状态的冷冻剂的黏度仍保持"气态样"，远低于"普通"液体，即使在极小的管道中仍能保持非常低的流体阻力，故可将其实际应用于非常小的导管（直径≤2mm）中且不降低效力。

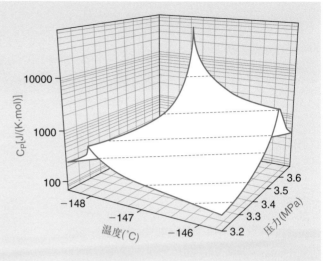

图 9-3 近临界点氮的热容（C_P）（$P_C = 3.39$MPa；Tc = 147℃）随压力和温度的变化

表 9-2 NC-N₂ 与正常状态下的水的冷冻特点比较

	NC-N₂	水（正常状态下）
密度	0.83g/cm³	1g/cm³
凝固点	−210℃	0℃
黏度	0.015cP	1.7cP
热容	> 10J/g-K *	> 4.2J/g-K

* 详见图 9-2

　　虽然许多液态冷冻剂可用于冷冻治疗系统，但看起来只有氮（N₂）在经济上是可行的。氮的临界点为 $P_C = 3.39$MPa 和 Tc = −147℃。

　　一旦接近临界点，N₂（或者更准确说是 NC-N₂）将成为一种非常有效的冷冻剂，因为在这种状态下其热容非常高而黏度非常低，分别如图 9-2 和图 9-3 所示。实际上它的冷冻效果甚至可等同地球上最有效而且最广泛应用的冷却剂——水。

　　图 9-4A 中叠加在 N₂ 相图上的蓝线代表 NC-N₂ 工作流体在我们的冷冻治疗系统原型机的几个组成部件中的流动。图 9-4B 形象地描述了冷冻系统的几个组成部件。NC-N₂ 在临界氮发生器出口处可保持临界压力，以

点 1 和 2 之间的过渡表示，而温度则在通过包绕有环境压力下的 LN₂ 的管道时下降。这样 NC-N₂ 可以从自身临界温度−147℃降低至 LN₂ 的临界温度−196℃。接下来过冷却的 NC-N₂ 进入点 2 与 3 之间代表的冷冻导管。流体进入导管头端产生更强的冷冻能力，因为此时其温度已进一步下降了将近 47℃。气阻在体系所有情况下均可完全避免，因为这个系统保持在接近临界压力，任何对导管的加热仅会使得回流流体加热至临界点而不会越过液气线。因此，NC-N₂ 整个导管必须保持在接近临界压力及 33.9bar。与 JT 导管工作时导管流体头端压力剧烈变化不同，NC-N₂ 在整个导管中的压力保持十分接近临界压力。点 4 与 5 代表通过一个瓣阀，体系压力下降至环境压力，也是系统中可控制总的冷冻剂流量的点。

近临界冷冻剂发生器和可扩展性

　　对于几乎所有可能的临床应用，使用绝热材料的抗压容器在制造上有选择低成本的灵活性。本部分将介绍一种临界冷冻剂发生器（CCG），但相同的概念同样可应用于其他冷冻剂如 CO₂、氩、氦甚至氢或氧，以满足特殊医学、航空和（或）工业需求。本部

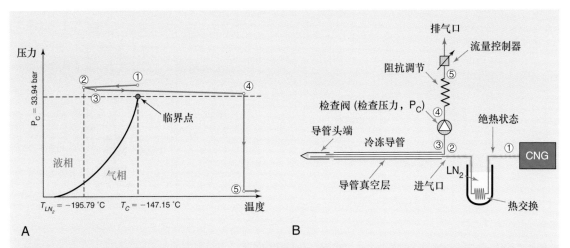

图 9-4　A：新型近临界冷冻循环示意图，以氮气相图作为示例。在本文所述的临界氮发生器（CNG）中产生压力等于或稍高于临界压、温度等于临界温度的冷冻剂（点 1）。此冷冻剂随后与装在接近环境压力容器中的冷冻剂（温度更低）进行热交换，使冷冻剂温度下降至点 2。然后冷冻剂进入导管头端，到达导管出口时（点 3），其温度轻度上升。注意与 JT 循环不同的是，此循环过程导管中压力无明显变化，而且近临界冷冻剂（NCC）离开导管后、在进入控制台释放至环境前（点 4），其压力仍保持稳定，接近临界压力。一旦进入控制台（点 5），压力即降低至接近环境压力。流体阻抗的精确调节决定了通过导管的整个系统的冷冻剂流量。经过点 5 以后，工作流体［在本例中即为氮气（N_2）］直接进入室内空气。B：NCC 冷冻装置的系统图例，以 N_2 作为示例。图例中各点与 A 图中 NC-N_2 循环中的各点一致

分也将介绍一个重要的设计即"可扩展性"。CCG 系统和组件要求依实际情况而定，以最有效的方式满足几乎所有可能的应用。可仅根据一个特定手术所需的总的冷冻时间，估计出所需冷冻剂的量及 Dewar 瓶的大小，从而配置合适规模的冷冻系统。例如，能供直径 1mm 的导管冷冻 1min 所需要的系统可能只有钢笔大小，然而一个能供直径 2mm 的导管冷冻 2h 的系统则需要有能够容纳 50L LN_2 的 Dewar 瓶的系统空间。换言之，即使目前使用的 JT 系统不包括庞大的氮存储罐，可完成多例冷冻治疗的 NCC 系统也不比目前使用的 JT 系统更大。

图 9-5A 显示的是最简单的 CCG 的概念图，由绝热的有进入阀（inlet valve）的存储罐组成，进入阀可开放以允许液态冷冻剂如 LN_2 进入。一个电阻型电加热器位于存储罐的底部，一旦阀门关闭时即工作以加热液氮。加热持续直至达到期待的工作临界点，一般为接近临界温度和临界压力。存储罐同样有一个检查阀（check valve），在压力稍高于（约高 1bar）液态冷冻剂的临界压力（N_2 为 33.9bar）时开放。一旦阀门在设定压力开放，近临界冷冻液体将进入冷冻发生系统，详见图 9-4A 及 B 的图解。存储罐本身是绝热的以使达到近临界状态所浪费的热量最小。而且，如果在两台手术之间间隔达几天，存储罐的设计也限制了 LN_2 的蒸发率。快速的启动时间同样有助于重复测试（如间隔小于 15min）的进行。为了在临界或近临界状态进行安全操作，还需要迸发盘（burst disks）和（或）额外检查阀，使系统在达到存储器设计所限定的危险水平前以一种不太可能"逃离"的状态降低压力。

图 9-5B 显示的是两个圆柱状的 CCG 装置，安装在环境压力下的 LN_2 杜瓦瓶（Dewar）中。NC-N_2 进入靠近或环绕 CCG 的线圈，与环境压力下的 LN_2 进行热交换。工作液体

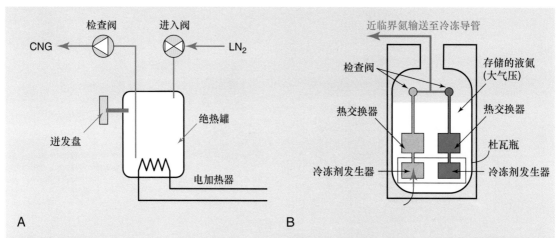

图 9-5　A：临界冷冻剂发生器（CCG）图例，此处用氮举例。B：串联 CCG 系统图例，可保证持续产生 NC-N₂ 以满足冷冻需要的双 CCG 系统，每个冷冻周期持续数分钟

的温度下降至接近环境压力下的 LN_2 的温度（即 $-197℃$）后，"亚冷却（subcooled）"的 $NC-N_2$ 从热交换线圈流向需要冷冻的装置，如冷冻导管。

在典型的操作系统中，电反馈控制器可提供热交换，以使冷冻剂达到所需温度，即达到进入装置所要求的临界温度，电反馈控制器在 CCG 内保持电流不变。机械流量控制器位于控制系统的远端，控制从系统中排出的冷冻剂的实际流量（即图 9-4 中点 4 到 5 所示）。通常情况下，一旦进入阀关闭使存储罐达到近临界状态，即需要恒定的热能来维持。然后，调节热能分散至 CCG 的电加热器中，以正向控制机械流量控制器。也可对系统进行设计，用 CCG 加热控制器取代机械流量控制器。一旦检查阀开放，$NC-N_2$ 将被输送至系统的其余部分，反馈控制器持续调节阻抗加热器的液体流，使气态的 N_2 以设定的速率从系统中排出。该反馈控制器通常由一个计算机组成，加热器液体流的供应和流量控制器连接至该计算机。

在操作过程中，通过开放进入阀使常态下的 LN_2 进入一个 CCG，而另一个 CCG 则被加热以通过输出检查阀输送 $NC-N_2$。一旦

CCG 中的 $NC-N_2$ 排空，另一个 CCG 的进入阀将关闭，其加热器将通过检查阀全力提供 $NC-N_2$。原来提供 $NC-N_2$ 的近临界氮发生器排空，从而再次开始一个新的填充过程，两个临界氮发生器进行有效的转换控制。这两个 CCG 在一个周期结束后可互相转换以保持 $NC-N_2$ 持续流动。常规冷冻手术中一根冷冻导管（指外径为 2mm 导管）冷冻每小时将消耗 3L 的 LN_2，50L 容量的杜瓦瓶（Dewar）可供单根导管连续工作超过 15h（根据冷冻所需条件而定），或者使多至 8 根冷冻导管的集合体同时工作数小时。通过调整 LN_2 杜瓦瓶的型号可以使冷冻操作过程不受影响。

图 9-6 显示不同导管快速成冰的产物。图 9-6A 显示的是一个约 15mm 直径的冰球包绕在可调弯的 2.4mm 塑料导管的金属冷冻头端，该导管可进行改良以适应内窥镜或者血管内应用。图 9-6B 显示的是长 15cm 直径 3.5cm 的冰球包绕在可调弯的 3.5mm 直径的冷冻导管上，该导管可传递大于 150W 的冷冻能量，具有潜在的消融心外膜房性心律失常的能力。

图 9-7 显示的是近临界氮（NCN）冷冻导管与标准 2.4mm JT 导管的等温线对比。以及二者 $-40℃$（冻伤温度）部分的冰

球形成的对比。

总结

使用氮作为最可行的冷冻剂的近临界冷冻技术（NCC）的引入奠定了新一代更强冷冻技术的基础，这种冷冻技术正进一步走向商业化（如，Endocare/Healthtronics）。NCC 代表的是一种以物理学为基础的解决既往临床难题的方案，可使用流体的 LN_2 或者基于

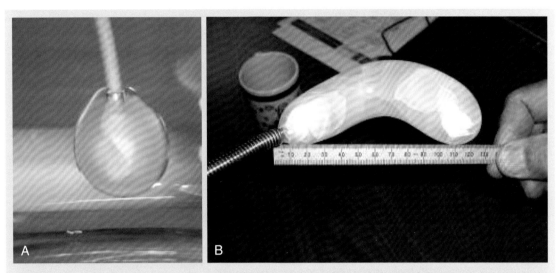

图9-6 两种不同的可分离冷冻导管（原型）示例（A，B），在37℃水中进行单次5min的冷冻形成的冰的形态

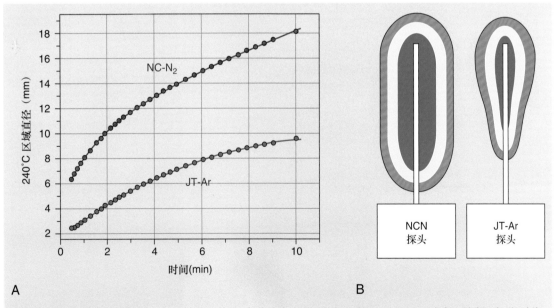

图9-7 近临界氮与2.4mm JT 冷冻导管的冰球内部温度分布比较（A，B）。右侧不同颜色分别代表－40℃、－20℃和0℃等温线

JT 导管的冷冻技术，均有各自能量和速度上的优势。消除可能的"气阻"可使 NCN 通过很小的冷冻导管直径和（或）表面，而且不需要高压的气体储存罐。因此，未来不断进步的冷冻技术学将更好和更广泛地应用于临床实践。

参考文献

1. Goldberg SN, Grassi CJ, Cardella JF, et al: Image-guided tumor ablation: Standardization of terminology and reporting criteria. *J Vasc Interv Radiol* 16:765–778, 2005.
2. Onik G, Cooper C, Goldberg HI, et al: Ultrasonic characteristics of frozen liver. *Cryobiology* 21:321–328, 1984.
3. Lee F, Bahn DK, Badalament RA, et al: Cryosurgery for prostate cancer: Improved glandular ablation by use of 6 to 8 cryoprobes. *Urology* 54:135–140, 1999.
4. Lee FT Jr, Chosy SG, Littrup PJ, et al: CT-monitored percutaneous cryoablation in a pig liver model: pilot study. *Radiology* 211:687–692, 1999.
5. Allaf ME, Varkarakis IM, Bhayani SB, et al: Pain control requirements for percutaneous ablation of renal tumors: Cryoablation versus radiofrequency ablation—initial observations. *Radiology* 237:366–370, 2005.
6. Silverman SG, Tuncali K, Adams DF, et al: MR imaging-guided percutaneous cryotherapy of liver tumors: Initial experience. *Radiology* 217:657–664, 2000.
7. Littrup PJ, Freeman-Gibb L, Andea A, et al: Cryotherapy for breast fibroadenomas. *Radiology* 234:63–72, 2005.
8. Littrup PJ, Ahmed A, Aoun HD, et al: CT-guided percutaneous cryotherapy of renal masses. *J Vasc Interv Radiol* 18:383–392, 2007.

第三部分

临床应用

第 10 章

冷冻消融的可逆效应与房室结改良

Frédéric Franceschi，Marc Dubuc，Paul Khairy

贺嘉　陈雄彪　方丕华　译

要点：

- 可在−30℃进行时间少于60s的冷冻标测（经典冷冻标测）或者在−80℃开始时进行冷冻标测（动态冷冻标测）。

- 在−80℃进行冷冻治疗时，冷冻损伤的扩大一直持续至第三分钟末，即使在认为安全的−30℃进行冷冻标测时也需要引起足够警惕。

- 房室结折返性心动过速（AVNRT）典型的成功冷冻消融位点与射频消融（RF）相比更高且更靠近心房侧。

- 在冰球形成过程中，会因冷冻导管黏附于心内膜表面而产生高频干扰信号。

- 与 RF 消融治疗 AVNRT 不同，加速性交界性心律不是冷冻消融有效的特征性表现。

- 对于 AVNRT，6mm 电极冷冻导管比 4mm 电极冷冻导管效果更好，而安全性二者相似。

- 可对房室结进行冷冻消融，但适应证一般很少。

导管冷冻消融与射频消融（RF）相比主要优势包括：导管可黏附于心内膜以确保导管的稳定性，周围组织损伤小，操作同时可进行程序刺激；无血栓形成；患者无痛苦（表10-1）。当消融位点位于结周组织时，冷冻消融最突出的特点之一是能产生可逆效应，即冷冻标测可降低意外的房室（AV）传导阻滞风险。本章将描述冷冻标测的概念，包括它的细胞水平基础和临床应用。然后将总结与冷冻消融房室结折返性心动过速（AVNRT）和AV结相关的技术与文献。

冷冻消融的可逆效应

细胞基础

当细胞温度低于正常体温时，将发生一系列效应。当组织温度低于32℃时，这些效应开始发生。细胞膜失去运输能力，离子泵的活性降低。细胞的代谢功能下降，生化反应解偶联。[1]这些改变导致细胞自发除极速率下降，静息膜电位消失，动作电位幅度降低，动作电位时程延长，相应的不应期延长。在冷冻区域可发生传导速率减慢及局部传导阻滞。这些效应可能是完全一过性的，由温度和持续时间的交互作用而定。[2]暴露于低温损害的时间越短和（或）温度下降幅度越低，细胞恢复越快。在电生理实验室，这种可兴奋性和传导的临时改变可通过局部不应期的增加和（或）一过性局部传导阻滞来检测。

冷冻标测的实际应用

当靶点位于结周组织时，冷冻消融的可逆现象与射频消融相比是一个主要优势。冷冻消融由于意外的效应如AV传导阻滞而突然中止时，组织传导性完全恢复。从实际应用的角度来看，冷冻标测可通过两种方式实现：即"经典冷冻标测"和"动态冷冻标测"。使用4mm或者6mm电极的冷冻导管，经典冷冻标测可在-30℃进行不超过60s的冷冻标测（冷冻标测模式）。如果证实位点成功（如无不良反应，无论是否可终止心动过速），术者可将模式转换成为"冷冻消融模式"，使温度达-80℃以产生不可逆的组织损伤。第二种方式即动态冷冻标测，是治疗AVNRT常规使用的方法之一。动态冷冻标测从一开始即在-80℃工作，温度梯度从导管头端向组织呈离心性传导。细胞在冷冻状态下（如温度为-30℃）先发生可逆性的电生理改变，然后出现不可逆的组织损伤（如在温度下降至＜-50～-60℃）。最近在动物模型中发现应用-80℃低温在10s的安全窗口内出现的仍是可逆性改变。[3]

需要重视的是，即使在-30℃时通过冷冻标测证实消融位点"安全"后，冷冻消融时温度继续下降至-80℃仍可能出现不良效应。[4]在-30℃时，局部传导阻滞发生在非常离散的区域。但温度继续下降至-80℃时，组织的冷冻范围将进一步扩展。损伤范围在最开始的2～3min将持续增大，此后将到达平台期。因此，进行-80℃的冷冻消融时从开始直至第三分钟末都应该警惕，因为之前由"冷冻标测"确认的安全位点可能会随着温度梯度的逐渐扩展而产生损伤。因此，通常在学习曲线的开始阶段，术者应

表10-1 冷冻消融与射频消融治疗房室结折返性心动过速的主要不同点

冷冻消融特点
在冷冻标测阶段可产生可逆效应
当温度≤-20℃时，可产生组织黏附
消融时无痛苦
慢径改良时无加速性交界性心律
当温度≤-20℃时，可产生电干扰
需要更长的消融时间（最少需要4min）
成功消融的位点通常更高（中间隔区域，希氏束与冠状窦口中间位置）更偏向于心房侧（A/V比＝1/2）

在−30℃的"经典冷冻标测"积累经验。有经验的术者通常放弃"经典冷冻标测"而直接选择"动态冷冻标测"。

房室结折返性心动过速的冷冻消融

实用方法

经导管冷冻消融治疗 AVNRT 与射频消融相比有很多共同特点，同时又有其独特方面。首先，应进行电生理检查以确定心动过速的机制并确立一个可重复验证的治疗终点。在我们中心，通常在透视引导下经股静脉放置 3～4 根电极导管，分别为高位右心房、希氏束、右心室心尖部和冠状窦。然后进行频率递增的心房起搏刺激和程序刺激。双房室结生理现象通过 A1～A2 与 A2～H2 关系绘制的曲线决定，通常在 A1～A2 递减 10ms 时，A2～H2 跳跃性增加至少 50ms（儿童至少 40ms）认为存在双房室结现象（图 10-1 和图 10-2）。证实房室结传导曲线的不连续及测定快径和慢径的前传不应期十分重要。如果不能诱发持续的心动过速，通常注射异丙肾上腺素使心率在基础心率上提高 30%～50%，然后再重复程序刺激。

一旦诊断明确，在透视下将冷冻消融导管跨过三尖瓣环（图 10-3）。目前有几种商业化生产的导管冷冻消融系统，这里我们描述的是由位于加拿大蒙特利尔的美敦力 CryoCath LP 公司生产的冷冻消融系统，通常使用的导管为 7F 4-mm 和 6-mm 电极以及 9F 8-mm 电极的可调弯四级导管。在我们中心，除了进行研究外，6-mm 电极导管通常作为除低龄患儿外所有患者的标准选择。这些导管在远端电极配备了热电偶，随冷冻开始记录温度。

通常使用"解剖方法"和"电生理方法"相结合的方法对慢径进行定位。解剖方法指的是，慢径通常位于间隔侧的希氏束和冠状窦口之间。透视下右前斜位和左

前斜位是最有用的定位导管的体位。与射频消融相比，冷冻消融成功的位点通常更高，位于希氏束和冠状窦口正中间。轻微的顺时针转动导管对确保导管头端与间隔接触良好很有用处。

电生理方法依赖于心内电图。首先需要考虑的是 A/V 比例。典型的射频消融靶点处 A/V 比例应在 1/2 和 1/10 之间。在冷冻导管操作时，成功位点通常更接近心房侧，即 A/V 比例更接近 1/2。然后术者将寻找"慢径电位"，其特点是心房电位碎裂的终末期成分（图 10-4）。如果导管不能进一步向远端到达心室，或者不能确保导管稳定性，应选择更大弯的导管（如不选蓝把而选橘把导管）或者改用长鞘（如美国圣尤达公司的 SR0）可能有帮助。

一旦选定可能的消融靶点，将进行前述的冷冻标测，即−30℃的经典冷冻标测或−80℃的动态冷冻标测。当温度到达−20℃或者更低时，因冰球形成，导管远端电极处的局部电信号将消失，而出现干扰信号。当温度高于−20℃时电干扰信号将消失。当温度保持或低于−20℃，导管将黏附于心内膜，此时可同时进行程序刺激以确认安全性和（或）有效性而不用担心导管脱位。当出现意外效应时，即刻终止冷冻可使其在复温后几秒内完全恢复，不留下永久效应。如果冷冻标测在选择的位点未能产生预期效果，也应中止冷冻。通常，即使效果不明显，一般也需要在 Koch 三角的下 1/3 进行 1～2 次完全性冷冻。治疗后需等待几秒使导管复温与组织分离后再移动导管位置至另一位点进行再次冷冻标测（图 10-5）。

导管头端在 Koch 三角区域朝向希氏束方向逐渐向上移动，直至通过冷冻标测记录到慢径。需要注意的是，冷冻范围可从间隔侧延伸至冠状窦顶部。如果冷冻标测发现了成功的消融位点，通常需要行 4min 冷冻消融，因为临床前研究证实冷冻损伤在开始的 2～3min 内增加然后达到一个平台期。然

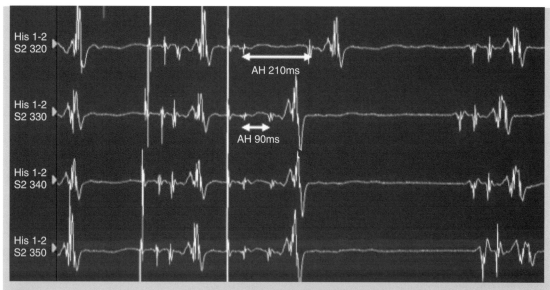

图 10-1　A2～H2 传导曲线不连续。图中显示的是进行四次连续心房程序刺激时在希氏束（His）记录到的心内电图，排列顺序为逆向排列。S1～S2 间期从最下方的 350ms 每次减少 10ms 至最上方的 320ms。当 S1～S2 间期从 330ms 减少至 320ms 时可观察到 A2～H2 从 90ms 跳跃延长至 210ms

图 10-2　房室结折返性心动过速（AVNRT）的诱发。图中显示的是体表心电图的 I、II、aVF 导联和在希氏束、从冠状窦（CS）近端（9～10）至远端（1～2）以及右心室（RV）内记录到的心内电图。在冠状窦近端进行心房起搏。在一次心房期前刺激后可观察到长的 AH 间期，与慢径的前向传导相符，然后冲动沿快径逆传，诱发典型的慢快型 AVNRT。腔内记录到的 A 波位于 V 波内，为经典的 H-V-A 激动顺序

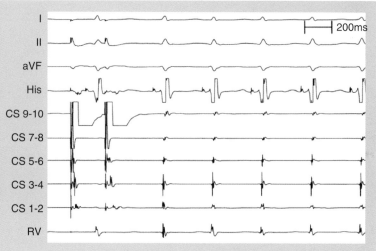

而，即使 4min 的治疗已足够对传导产生永久效应，通常仍需要进行两次或更多冷冻 / 复温循环。

一旦"冷冻消融"模式启动，导管头端的温度将迅速下降。而如果温度缓慢下降或温度下降需要很高流量的冷冻剂，通常提示导管头端和组织接触不充分。

如果 AVNRT 难以诱发或者不能重复证实房室结传导有明确的跳跃性，可在心动过速时进行冷冻标测和慢径消融。如果可能的话，开始时最好在窦性心律情况下分析局部电图，因为理想的心房电图形态和 A/V 比例在心动过速时更难以识别。当在室上性心动过速（室上速）时进行冷冻标测，应出现的现

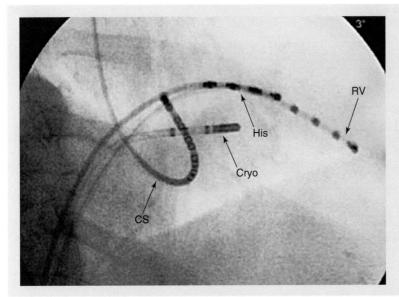

图 10-3　右前斜位 30° 时的导管位置。在一个成功行慢径消融的房室结折返性心动过速（AVNRT）患者，显示冷冻消融导管（Cryo）放置在冠状窦口（CS）和希氏束（His）的中间位置。RV，右心室

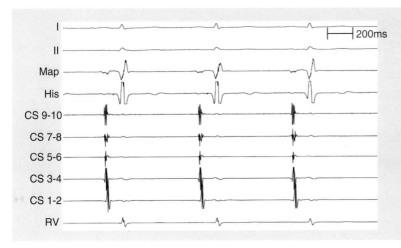

图 10-4　慢径电位。图中显示的是体表心电图的 I 和 II 导联，位于慢径部位的标测导管远端（Map），以及希氏束、从近端（9～10）至远端（1～2）的冠状窦（CS）电极以及右心室（RV）电极。标测导管在窦性心律下记录到可能的"慢径电位"，其特点是心房电位碎裂的终末期成分。注意 A/V 比例相对较小

象是心动过速由于慢径被阻断而终止（即在典型的慢快型 AVNRT 出现前向阻滞），通常发生在 A-H 间期逐渐延长之后，表现为心动过速周长逐渐延长。

　　与射频能量消融慢径时使组织加热诱发出加速性交界性心律不同，慢径冷冻消融在整个过程中通常均保持窦性心律。这一特点，以及导管黏附于导管周围心内膜的特点，可以确保在围消融期通过前的程序刺激监测 AH 间期并评估慢径的存在或消失。另

一个有吸引力的不同于 RF 消融的特点是冷冻消融不会使患者感到疼痛。

　　导管冷冻消融慢径的理想终点仍有争议。至少需要在最后一次消融后 20～30min 时，给予或者不给予异丙肾上腺素的情况下，不能诱发出 AVNRT。然而，慢径的完全阻断和有持续跳跃现象（伴有或者不伴有单次心房回波）这两种消融终点的复发率是否有差别仍有争议。

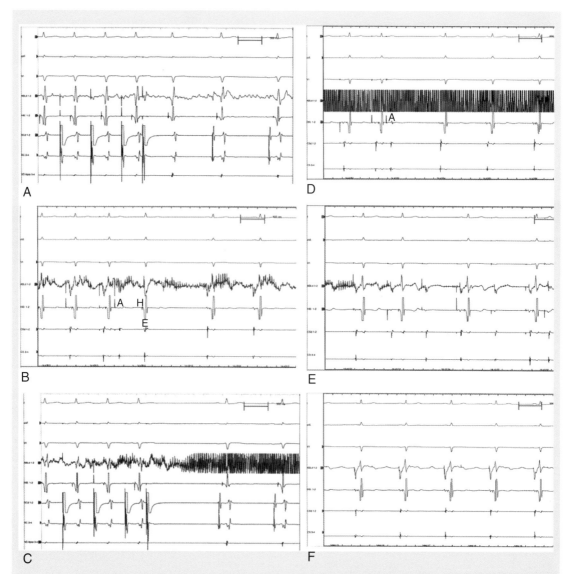

图 10-5 冷冻消融不同时期。所有 6 次记录（A～F）显示的均是体表心电图的 I 、II 、aVL 和 V₁ 导联，以及心内电图包括消融导管远端、希氏束、冠状窦远端和冠状窦近端。A，心房电位；H，希氏束电位；E，回波。A：最开始的四个周期代表从冠状窦远端以周长 600ms 起搏，然后给予一次期前刺激。在第四次刺激后可见长的 AH 间期，说明激动经慢径前传。其后再次开始自发的窦性心律。标测位点可能是潜在的慢径位点，随后开始进行温度为－30℃的冷冻标测。可记录到电干扰信号。B：开始进行温度为－30℃的冷冻标测时，以 600ms 的基础周长进行起搏，然后给予一次预设为与慢径前传相关的期前刺激，并产生逆传回波。C：几秒后再次采用相同的刺激方案，激动在慢径的前传发生阻断，并一直以恒定的 AH 间期经快径前传。此时将冷冻标测转换冷冻消融模式。注意此时消融导管记录到高频的电干扰信号。D：在冷冻消融时，AH 间期保持不变，而相同的心房刺激方案证实慢径持续性阻断。E：开始进行温度为－30℃的冷冻标测时，观察到继发的 I 型房室传导阻滞，此时立即终止了治疗。注意冷冻导管被动复温时电干扰信号的削减。F：20s 后再次观察确认房室传导完全恢复正常，AH 间期恢复至基础状态

报道的结果

2000 年，Skanes 等[5]报道了第一个冷冻消融治疗室上性心动过速的研究。该研究一共入选 18 例典型 AVNRT 患者。除了 1 例外，其余 17 例均经慢径消融成功，其中 2 例出现一过性房室传导阻滞。平均随访（4.9±1.7）个月无复发病例报道。该研究未报道在消融中出现加速性交界性心律。随后作为前瞻性、多中心、队列研究的 FROSTY 研究[6]，在 103 例 AVNRT 患者中得出相似的结果。没有需要植入永久起搏器治疗的病例。即刻手术成功率可达 91%，其中 94% 的患者在 6 个月的随访中无复发。值得注意的是该研究只使用了 4mm 电极的冷冻导管。

目前发表的最大系列的研究[7]纳入 289 名首次治疗的 AVNRT 患者，使用 4mm 或者 6mm 电极导管进行治疗。虽然即刻手术成功率与之前报道相似，但使用 6mm 电极导管复发率显著降低。1 个月、3 个月、6 个月和 12 个月随访时 6mm 电极导管治疗无复发率分别为 94%、93%、92% 和 89%，而 4mm 电极导管治疗无复发率分别为 90%、87%、84% 和 77%，此后随访复发率未见增加。4mm 电极导管的复发率增加到 2.5 倍。没有患者需要永久起搏器治疗。

一项纳入 185 例进行冷冻消融治疗 AVNRT 患者的研究[8]对慢径改良终点进行了评价。即刻成功的病例中有 47.6% 慢径完全被阻断，无房室结回波但仍有双房室结生理现象的比例为 8.8%，而有房室结回波但在使用或者不使用异丙肾上腺素情况下不能诱发 AVNRT 的比例占 43.5%。只要在使用或不使用异丙肾上腺素情况下 AVNRT 不能被诱发，那么消融后持续存在双房室结生理现象伴或者不伴房室结回波的复发率并不高于慢径完全阻断的病例。然而，其后的一项纳入 160 例 AVNRT 患者的研究发现，即刻成功率为 93%，复发率为 11.9%。在对复发的分析中发现，与慢径阻断的患者复发率相比

[11/129（8.5%）]，慢径持续存在的患者复发率更高 [为 8/12（66.7%），$P < 0.0001$]。复发率在有心房回波的患者也更高 [7/19（36.8%）比 12/130（9.2%），$P < 0.0001$]。[9]

关键的是，在目前发表的冷冻消融治疗 AVNRT 的文章中，尚未见报道因房室传导阻滞而需要安装起搏器的病例，虽然一过性的房室传导阻滞发生率为 11%。[5-6, 8-9] 一些作者因此得出如下结论，即房室结对低温损伤的耐受力很强，使冷冻消融结周心律失常基质时有很高的安全边际。[10]

只有两项前瞻性、随机、初步研究[11-13]对冷冻消融与射频消融治疗 AVNRT 进行了比较。第一项研究[11-12]未发现两种消融在即刻成功率和复发率上存在差异。然而，第二项研究[13]的结论中虽然即刻成功率无差别，但冷冻消融组的复发率较高（8% 比 1%，中位随访时间为 248 天）。需要指出的是，这些研究均仅仅使用 4mm 电极的冷冻导管，而目前这样的导管已基本不再用于成人。4mm 电极冷冻导管所产生的组织损伤体积不及 4mm 射频导管所产生组织损伤的一半。[14] 更长电极冷冻导管（如 6mm 和 8mm）产生的组织损伤将显著增加。[15] 而安全性无明显差异，同样无永久性房室传导阻滞发生。[7-8] 初步的数据显示 8mm 电极导管具有很大潜力。[16-17]

冷冻消融用于治疗儿童 AVNRT 同样安全可行，即刻成功率与成人类似。然而，儿童的复发率略高于成人（如中位随访 12 个月复发率为 14%），而且 4mm 电极的冷冻导管复发率与 6mm 电极的冷冻导管复发率相比更高（18% 比 9%，$P = 0.16$）。[18] 冷冻消融已成为许多儿童医学中心的选择，部分原因是儿童解剖结构更小，而冷冻消融的不可逆房室传导阻滞和需要永久起搏器植入的发生率则更低。

房室结冷冻消融

最先在动物体内进行的冷冻消融实验

及第一例人体的冷冻消融手术均是进行房室结消融。在最初的安全性和可行性研究中认为，冷冻消融房室结可作为药物难治性房颤心室率控制的一种合适的策略。戏剧性的是，房室结可能是目前唯一的不再使用冷冻治疗的心律失常基质，因为在此部位，冷冻消融与射频消融相比没有任何明显优势。然而，电生理学家可能为减少一些特殊的易感患者（如心内右向左分流，肺动脉高压）的血栓栓塞并发症风险或者为减少患者在无或轻度镇痛时行消融引起的疼痛而选择冷冻消融。

实用方法

如果进行冷冻消融，推荐采用更长电极的冷冻导管以增加与靶区域的接触面积。冷冻导管经股静脉途径送至右心房，并在透视下跨过三尖瓣环放置于右心室以记录到明显的心室电位。然后将导管从心室缓慢回撤至心房并保持顺时针力矩，以保持导管与间隔的接触。导管进一步回撤直至记录到希氏束信号。冷冻消融应在房室交界区近端部分进行，以保留基础逸搏心律并避免起搏器依赖。理想的消融位点应该记录到微小的希氏束电位，并具有明显的心房电位，A/V 比≥1。在右心房增大情况下，导管的放置有难度，可能需要长鞘的帮助（如圣尤达公司SR0）。极少数情况下，右侧房室结消融可能不成功而需要采用经主动脉逆行的左侧消融方法。此时需要将导管头端放置在主动脉瓣无冠窦瓣下的膜部间隔处，该部位可记录到大的希氏束电位和一个小的 A 波。

在期望的位置，冷冻消融至少应该持续4min。通常需要重复第二个 4min 以降低房室结传导恢复的可能性。

报道的结果

使用经皮导管途径行房室结冷冻消融的第一个临床前研究[19] 在 20 只杂交犬中进行。该研究报道了冷冻标测的可逆性和两次

冷冻/复温循环可以使损伤更彻底从而达到永久性房室传导阻滞。此后，1998 年 8 月，冷冻消融房室结被首次应用于人体[20]，研究对象为 12 例药物难治性房颤患者，使用的是4mm 电极导管。10 例患者获得即刻成功，8例在 6 个月时仍保持完全房室传导阻滞。可逆性冷冻标测的可行性在人体中得到确认。而与之不同的是，在最近的一个使用 6mm 电极导管的研究中[10]，使用更新的冷冻系统及三维电解剖标测在 15 例患者中进行 105 次冷冻消融后只有 1 例患者获得持续性的房室传导阻滞。此外另有 2 例患者房室结传导获得改良。其余患者中，射频消融在冷冻消融失败的相同位点很容易出现持续性完全房室传导阻滞（每例患者的中位消融次数为一次）。作者因此得出结论，如果消融目的不是为了阻断 AV 传导，在消融结周组织时，冷冻消融与射频消融相比有更好的安全性。

结论

在 20 世纪 90 年代末，导管冷冻消融作为一个新的治疗心律失常的概念出现。随着技术进步，新的导管设计以及不断改进的冷冻剂输送系统的出现使得冷冻消融现已常规应用于世界范围内许多电生理导管室。其安全性优于射频消融，目前其有效性也得以证实。我们的观点是，多数情况下，特别是对于儿童，导管冷冻消融可作为治疗 AVNRT的一线治疗。

参考文献

1. Baust JG: Concepts in biopreservation. In Baust JG, Baust JM, editors: *Advances in Biopreservation*. Boca Raton, FL, 2007, CRC/Taylor & Francis Press, pp 1–15.

2. Taylor MJ: Biology of cell survival in the cold. In Baust JG, Baust JM, editors: *Advances In Biopreservation*. Boca Raton, FL, 2007, CRC/Taylor & Francis Press, pp 16–62.

3. Drago F, Russo MS, Silvetti MS, et al: Time to effect during cryomapping: A parameter related to the long-term success of accessory pathway cryoablation in children. *Europace* 11:630–634, 2009.

4. Kriebel T, Broistedt C, Kroll M, et al: Efficacy and safety

of cryoenergy in the ablation of atrioventricular reentrant tachycardia substrates in children and adolescents. *J Cardiovasc Electrophysiol* 16:960–966, 2005.

5. Skanes AC, Dubuc M, Klein GJ, et al: Cryothermal ablation of the slow pathway for the elimination of atrioventricular nodal reentrant tachycardia. *Circulation* 102:2856–2860, 2000.

6. Friedman PL, Dubuc M, Green MS, et al: Catheter cryoablation of supraventricular tachycardia: Results of the multicenter prospective "frosty" trial. *Heart Rhythm* 1:129–138, 2004.

7. Rivard L, Dubuc M, Guerra PG, et al: Cryoablation outcomes for AV nodal reentrant tachycardia comparing 4-mm versus 6-mm electrode-tip catheters. *Heart Rhythm* 5:230–234, 2008.

8. Khairy P, Novak PG, Guerra PG, et al: Cryothermal slow pathway modification for atrioventricular nodal reentrant tachycardia. *Europace* 9:901–914, 2007.

9. Sandilands A, Boreham P, Pitts-Crick J, Cripps T: Impact of cryoablation catheter size on success rate in the treatment of atrioventricular nodal re-entry tachycardia in 160 patients with long-term follow-up. *Europace* 10:683–686, 2008.

10. Perez-Castellano N, Villacastin J, Moreno J, et al: High resistance of atrioventricular node to cryoablation: A great safety margin targeting perinodal arrhythmic substrates. *Heart Rhythm* 3:1189–1195, 2006.

11. Zrenner B, Dong J, Schreieck J, et al: Transvenous cryoablation versus radiofrequency ablation of the slow pathway for the treatment of atrioventricular nodal re-entrant tachycardia: A prospective randomized pilot study. *Eur Heart J* 25:2226–2231, 2004.

12. Kimman GJ, Theuns DA, Janse PA, et al: One-year follow-up in a prospective, randomized study comparing radiofrequency and cryoablation of arrhythmias in Koch's triangle: Clinical symptoms and event recording. *Europace* 8:592–595, 2006.

13. Kimman GP, Theuns DA, Szili-Torok T, et al: CRAVT: A prospective, randomized study comparing transvenous cryothermal and radiofrequency ablation in atrioventricular nodal re-entrant tachycardia. *Eur Heart J* 25:2232–2237, 2004.

14. Khairy P, Chauvet P, Lehmann J, et al: Lower incidence of thrombus formation with cryoenergy versus radiofrequency catheter ablation. *Circulation* 107:2045–2050, 2003.

15. Khairy P, Rivard L, Guerra PG, et al: Morphometric ablation lesion characteristics comparing 4, 6, and 8 mm electrode-tip cryocatheters. *J Cardiovasc Electrophysiol* 19:1203–1207, 2008.

16. Dumont F, Khairy P, Guerra PG, et al: Initial experience with an 8 mm tip cryocatheter for slow pathway modification in AV nodal reentrant tachycardia (AVNRT). Denver, CO, May 9–12, 2007, Heart Rhythm Society.

17. Silver ES, Avari JN, Dubin AM, et al: Cryoablation of atrioventricular nodal reentrant tachycardia (AVNRT) with an 8-mm tip cryocatheter in pediatric patients; an early experience. San Francisco, CA, May 14–17, 2008, Heart Rhythm Society.

18. Chanani NK, Chiesa NA, Dubin AM, et al: Cryoablation for atrioventricular nodal reentrant tachycardia in young patients: Predictors of recurrence. *Pacing Clin Electrophysiol* 31:1152–1159, 2008.

19. Dubuc M, Roy D, Thibault B, et al: Transvenous catheter ice mapping and cryoablation of the atrioventricular node in dogs. *Pacing Clin Electrophysiol* 22:1488–1498, 1999.

20. Dubuc M, Khairy P, Rodriguez-Santiago A, et al: Catheter cryoablation of the atrioventricular node in patients with atrial fibrillation: A novel technology for ablation of cardiac arrhythmias. *J Cardiovasc Electrophysiol* 12:439–444, 2001.

第 11 章

房室结折返性心动过速的冷冻消融与射频消融的比较

Luc Jordaens，Paul Knops，Bruno Schwagten，Geert P. Kimman，
Elza van Deel，Wim van der Giessen，Heleen M. M. van Beusekom

李晓枫　侯煜　方丕华　译

要点：

- 在消融头端直径相似的情况下，冷冻消融较射频消融的创面更小，血栓形成更少。

- 冷冻标测可能只限于−30℃，更低的温度会导致永久的损伤。

- 两种消融技术即刻成功率相当，冷冻消融对于治疗房室结折返性心动过速（AVNRT）是有效且安全的方法。

- 如果消融前在−30℃进行冷冻标测，且应用 4mm 冷冻消融头端，那么不存在类似永久房室传导阻滞的并发症。

- 冷冻消融 AVNRT 的远期成功率与射频消融相当。

- 冷冻消融为不能诱发心动过速的患者提供了更加安全的方法。

冷冻消融是房室结折返性心动过速（AVNRT）有效的治疗方法，但仍存在潜在的传导系统损伤的风险。有的发生在术中，有的为迟发，甚至发生在术后数年。冷冻消融可以进行"冷冻标测"，从而在相对安全的低温下对消融慢径路的阻断情况进行评价，避免了永久性的损害。我们已经在动物实验中对这一特点进行了再评价，并且已经报导了在对比试验中即刻成功率的概况以及冷冻消融有效性的远期数据，这些试验也同时研究了不同冷冻能量输出方法的区别。

房室结折返性心动过速

房室结折返性心动过速是在无器质性疾病的年轻人中最常见的室上性心律失常。特点是在房室结内存在两条通路，这为在 Koch 三角和房室结这片小区域内形成环路提供了可能[1]。其中一条路径是快径，在典型的心动过速中作为逆传支。另一条是慢径，在发作时作为前传支（图 11-1）。心动过速通常被房性或室性期前收缩（早搏）诱发，当下一个刺激到来时，一条径路处于不应期，而另一条径路的传导增强，形成折返环路。在这种心动过速过程中，由于心房的除极由房室结（间隔部）同时向左右心房进行，因此 Ⅱ、Ⅲ 和 aVF 导联的 P 波负向，V₁ 导联 P 波正向[2]，而逆行 P 波较正常 P 波窄，且经常隐藏在 QRS 波群中，或紧跟随在 QRS 波后出现［甚至在 V₁ 导联为类似右束支传导阻滞（RBBB）的图形］。不典型的 AVNRT 为慢径逆传、快径前传，因此逆行 P 波在 RR 间期出现的较晚，使得 PR 间期比 RP 间期短，逆行 P 波在 Ⅱ、Ⅲ 和 aVF 导联表现为位于 QRS 波群之前，不典型的 AVNRT 较少见[3]。不典型 AVNRT 的慢径路结构组成不明确，且可有多种组成成分，使得消融难度增大[4]。通过药物治疗两种类型的 AVNRT 目的都是减慢房室传导，而目前消融治疗则主要是阻断慢径路的传导。

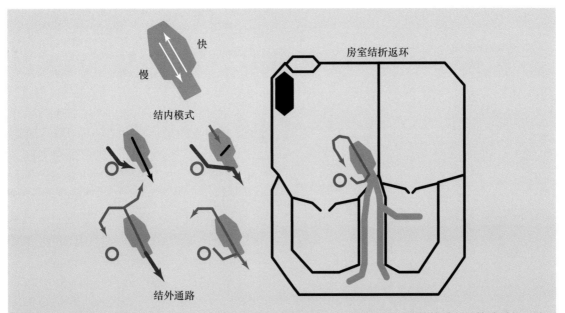

图 11-1　典型的房室结折返环。在左上方图解了房室结内慢 - 快型折返环。随着外科及导管消融的经验越来越丰富，明确了这个包含了结外组织的模型的正确性。然而，位置和范围却存在着巨大的变异性

导管消融

起初在一些心脏中心经历过短暂的应用外科方法改良基质的时期，随后导管射频消融问世[5-6]。这是一项非常有效的技术，成功率约为 95% 且复发率低。消融是在心脏的一些解剖标志及心内电图的指导下进行（在感兴趣区出现碎裂且低振幅的心房波，心房波与心室波比例低）。另一种方法是寻找慢径的电位，但是消融这些电位与成功率无关[7]。在消融过程中出现加速性交界性心律是很典型的现象，但这并不是射频消融的终点。如果慢径的传导被阻断，可证明靶点已被成功消融，应在消融过程中不断评价房室传导情况。然而当出现较快的交界性节律时很难评价。另外，室房（VA）传导阻滞可预测远期成功率[8]。消融成功的确切证据是心动过速不可再被诱发。

射频消融无法预判正确的消融位置。在放电消融之后再评价房室传导情况可能会发现已经造成了不可逆的损伤。应用射频消融会出现右束支传导阻滞或不可逆的完全性心脏传导阻滞的风险在增加。开始认为这种情况并不常见，但是由于存在解剖上及生理的变异性，仍不可避免。

因此，发明了一些另外可选择的治疗方法，其中，冷冻消融是众多术者最感兴趣、最成功的一项治疗心律失常的方法[9-10]。在我们初期的随机临床试验后，我们确信这种方法可作为 AVNRT 的标准治疗[11]。本章将阐述来自实验室及临床上的数据来支持这一理论。

实验室数据

冷冻能量的优势是能够实现可逆的组织功能丧失，通过中等的低温（−30℃）来冰冻组织，以评价合适的消融部位，从而避免永久损伤。Dubuc 已经做了这方面的工作[12]。通常，在 −70℃ 冷冻消融之前先进行 −30℃ 的冷冻标测。目前也有一些术者直接进行短暂的冷冻消融来确定是否为正确靶点[13]。然而，还不确定这种冷冻/复温循环对于重要的结构部位如房室结是否肯定安全，也不确定更低的温度如 −40℃ 是否与进行冷冻标测一样安全。我们在动物实验中分别在 −30℃ 和 −40℃ 进行不同时间的消融（60s 和 240s），与 −70℃ 消融 240s 和射频消融 60s 对比，了解不同消融时和不同消融能量的区别。

材料和方法

实验采用正常的 Landrace-Yorkshire 杂交猪（体重为 ±35kg），遵守鹿特丹 Erasmus 大学动物保护委员会的规定和实验室动物保护及应用的指南（国立健康研究所出版 No. 85-23）。经过预防性抗生素治疗后，应用硫喷妥钠 10 ～ 15mg/kg 的剂量进行麻醉，并行气管内插管，给予混合氧通气。应用异氟烷来维持麻醉。在股静脉插管后应用 4mm 的消融头端导管（冷冻消融的 Freezor 或 CryoCath 或射频消融的 Helios 或 Stereotaxis 均可）确定希氏束的位置。进行冷冻消融者，先在 −30℃ 或 −40℃ 进行 60s 的冷冻标测，之后在 −40℃ 或 −70℃ 进行 240s 的冷冻消融。射频消融组在 45℃、50W 的条件下消融 60s。如果出现短暂的或持续的心脏传导阻滞则终止手术。

术后随访 3 日后，通过与术前基线水平的 RR 间期比较来评价房室传导功能。将心脏切片进行苏木素伊红（HE）染色和间苯二酚品红染色，然后在显微镜下观察，进行组织学分析。通过 von kossa 染色对钙化进行分析。病变的形态测量学分析通过显微镜成像分析系统进行（Impak C，Clemex 视觉图像分析系统；Clemex 技术，Longeuil，魁北克，加拿大）。数据分析方面，所有数据以均数 ± 标准差的方式表示。在适合的条件下应用非参数检验。当 $P < 0.05$ 时认为有显著性差异。在消融的三组中进行单项方

差分析检验来了解不同消融能量的病变形态和特点。

结果

电生理结果

19 例实验动物的结果总结在表 11-1 中。在 1 例动物身上进行 −30℃ 的冷冻标测时导致了一度房室传导阻滞。在随访的第三天没有 1 例发生 PR 间期的延长。在 −40℃ 进行为期 60s 的冷冻标测过程中，3 例中有 2 例发生了急性房室传导障碍，但在第三天均完全消失。在 −30℃ 进行持续 240s 的冷冻消融根本无效，在 −40℃ 行冷冻消融会在三分之二的动物中产生永久的电生理效应（图 11-2）。另有 1 例动物进展为心室颤动（室颤）（没发生心脏传导阻滞之前）且没能复苏成功。4 例动物在 −70℃ 行冷冻消融，其中 3 例有产生即刻效果的心电图证据（图 11-3）。房室传导障碍至死都持续存在（图 10-3C）。所有行射频消融的 4 例动物发生了心脏传导阻滞，其中 3 例为永久性，1 例出现心动过缓伴心室逸搏，室房 1:1 传导。

组织学结果

1 例实验动物中，在 −30℃ 行冷冻标测时在房室交界处出现散在的损伤，但在 −30℃ 进行消融，在术后第三天并没有出现可持续的影响。而在 −40℃ 进行冷冻标测时，有 2 例在第三天仍出现了可见的、散在的、非坏死性的损伤（图 11-4）。在 −40℃ 进行消融的 3 例动物中有 2 例出现了散在的心肌损伤，1 例为坏死，另 1 例为钙化。只 1 例出现了微小的血栓。

在 −70℃ 进行的冷冻消融在显微镜下表现为界限清晰的损伤灶（图 11-5），组织学上表现为斑片状的坏死及钙化，周围是明显的炎性浸润反应。在 2 例实验动物中出现了微小的血栓。

总之，随着冷冻能量的增强，炎症反应

也更加严重（$P < 0.10$）。未发现其他趋势。4 例行射频消融的动物中，3 例的损伤灶很容易辨认。3 例中的 2 例分别表现为连续的大片的坏死及钙化，周围是明显的炎症浸润。更重要的是，有 2 例动物在射频消融部位出现了含大量血小板的血栓（图 11-6）。

实验室数据的结论

此项研究确定了在 −30℃ 和 −40℃ 进行的短时间的冷冻标测不会造成长期持续性的电生理影响，当然也不会造成显微镜下可观察到的持续病灶，如坏死等。但在 −40℃ 行冷冻标测可观察到散在的炎症反应。由于经常需要进行多次尝试来确定有效靶点，所以出现这种情况并不难解释，有时在临床实践中也会出现这种情况。在 −40℃ 行时间更长的消融（240s）时，其带来的发生永久损伤的风险更大，会产生永久的电生理效应。组织学上显示：只有在 −70℃ 会出现典型的组织消融的损伤特点，即坏死和钙化。在此实验的动物模型中，射频消融表现为更大的损伤灶且更有效。富含血小板的大血栓只在射频消融组出现，而冷冻消融组无 1 例发生大的附壁血栓。

临床冷冻消融的即刻结果

手术结果

冷冻消融的即刻效果与射频消融相当，当然，这只是两个随机试验的结果[11, 14]。从数据上看，手术的即刻结果与射频没有差别。在所有的对比性的试验中，冷冻消融的成功率为 95%，而射频消融为 97%（表 11-2）[11, 13-18]。实际上真正的有效性应为远期结果的评价。随机试验短期随访（8 ～ 13 个月）的结果提示：冷冻消融有 8% 的复发率（射频消融为 3%）。如果合并所有试验，冷冻消融的失败率为 9.8%，而射频消融为 4.5%。也有一些观察性试验中出现了非常高的失败率，列举在表 11-3 中[19-27]。部分可

表 11-1 冷冻标测、冷冻消融和射频消融：心电图变化及组织参数变化

组别	持续时间（s）	N*	电生理评价		组织评价					
			即刻效果	术后第三天效果	血栓	损伤	散在炎症	明显炎症	坏死	钙化
冷冻标测										
−30℃	60	3	1/3	0/3	0/3	1/3	0/3	1/3	0/3	0/3
−40℃	60	3	2/3	0/3	0/3	2/3	2/3	0/3	0/3	0/3
冷冻消融										
−30℃	240	1	0/1	0/1	0/1	0/1	0/1	0/1	0/1	0/1
−40℃	240	4	3/4	1/3†	1/3	2/3	2/3	0/3	1/3	1/3
−70℃	240	4	3/4	3/4	2/4	4/4	1/4	3/4	4/4	3/4
射频消融										
45℃	60	4	4/4	4/4‡	2/4	3/4	0/4	3/4	3/4	2/4

* 实验动物例数
† 1 例动物发生心室颤动
‡ 1 例动物恢复室房传导

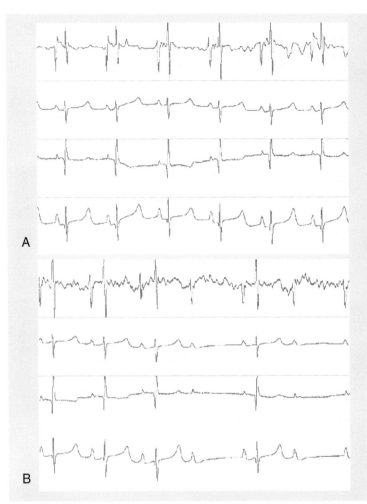

图 11-2　A：消融前心电图。记录到的希氏束电图和三个体表心电图。B：−40℃消融后记录的心电图。在冷冻消融过程中，会出现导联的噪声。在 PR 间期延长后，心房激动变成间断传导（二度房室传导阻滞）

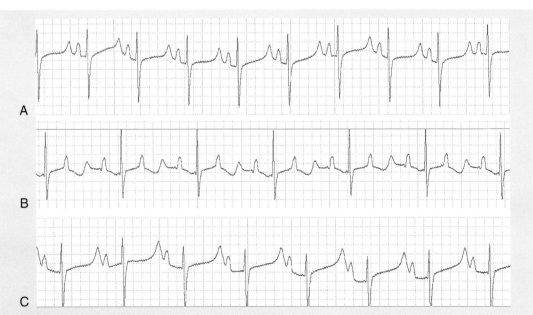

图 11-3　A：为基线心电图。B：在−70℃行冷冻消融出现二度房室传导阻滞。C：术后第三天出现一度房室传导阻滞

图 11-4 一例实验动物在三
次－40℃的冷冻标测后，在
房室结区域出现小的、离散
的损伤灶，最后一处与产生
PR 间期延长有关

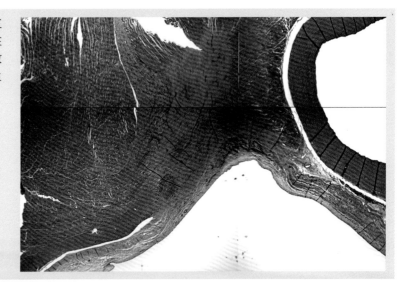

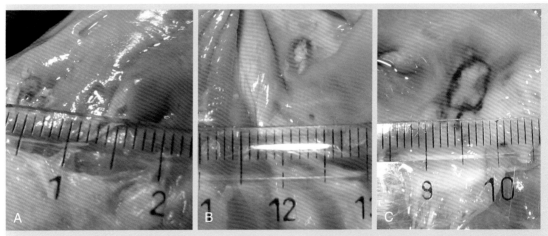

图 11-5 A：应用 4mm 头端的消融导管在－40℃产生的损伤灶。B：应用 4mm 头端的消融导管在－70℃
产生的损伤灶。C：应用 4mm 头端的消融导管行射频消融产生的损伤灶

图 11-6 一次射频消融后黏附的血
小板栓子破坏心内膜

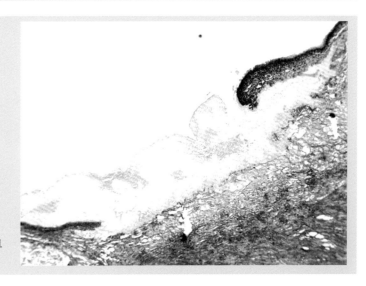

表 11-2　冷冻消融与射频消融的即刻及远期数据比较

作者	患者（ *n* ）		即刻成功率（ % ）		复发率（ % ）		（一／二／三度）AV 传导阻滞（ *n* ）
	冷冻消融组	射频消融组	冷冻消融组	射频消融组	冷冻消融组	射频消融组	射频消融组
Kimman et al.（ 2004 ）[11]	30	33	93	91	10	9	0
Zrenner et al.（ 2004 ）[14]	100	100	97	98	8	1	1/0/0
Gupta et al.（ 2006 ）[13]	71	71	85	97	19.8	5.6	0/1/0
Collins et al.（ 2006 ）[15]	57	60	95	100	8	2	0
Avari et al.（ 2008 ）[16]	38	42	97	95	2	2	0/2/0
Chan et al.（ 2009 ）[18]	80	80	97.5	95	9	1.3	1/1/0
Schwagten et al.（ 2010 ）[17]	144	130	97	95	7.5	6.5	0/0/2
总计	520	516	95	97	9.8	4.5	2/4/2

AV：房室

能是由于学习曲线的原因[13, 25]。另外，由于非随机的按顺序应用 4mm 头端和 6mm 头端，或只用 6mm 头端，也使得结果比较混乱[13, 25, 27]。部分"失败"的患者仍无症状，就像射频消融失败者一样。其他患者会需要再次手术。通过分析我们的远期随访数据（随访 4±2.4 年），我们发现两种技术需再次手术的概率相似（射频消融为 6.5%，冷冻消融为 7.5%）[17]。

手术参数

冷冻消融术并不能完全可比于射频消融手术。所有已发表的、关于冷冻消融与射频消融治疗 AVNRT 对比研究的主要参数总结在表 11-4 中。总之，冷冻消融的手术时间与射频消融相似，除了一个德国的早期研究及一项美国的关于儿童的研究[14-15]。这正好与使患者接受较少的放射线符合。之所以会减少暴露于放射线的时间是由于在真正开始冷冻消融后，导管紧紧黏附于组织上，所以并不再需要持续的影像监测。这是安全性上很重要的方面，甚至在心动过速时仍可行消融治疗。另外，在大多数中心，冷冻消融时放电

次数减少是必要的（这样只会产生更小损伤，从而使得房室传导障碍的发生率更低），但也受在 −30℃ 行冷冻标测次数的影响，因为标测时同样耗时。像射频消融一样，冷冻消融也应该重视消融后的一段观察时间，因为在需消融部位的周围也有较低的温度，有可能造成消融成功的假象。冷冻消融也能应用于非典型的 AVNRT，成功率相似（图 11-7）。

冷冻消融和射频消融的并发症

真正与射频消融不同的是，冷冻消融组无一例患者发生完全性心脏传导阻滞从而需要安装起搏器（表 11-3）。在发表的试验结果中（均来自经验丰富的中心），行射频消融只有少数一些发生了完全性心脏传导阻滞，还有一些发生了不太严重的传导障碍，包括右束支传导阻滞（表 11-2）。然而，当我们仔细观察一些射频消融的临时报道，便会发现完全性房室传导阻滞的发生率仍约为 1%[28-29]。由于心脏传导组织在解剖及生理上的多样性，且随着年轻医生的增多，可认为射频消融的并发症发生率仍将继续。短暂的射频消融的放电过程已足够导致这

表 11-3　冷冻消融慢径的即刻及远期数据比较

作者	冷冻消融患者（N）	试验设计	即刻成功率	随访（月）	复发	一过性 AV 传导阻滞（一、二、三度）	永久完全性 AV 传导阻滞
观察：4mm							
Skanes et al. (2000)[19]	18	SC，队列，即刻（4mm）	17/18	5	0	2/18	0
Lowe et al. (2003)[20]	14	SC，队列，即刻（4mm）	11/14	NR	1/14	2/14	0
Friedman et al. (2004)[21]	103	MC，队列，前瞻（4mm）	101/103	6	6%*	8/103	0
Gaita et al. (2006)[22]	85	SC，队列，回顾（4mm）	84/85	36	9/85	2/85	0
观察：6mm							
Jensen-Urstad et al. (2006)[23]	75	SC，队列，回顾（6mm）	74/75	11	4/74	13/75	0
Bastani et al. (2009)[24]	312	SC，队列，前瞻（6mm）	309/312	22	18/309	16/312	0
RF 和冷冻消融：4mm							
Kimman et al. (2004)[11]	33	SC，前瞻性随机（RF 和 cryo 4mm）	28/30	13	3/30	5/30	0
Zrenner et al. (2004)[14]	100	SC，前瞻性随机（RF 和 cryo 4mm）	97/100	8	8/100	18/100	0
Gupta et al. (2006)[13]	61	SC，回顾性配对（RF 和 cryo 4mm）	54/61	2†,‡	14/60	NR	0
Collins et al. (2006)[15]	57	SC，回顾（RF 和 cryo 4mm）	54/57	12‡	4/49	6/57	0
Avari et al. (2008)[16]	24	SC，回顾性当代研究（RF 和 cryo 4mm）	23/24	11†,‡	0/23	NR（9/24）	0
Schwagten et al. (2009)[34]	144	SC，回顾（RF 和 cryo 4mm）	139/144	48	14/140§	7/144	0

表 11-3　冷冻消融慢径的即刻及远期数据比较（续表）

作者	冷冻消融患者（N）	试验设计	即刻成功率	随访（月）	复发	一过性 AV 传导阻滞（一、二、三度）	永久完全性 AV 传导阻滞
RF 和冷冻消融：6mm							
Gupta et al.（2006）[13]	10	SC，回顾性配对（RF 和 cryo 6mm）	6/10	2[†,‡]	0/6	NR	0
Avari et al.（2008）[16]	14	SC，回顾性当代研究（RF 和 cryo 6mm）	14/14	11[†,‡]	1/14	NR（9/38）	0
Chan et al.（2009）[18]	80	SC，回顾性病例对照（RF 和 cryo 6mm）	78/80	13.6	7/78	NR	0
冷冻消融：4 和 6mm							
De Sisti et al.（2007）[25]	8（4mm） 61（8mm）	SC，队列，前瞻，4 和 6mm	4/8 56/61	18[†] 18[†]	4/4 20/59	NR（21/69） NR（21/69）	0 0
Sandilands et al.（2008）[26]	59（4mm） 101（6mm）	SC，队列，前瞻，4 和 6mm	54/59 95/101	18[†] 18[†]	12/54 7/95	NR（13/160） NR（13/160）	0 0
Rivard et al.（2008）	152（4mm） 137（6mm）	SC，双队列，回顾，4 和 6mm	139/152 123/137	6 4.7	22/139 10/123	6/152 12/137	0 0

* 来自 Kaplan-Meier 曲线；非确切数据
† 未分亚型
‡ 中位数
§ 再次手术
AV，房室；MC，多中心；NR，未报道；RF，射频消融；SC，单中心；cryo，冷冻消融

表11-4 冷冻消融与射频消融即刻参数的比较

作者	操作时间（min）		放射时间（min）		应用例数	
	CRYO	RF	CRYO	RF	CRYO	RF
Kimman et al.（2004）[11]	**142.5**	**144**	**29**	**35**	**2**	**7**
Zrenner et al.（2004）[14]	140	112	12	14	3.6	7.6
Gupta et al.（2006）[13]	**96**	**90**	**17**	**13**	**3**	**2**
Collins et al.（2006）[15]	146	112	20	21	4	6
Avari et al.（2008）[16]	**176**	**174**	**19**	**21**	**5**	**9**
Chan et al.（2009）[18]	150	159	19	26	3.1	1.9
Schwagten et al.（2010）[17]	149	152	22	29	**2**	**6**

除黑体字为中位数外，均为平均值
Cryo，冷冻消融；RF，射频消融

种严重的损害[30]。而在冷冻消融期间，当中断冷冻时，发生的心脏传导阻滞常为可逆的。目前，并没有发生迟发性阻滞的报道[17, 25]。一些报道显示在射频消融后远期仍可发生完全性心脏传导阻滞[31]。然而，并不能排除这可能继发于快径的损伤[32]。冷冻消融的这个优势也很好地平衡了稍高的二次手术率。

冷冻消融的改善

如果引用的报道均分析得非常透彻，我们当然无法理解还能做什么来提高冷冻消融的有效性。一种观点是应用更大直径的消融头端，而不是4mm而已。在动物实验中，应用不同大小的导管造成的损伤部位的深度都相似。更大直径的导管（8mm）确实比4mm和6mm的导管造成更大的损伤范围，但在更大程度上，这取决于导管头端与组织表面形成的角度[33]。在三个比较4mm和6mm头端导管的研究中，即刻成功率分别为90%（4mm）和92%（6mm），而复发率则分别为19%和11.5%。这与大宗报道的6%的复发率（6mm）也符合[24]。这说明应

用6mm头端的导管的结果要比4mm者好两倍。应用更大头端的导管导致的并发症并不常见，与损伤深度相同的报道也吻合。

冷冻消融前应先进行冷冻标测，并且应在−30℃进行，因为曾试图改变此温度均导致了不好的结果（图11-8）。在更低温度进行标测会造成糟糕的近期及远期效果[13]。只有当慢径传导受到了影响（AVNRT不可被诱发）才应该开始真正的冷冻消融。这是唯一确定的可用来鉴别慢径的位置、走行和传导的技术，并且，这才是冷冻消融真正的优势。可应用不同的标测方法（AVNRT中、窦性心律下或额外刺激下）。不论用哪种技术，终点均为慢径传导消失。

手术的放射时间是能够进一步减少的，因为在大多数研究里对于持续消融过程中的位置都给予了额外的关注，在这方面磁导航系统或许会有帮助[34]。

目前没有明确的数据表明冷冻速率对双径路的影响，像我们对旁路的了解那样[35]。但目前倾向于认为，对于AVNRT结局的影响两者存在相似的关系。另外，复温的时间可以预测损伤的大小[36]。

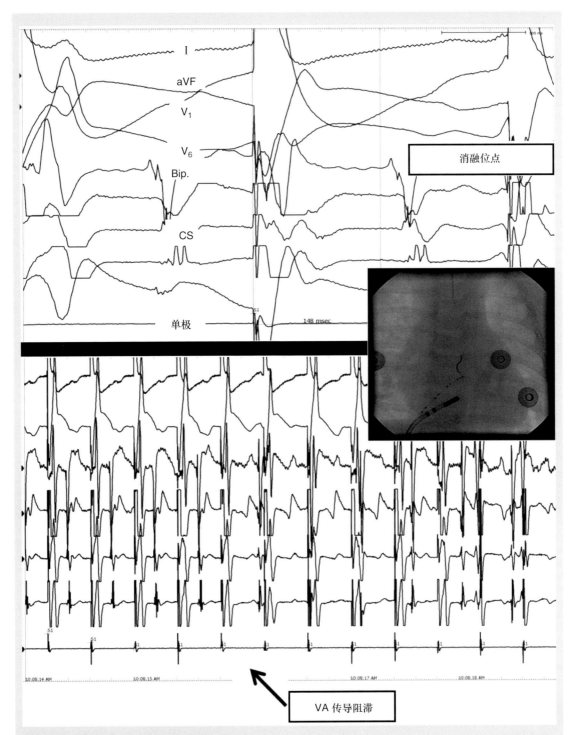

图 11-7　一位 1 岁儿童的非典型 AVNRT，并显示消融导管位置。在冷冻过程中（下图），发生室房（VA）传导阻滞，不间断的心动过速消失

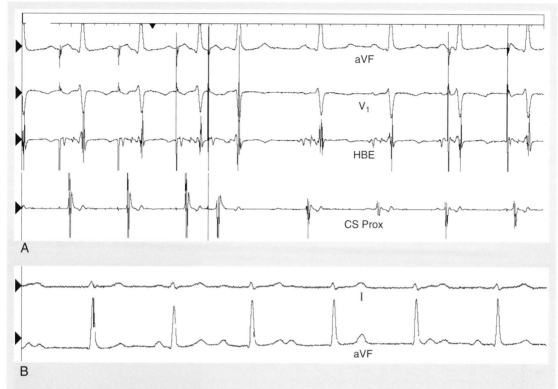

图 11-8　A：冷冻标测时行刺激证明快径传导未受影响，随后冷冻消融在此位置开始。B：11min 后发生了文氏传导阻滞。AVNRT 仍可被诱发。不清楚传导异常是由于迷走神经的影响、机械阻滞还是冷冻消融的迟发反应。CS Prox，冠状静脉窦近端；HBE，希氏束电图

冷冻消融后的远期结果

众所周知，AVNRT 的患者在消融术后常会发生并发症[37]。发生心悸的原因可能是复发、出现了室性期前收缩（VPB）、房性期前收缩（PAC）、窦性心律异常或其他相关的心律失常如流出道的心动过速。在 1 年期随访的事件记录中，我们观察到射频组和冷冻组发生心悸的比例相似，分别为 11 例（31%）和 17 例（49%）。但是，这些事件却并不经常被诱发（activated）（只有 20%），说明还是常为以上提到的那些情况，特别是窦性心动过速[31]。在一项随访 4 年的调查中发现，这两种消融技术使患者获得的生活质量的提高是相同的。所有有明确证据复发的患者均建议再次手术，这方面冷冻和射频消融的发生率也相同[17]。

总结

很明确的是，冷冻消融是和射频消融一样有效的治疗 AVNRT 的技术。虽然冷冻消融在中期的复发率偏高，但是后期复发需要再次手术方面二者有相似的比例。我们的数据也表明并无差异。重要的是，迄今为止，所有公布的研究中冷冻消融都成功地避免了对于正常传导系统的损伤。而在射频消融中，这点却仍有疑问。

冷冻标测有一些额外的优势：可用于无法诱发心动过速的患者，并且加深了我们对心动过速的理解。这使冷冻能量可以作为一项完美的手段，用于这种常见的心律失常在解剖上及电生理方面的教学。但是在非−30℃行重复性的标测不一定没有后果。应用 4mm 直径的消融头端可对传导系统进行精确的标测，但

同时在长期随访中其成功率也稍低。冷冻消融能量的改进或许能在长期获得更好的结果。

感谢

我在这里要感谢 G.J.kimman、E.van Deel 和 H.van Beusekom 博士。没有他们的努力动物实验根本无法完成。

参考文献

1. Janse MJ, Anderson RH, McGuire MA, Ho SY: "AV nodal" reentry: Part I: "AV nodal" reentry revisited. *J Cardiovasc Electrophysiol* 4:561–572, 1993.

2. Josephson ME, Kastor JA: Supraventricular tachycardia: Mechanisms and management. *Ann Intern Med* 87:346, 1977.

3. Coumel P, Attuel P, Leclercq JP: Permanent form of junctional reciprocating tachycardia: Mechanism, clinical and therapeutic implications. In Narula OS, editor: Cardiac Arrhythmia, Electrophysiology, Diagnosis and Management, Baltimore, 1979, Williams & Wilkins, p 347.

4. Kose S, Amasyali B, Aytemir K, et al: Atrioventricular nodal reentrant tachycardia with multiple discontinuities in the atrioventricular node conduction curve: Immediate success rates of radiofrequency ablation and long-term clinical follow-up results as compared to patients with single or no AH-jumps. *J Interv Card Electrophysiol* 10:249–254, 2004.

5. McGuire MA, Robotin M, Yip AS, et al: Electrophysiologic and histologic effects of dissection of the connections between the atrium and posterior part of the atrioventricular node. *J Am Coll Cardiol* 23:693–701, 1994.

6. Haissaguerre M, Warin JF, D'Ivernois C, et al: Fulguration for AV nodal tachycardia: Results in 42 patients with a mean follow-up of 23 months. *Pacing Clin Electrophysiol* 13:2000–2007, 1990.

7. de Bakker JM, Loh P, Hocini M, et al: Double component action potentials in the posterior approach to the atrioventricular node: Do they reflect activation delay in the slow pathway? *J Am Coll Cardiol* 34:570–577, 1999.

8. Calkins H, Yong P, Miller JM, et al; for the Atakr Multicenter Investigators Group: Catheter ablation of accessory pathways, atrioventricular nodal reentrant tachycardia, and the atrioventricular junction. Final results of a prospective, multicenter clinical trial. *Circulation* 99:262–270, 1999.

9. Khairy P, Chauvet P, Lehmann J, et al: Lower incidence of thrombus formation with cryoenergy versus radiofrequency catheter ablation. *Circulation* 107:2045–2050, 2003.

10. Belle Van Y, Janse P, Theuns D, et al: One year follow-up after cryoballoon isolation of the pulmonary veins in patients with paroxysmal atrial fibrillation. *Europace* 10:1271–1276, 2008.

11. Kimman GP, Theuns DAMJ, Szili-Torok T, et al: CRAVT: A prospective, randomised study comparing transvenous cryothermal, and radiofrequency ablation in atrioventricular nodal reentrant tachycardia. *Eur Heart J* 25:2232–2237, 2004.

12. Dubuc M: Transvenous catheter ice mapping and cryoablation of the atrioventricular node in dogs. *Pacing Clin Electrophysiol* 22:1488–1498, 1999.

13. Gupta D, Al-lamee RK, Earley MJ, et al: Cryoablation compared with radiofrequency ablation for atrioventricular nodal re-entrant tachycardia: Analysis of factors contributing to acute and follow-up outcome. *Europace* 8:1022–1026, 2006.

14. Zrenner B, Dong J, Schreieck J, et al: Transvenous cryoablation versus radiofrequency ablation of the slow pathway for the treatment of atrioventricular nodal re-entrant tachycardia: A prospective pilot study. *Eur Heart J* 25:2226–2231, 2004.

15. Collins KK, Dubin AM, Chiesa NA, et al: Cryoablation versus radiofrequency ablation for treatment of pediatric atrioventricular reentrant tachycardia: Initial experience with 4-mm cryocatheter. *Heart Rhythm* 3:564–570, 2006.

16. Avari JN, Jay KS, Rhee EK: Experience and results during transition from radiofrequency ablation to cryoablation for treatment of pediatric atrioventricular nodal reentrant tachycardia. *Pacing Clin Electrophysiol* 31:454–460, 2008.

17. Schwagten B, Knops P, Janse P, et al: Long term follow-up after catheter ablation for AVNRT: A comparison of cryothermal and radiofrequency energy in a large series of patients. *J Interv Card Electrophysiol* 2010 Dec 14.

18. Chan NY, Mok NS, Lau CL, et al: Treatment of atrioventricular nodal re-entrant tachycardia by cryoablation with a 6 mm-tip catheter vs. radiofrequency ablation. *Europace* 11:1065–1070, 2009.

19. Skanes AC, Dubuc M, Klein GJ, et al: Cryothermal ablation of the slow pathway for the elimination of atrioventricular nodal re-entrant tachycardia. *Circulation* 102:2856–2860, 2000.

20. Lowe MD, Meara M, Mason J, et al: Catheter cryoablation of supraventricular arrhythmias: A painless alternative to radiofrequency energy. *Pacing Clin Electrophysiol* 26:500–503, 2003.

21. Friedman PL, Dubuc M, Green MS, et al: Catheter cryoablation of supraventricular tachycardia: Results of the multicenter prospective "frosty" trial. *Heart Rhythm* 1:129–138, 2004.

22. Gaita F, Montefusco A, Riccardi R, et al: Acute and long-term outcome of transvenous cryothermal catheter ablation of supraventricular arrhythmias involving the perinodal region. *J Cardiovasc Med (Hagerstown)* 7:785–792, 2006.

23. Jensen-Urstad M, Tabrizi F, Kennebäck G, et al: High success rate with cryomapping and cryoablation of atrioventricular nodal reentry tachycardia. *Pacing Clin Electrophysiol* 29:487–489, 2006.

24. Bastani H, Schwieler J, Insulander P, et al: Acute and long-term outcome of cryoablation therapy of typical atrioventricular nodal reentrant tachycardia. *Europace* 11:1077–1082, 2009.

25. De Sisti A, Tonet J, Barakett N, et al: Transvenous cryoablation of the slow pathway for the treatment of atrioventricular nodal re-entrant tachycardia: A single-centre initial experience study. *Europace* 9:401–406, 2007.

26. Sandilands A, Boreham P, Pitts-Crick J, Cripps T: Impact of cryoablation catheter size on success rates in the treatment of atrioventricular nodal re-entry tachycardia in 160 patients with long-term follow-up. *Europace* 10:683–686, 2008.

27. Rivard L, Dubuc M, Guerra PG, et al: Cryoablation outcomes for AV nodal reentrant tachycardia comparing 4-mm versus 6-mm electrode-tip catheters. *Heart Rhythm* 5:230–234, 2008.

28. Hindricks G: The Multicentre European Radiofrequency Survey (MERFS): Complications of radiofrequency catheter ablation of arrhythmias. The Multicentre European Radiofrequency Survey (MERFS) investigators of the Working Group on Arrhythmias of the European Society of Cardiology. *Eur Heart J* 14:1644–1653, 1993.

29. Efremidis M, Sideris A, Letsas KP, et al: Potential-guided versus anatomic-guided approach for slow pathway ablation of the common type atrioventricular nodal reentry tachycardia: A randomized study. *Acta Cardiol* 64:477–483, 2009.

30. De Sisti A, Tonet J, Gueffaf F, et al: Effects of inadvertent atrioventricular block on clinical outcomes during cryoablation of the slow pathway in the treatment of atrioventricular nodal re-entrant tachycardia. *Europace* 10:1421–1427, 2008.

31. Kimman GJ, Theuns DA, Janse PA, et al: One-year follow-up in a prospective, randomized study comparing radiofrequency and cryoablation of arrhythmias in Koch's triangle; clinical symptoms and event recording. *Europace* 8:592–595, 2006.

32. Fenelon G, d'Avila A, Malacky T, Brugada P: Prognostic significance of transient complete atrioventricular block during radiofrequency ablation of atrioventricular node reentrant tachycardia. *Am J Cardiol* 75:698–702, 1995.

33. Khairy P, Rivard L, Guerra PG, et al: Morphometric ablation lesion characteristics comparing 4, 6, and 8 mm electrode-tip cryocatheters. *J Cardiovasc Electrophysiol* 19:1203–1207, 2008.

34. Schwagten B, Jordaens L, Jessurun E, et al: Remote magnetic navigation guided single catheter ablation of the slow pathway is a safe and feasible approach for the treatment of patients with slow-fast AVNRT [abstract]. *Eur Heart J* 29(Suppl):399, 2008.

35. Theuns DAMJ, Kimman GP, Szili-Torok T, et al: Ice mapping during cryothermal ablation of accessory pathways in WPW: The role of the temperature time constant. *Europace* 6:116–122, 2004.

36. Parvez B, Goldberg SM, Pathak V, et al: Time to electrode rewarming after cryoablation predicts lesion size. *J Cardiovasc Electrophysiol* 18:845–848, 2007.

37. Jordaens L, Vertongen P, Verstraeten T: Prolonged monitoring for detection of symptomatic arrhythmias after slow pathway ablation in AV-nodal tachycardia. *Int J Cardiol* 44:57–63, 1994.

第 12 章

冷冻消融治疗间隔旁路

Felipe Atienza，Jesús Almendral

雷森 胡继强 方丕华 译

要点：

- 间隔区域应用冷冻消融具有良好的安全性，原因如下：
  1. $-30℃$ 时电生理效应的可逆性（冷冻标测）。
  2. $-80℃$，冷冻消融持续时间 < 10s 时，电生理效应仍为可逆（冷冻标测）。
  3. 冷冻消融时，导管固定黏附于组织上（冷冻黏附）。
  4. 冷冻消融损伤灶的特征（边缘清晰可见的环形损伤灶），冷冻消融导致穿孔、血栓形成及冠状动脉损伤的风险较低。

- 冷冻消融间隔旁路的平均即刻成功率为 84%，其中中间隔和希氏束旁区域旁路效果更好（88% ~ 89%）。

- 复发率平均为 31%（中间隔旁路相对更高）。

- 冷冻消融右侧间隔心律失常时，不会发生持续性房室传导阻滞。

- 结周消融应当考虑冷冻消融，特别是对于年轻患者。

导管射频消融治疗房室旁路介导的室上性心动过速非常有效。但对于一些特定区域，射频消融存在较高的首次失败率，并发症发生率及复发率也较高[1-12]。中间隔旁路和希氏束旁旁路位于正常房室传导系统近段，消融该区域旁路，存在房室传导阻滞（AVB）风险，因此极具挑战性[2-6, 12]。而后间隔区域解剖复杂，常规射频消融难度大，效果不佳，且存在损伤冠状动脉风险[8-11]。另外，右侧房室沟区域导管难以充分接触，稳定性差，消融效果差强人意，且有潜在并发症风险[13]这些问题在儿童消融时尤为明显，因为儿童患者的 Koch 三角更小，组织厚度更薄[14]相当一部分患者在射频消融时承受着高风险，或因安全考虑未能行消融治疗。因此，我们需要探索更加安全有效的消融能量，来消除间隔旁路。考虑到儿科患者出现永久 AVB 对其长期临床及生活质量的影响，这种探索尤为重要。

房间隔区域的冷冻消融能量特征

近来，冷冻消融能量已发展成为一种安全、有效的消融能量，在消融一些特定部位和心律失常基质时，可作为除导管射频消融外的另一种选择。冷冻消融能量的很多特征使得它在房间隔区具有特有的吸引力。这种技术使得导管头端温度降低到−30℃时，所产生的损伤灶是可逆的，称为冷冻标测，可在没有导致组织永久性损伤的情况下，评估对预消融部位的消融效果（图 12-1C）[15]另外，冷冻消融时，导管固定黏附于组织，我们能在持续消融的同时进行程序刺激（见图 12-1D），更重要的是，可以避免消融时导管的移位[15]在三尖瓣间隔区，导管并不总是足够稳定，结周消融时，无意中导管的移位是导致 AVB 的重要原因[3, 12-13]另外，冷冻消融不会出现交界性心律，因此消融时不需要考虑因结性心律的出现，而需要持续检查房室结传导的情况，从而能维持冷冻脉冲

的持续发放。[15]

与射频消融相比，冷冻损伤更有优势，特别是当需要考虑周围组织损伤的时候。与射频消融灶相比，冷冻消融灶为环形损伤灶，边缘清晰可见，其产生的胞外基质和内皮毁坏及表面血栓较轻。[1, 16-17]另外，应用冷冻消融的最低消融温度（−80℃）消融时，持续时间 < 15s 产生的损伤灶是可逆的，部分细胞仍存活（图 12-2 和图 12-3）。[17]在未开胸猪模型中，我们证实，一旦出现 AVB，10s 内停止冷冻消融，组织的电生理效应仍可逆。另外，短暂 AVB 后，长期随访均未发现房室传导阻滞的恶化，这些结果再一次强化了冷冻消融结周心律失常基质的安全性，即使是在应用最低温度时（−80℃）亦然。最后，冷冻消融的内皮损伤较轻，因而导致穿孔及血栓形成的可能性较低，这也是其潜在优点。[1, 16-17]相反，冠状窦内和（或）邻近冠状动脉的射频消融，则可能出现冠状动脉穿孔和热损伤，或冠状窦血栓形成等复杂情形。[11, 18]实验以及临床研究均表明，与射频消融相比，冷冻消融导致冠状动脉狭窄的风险显著减低。[18-20]

间隔旁路消融时，冷冻消融与射频消融的对比

导管射频消融可作为消除旁路的治疗选择，但间隔区域的消融对于介入治疗来说仍具有挑战性。囊括成人及儿童的大样本研究（大于 50 例患者）报道，与游离壁旁路相比，间隔旁路消融具有较低的即刻成功率（87%）和较高的复发率（8%～25%）（表 12-1）。[4-7]前述一些因素也许能解释这些结论，如完全 AVB 的风险增高，[2, 6-12]后间隔区域解剖的复杂性，[8-11]以及其他技术和临床问题。[6, 13]尽管审慎并保守地使用射频消融能量，消融导致的 AVB 风险仍值得关注（3%～8%）。出于安全考虑，仍有相当一部分患者的治疗被推迟。[2-6, 12-13]

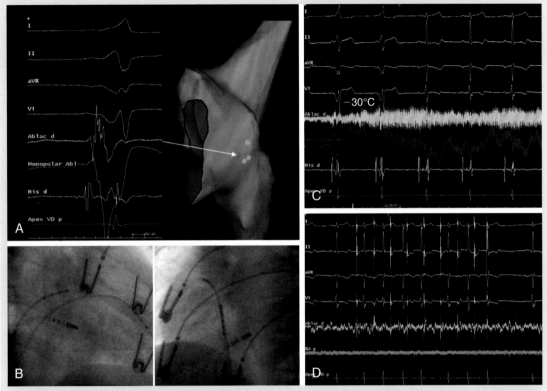

图 12-1　4mm 头端冷冻消融导管在 NavX 系统导航下行中间隔旁路冷冻消融。A：NavX 系统左前斜位时成功消融位点（红点）及成功消融位点的心内记录。B：导管于成功消融位点的二维透视影像右前斜位及左前斜位。C：−30℃冷冻标测时旁路传导阻滞。D：冷冻消融同时行心房刺激可见与消融前相似的文氏现象。红圈代表成功消融位点，绿圈代表未成功冷冻消融位点

冷冻消融已越来越多地应用于结周心律失常基质消融，包括间隔旁路。Kimman 等[21] 首先报道了以冷冻消融消除前间隔旁路的 1 例患者。后又有多个个案报道及随后的多中心联合研究[22-23]。我们首度报道了冷冻消融消除中间隔及希氏束旁旁路的一系列连续患者的长期消融效果（图 12-1）[24]。该研究中，我们前瞻性纳入并随访了 22 例连续性存在中间隔（$n = 12$）或希氏束旁（$n = 10$）旁路的青年及儿童患者，其中 36% 的患者在既往未成功的电生理检查中，被认为存在射频消融导致的 AVB 高风险。我们使用持续 4min −70℃的冷冻能量对这些患者进行消融，消融靶点为冷冻标测成功且不导致房室传导阻滞的位点，用该方法，在

不导致房室传导阻滞的情况下，所有行冷冻消融的患者（$n = 20$ 例）均达到旁路阻滞，总成功率达 91%。仅 2 例患者（1 例中间隔旁路，1 例希氏束旁旁路）冷冻标测未能确定旁路位点，未行冷冻消融。该 2 例患者经导航系统确定靶点后，用射频消融在靶点处消融成功。其他学者随后的研究得出的结论与我们相似[25]。图 12-3[16] 示一项实验性研究比较了冷冻消融与射频消融导致的损伤灶特点。这些特点能够解释上述消融结论：首先，较低的温度与较深的损伤灶相关，故冷冻标测（−30℃）的消融效果弱于冷冻消融（−70 ～ −80℃，见图 12-3A 和 B）。其次，射频消融可造成较冷冻消融更大的损伤灶，该特点特别表现在面

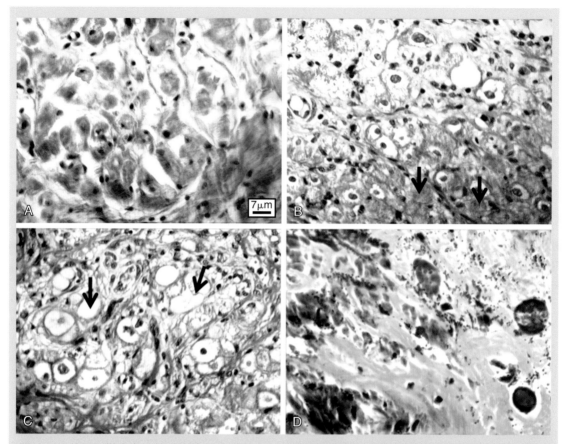

图 12-2 对照组样本房室结细胞特征（A）和一次冷冻消融导致 AVB 出现后 1 周时的房室结细胞特征（B～D）。A：对照样本，可见正常房室结细胞。B：第 6 号实验动物可见独立岛样存活细胞（箭头）被坏死细胞包绕（房室恢复急性期即恢复）。C：第 17 号实验动物可见以收缩成分丧失（箭头）为特征表现的中度变性改变以及中度胶原浸润（房室传导延迟恢复，为 1 周后恢复）。D：第 22 号实验动物可见严重细胞改变及合并凝固性坏死的致密胶原瘢痕（持续 AVB）。［摘自 *Atienza F，Almendral J，Sánchez-Quintana D，et al：Cryoablation time-dependent dose-response effect at minimal temperatures（−80 degrees C）：An experimental study，Europace 11：1538-1545，2009.*］

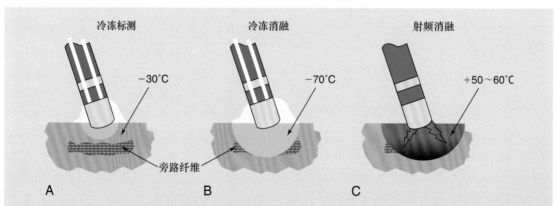

图 12-3 A：−30℃冷冻标测导致表面短暂损伤灶。B：冷冻消融时较低温度（−70～−80℃）导致较深及永久性损伤灶。C：射频消融形成的损伤灶较冷冻消融大，特别是在面积和体积方面，但深度上不明显

积和体积方面，而深度上则不明显（见图 13-3B 和 C）。虽然冷冻标测在确定成功消融位点上有较高的阳性预测价值，但其效应与较低温度时（−70 ～ −80℃）可能并不相同[24-26]，因此建议直接使用最低温度的冷冻消融代替冷冻标测，即：控制消融时间，观察是否消融成功，以此来提高即刻成功率。[27]

基于对这些结果的认识，一些国际多中心登记研究[26, 28]及单中心研究[25, 29-30]已报道了冷冻消融技术的安全性、有效性及标测的实用性（表 12-1 和表 12-2）。我们最近也对 100 例行冷冻消融的连续性右侧旁路患者进行了总结（表 12-1）。这些关于冷冻消融的研究中一些仅纳入儿科患者（小于 18 周岁），[25, 28-29]另一些则完全集中于成人[26]或集中于间隔区域心律失常的冷冻消融，其中大多数为 AVNRT。[25-26, 28-29]半数研究[23-24, 26, 29]全部使用 4mm 冷冻消融导管头端，其余则使用的是 4mm 或 6mm 头端（见表 12-2）。[25, 28, 30]尽管上述这些研究（基线水平）在临床特征存在着异质性，但冷冻消融方法、转归分类、间隔旁路冷冻消融的平均即刻成功率（84%）都非常相似（见表 12-1）。这些研究最常见的消融部位为中间隔及希氏束旁旁路，其消融即刻成功率（平均 88% ～ 89%）较前间隔及后间隔旁路区域（平均 77% ～ 78%）更好。这些结果与射频消融前，前间隔及中间隔旁路[4-5]的大样本（大于 90 例患者）研究结果无显著差异。

复发率

到目前为止，仅 4 个研究报道了冷冻消融间隔旁路的长期预后。[23-25, 30]汇总结果显示了 31% 的平均复发率（表 12-1）。该复发率较其他旁路消融复发率高，另外，与选择性纳入较年轻患者相比，该复发率也较高。[25, 28, 30-31]尽管前间隔与希氏束旁旁路[24-25, 30]消融复发率相似，但其与中间隔区域旁路消融的复发率有显著差异。[24, 30]我们对 11 例中间隔旁路患者随访 286 天观察到 9% 的复发率[24]，但 Bar-Cohen 等[30]报道年龄较小者（小于 15 岁）复发率高达 77%。这可能由于年龄小患者的心脏较小，后间隔区域解剖结构复杂及纳入了既往射频消融失败的复杂病例等原因导致。

与多中心射频消融研究（PAPCA 研究）的结果相比，右侧旁路的复发率似乎相对较高（25% 比 45%，$P = 0.3$）。特别是中间隔旁路的年轻患者。[6, 30]因研究病例数有限，这些结果需谨慎对待。然而，无论是射频消融还是冷冻消融，间隔旁路消融的复发率较其他部位均高，可见间隔旁路的消融难度确实较其他部位大。

房室传导阻滞风险

尽管已非常注意射频消融的使用，但间隔区域消融时，仍存在着相当比例的医源性 AVB（3% ～ 8%）。[2-6, 12-13]相反，目前还没有冷冻消融右侧间隔旁路导致的持续 AVB 的文献报道。[15, 18, 21-34]其原因是因为冷冻技术在使用 −30℃（冷冻标测）时产生的是可逆的损伤灶，该功能使得可以在应用更低温度（冷冻消融）形成永久损伤灶前检测消融效果。[15]然而，冷冻消融前行 −30℃ 时的冷冻标测，可能不能总是准确预测冷冻消融时发生的电生理效应。如冷冻标测某位点时无消融副作用，而随后的冷冻消融（−70 ～ −80℃，图 12-4）则出现了消融副作用。[23-27, 32-34]我们及其他学者的研究都曾报道过，在之前冷冻标测认为"安全"并由导航系统确认位置的位点，在冷冻消融时仍然出现了短暂的高度 AVB。[24-26]所有这些病例在及时停止冷冻消融后，AVB 均在几秒至几分钟内消失，且房室电生理特征最后均逐渐恢复至正常水平。[23-27, 32-34]在这些病例中，没有患者出现持续的 AVB 或者需

表 12-1 大多数囊括旁路消融的电生理研究中射频消融（＞90 例患者）与冷冻消融（＞10 例患者）预后的比较

研究	病例数 N	前间隔 成功	前间隔 复发	希氏束旁 成功	希氏束旁 复发	中间隔 成功	中间隔 复发	后间隔 成功	后间隔 复发	右前侧 成功	右前侧 复发	所有间隔旁路 成功	所有间隔旁路 复发
射频消融													
Brugada et al.[4]	98	16/17 (94%)		39/43 (94%)		33/37 (89%)						88/97 (91%)	
Mandapati et al.[5]	102	28/36 (78%)	4/28 (14%)			16/20 (80%)	2/16 (12%)	41/46 (89%)	1/41 (2%)			85/102 (83%)	7/85 (8%)
Van Hare et al.[6]	353										(16%)		(25%)
均数	**553**	**44/53 (83%)**				**49/57 (86%)**						**173/199 (87%)**	
冷冻消融													
Atienza（最新结果）	100	7/10 (70%)		37/41 (90%)		34/38 (89%)		5/9 (56%)		1/2 (50%)		83/98 (85%)	
Atienza et al.[24]	22			9/10 (90%)	2/9 (22%)	11/12 (92%)	1/11 (9%)					20/22 (91%)	3/20 (15%)
Bar-Cohen et al.[30]	37	15/19 (79%)	4/15 (27%)			9/12 (75%)	7/9 (77%)	5/6 (83%)	2/5 (40%)			29/37 (78%)	13/29 (45%)
Drago et al.[29]	12	6/7 (86%)				4/4 (100%)		1/1 (100%)				11/12 (92%)	
Friedman et al.[26]	15	5/6 (83%)				1/1 (100%)		5/6 (83%)		2/2 (100%)		11/13 (85%)	
Gaita et al.[23]	20			11/11 (100%)		9/9 (100%)						20/20 (100%)	4/20 (20%)
Kirsh et al.[28]	31	8/11 (73%)	3/11 (27%)			4/5 (80%)	1/5 (20%)			6/14 (43%)	8/14 (57%)	23/30 (75%)	7/30 (25%)
Kriebel et al.[25]	19			2/4 (50%)				1/5 (20%)		4/6 (67%)		6/9 (67%)	
均数	**256**	**41/53 (77%)**	**7/26 (27%)**	**50/56 (89%)**		**61/69 (88%)**	**9/25 (36%)**	**21/27 (78%)**		**13/24 (54%)**		**183/219 (84%)**	**31/99 (31%)**

表 12-2　大多数囊括旁路消融的电生理研究（＞10 例病例）中临床特征及冷冻消融方法特征

研究	病例数 N	年龄	心律失常基质	导管头端
Atienza（最新结果）	100	26±12（范围，4～62）	右侧 AP	4，6mm
Atienza et al. [24]	22	28±12（范围，11～55）	中间隔，希氏束旁	4mm
Bar-Cohen et al. [30]	37	15.6（范围，4.3～40.9）	间隔 AP	4，6mm
Drago et al. [29]	12	13.2±3.6	AVNRT，间隔 AP	4mm
Friedman et al. [26]	15	39±13	AVNRT，AP，AF	4mm
Gaita et al. [23]	20	NA	中间隔，希氏束旁	4mm
Kirsh et al. [28]	31	13±4	AVNRT，AP，AT，VT	4，6mm
Kriebel et al. [25]	19	10.1±3.5（范围，3～17）	AVNRT，间隔 AP	4，6m

AF，心房颤动；AP，旁路；AT，房性心动过速；AVNRT，房室结折返性心动过速；NA，未见；VT，室性心动过速

要起搏治疗。

我们最近的一项研究建立了非开胸猪消融模型，分析了冷冻消融持续时间与 AVB 出现后传导重新恢复之间的关系[17]，发现最低冷冻消融温度（−80℃）的安全窗至少在 10s，10s 内停止消融可观察到房室结电生理特征的完全恢复。该研究证实了使用冷冻消融的最低消融温度（−80℃）时，只要持续时间＜15s，其所导致的完全 AVB 有良性预后。该现象的原因为冷冻能量所导致的可逆性损伤灶（最低温度−80℃的冷冻标测）使得一些具有活性的心肌细胞存活下来（图 12-2）。然而，还需要对人类进行长期研究，以此来确定这种在模型上所观察到的现象，即是否在人类组织，也存在最低温度损伤灶的可逆性，及因此所产生的良性预后。

冷冻消融间隔旁路的前景

为了增加冷冻消融的成功率，并减少复发，应用了更积极的策略。如实验结果所期望的，较大的冷冻消融头端可产生更大的损伤灶，并降低 AVNRT 冷冻消融的复发率。[16, 34] 对于旁路患者，建议直接通过控制时间来观察消融效果，以此取代冷冻标测，来获得更高的成功率。[27] 我们的研究表明，结周消融时即使使用低档温度（−80℃）和较大的消融电极头端，只要在出现 AVB 的 10s 以内停止消融，就不会出现持续的 AVB。[17] 当面临 AVB 高风险的心律失常基质时，可能需要这些结果用以进一步明确冷冻消融在这方面的作用。

结论

无论选择何种消融能量和设备，间隔区域在消融时都具有很大的挑战性。鉴于文献报道，至今冷冻消融没有导致持续的 AVB，在高风险的结周消融时，越来越多的人选择冷冻消融。这个出色的安全特征源于这种技术在−30℃（冷冻标测）甚至−80℃冷冻消融时［只要在出现副反应 10s 内（冷冻消融标测）停止］损伤灶的可逆性。基于这些原因，冷冻消融已成为结周消融的可选择能量之一，特别是在年轻患者。

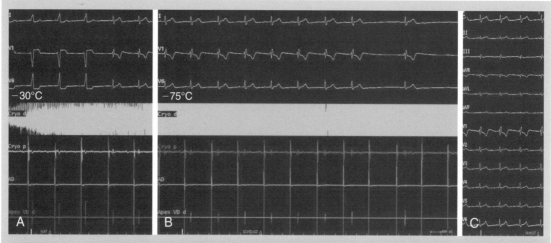

图 12-4　在 −30℃ 冷冻标测时被认为安全的位点，使用 −75℃ 冷冻消融过程中出现短暂 AVB。A：−30℃ 冷冻标测时可见旁路传导阻滞。注意没有房室传导延长。B：当导管头端温度达到 −75℃ 时出现进行性 AV 间期延长并导致 AVB。C：消融后 2h，可见 PR 间期完全恢复正常，而旁路传导持续性阻滞

参考文献

1. Calkins H, Langberg J, Sousa J, et al: Radiofrequency catheter ablation of accessory atrioventricular connections in 250 patients. Abbreviated therapeutic approach to Wolff-Parkinson-White syndrome. *Circulation* 85:1337–1346, 1992.

2. Xie B, Heald SC, Bashir Y, et al: Radiofrequency catheter ablation of septal accessory atrioventricular pathways. *Br Heart J* 72:281–284, 1994.

3. Schaffer MS, Silka MJ, Ross AB, et al: Inadvertent atrioventricular block during radiofrequency catheter ablation. Results of the Pediatric Radiofrequency Ablation Registry. *Circulation* 94:3214–3220, 1996.

4. Brugada J, Puigfel M, Mont L, et al: Radiofrequency ablation of anteroseptal, para-Hisian, and mid-septal accessory pathways using a simplified femoral approach. *Pacing Clin Electrophysiol* 21(4 Pt 1):735–741, 1998.

5. Mandapati R, Berul CI, Triedman JK, et al: Radiofrequency catheter ablation of septal accessory pathways in the pediatric age group. *Am J Cardiol* 92:947–950, 2003.

6. Van Hare GF, Javitz H, Carmelli D, et al: Pediatric Electrophysiology Society: Prospective assessment after pediatric cardiac ablation: Demographics, medical profiles, and initial outcomes. *J Cardiovasc Electrophysiol* 15:759–770, 2004.

7. Van Hare GF, Javitz H, Carmelli D, et al: Participating Members of the Pediatric Electrophysiology Society: Prospective assessment after pediatric cardiac ablation: Recurrence at 1 year after initially successful ablation of supraventricular tachycardia. *Heart Rhythm* 1:188–196, 2004.

8. Sánchez-Quintana D, Ho SY, Cabrera JA, et al: Topographic anatomy of the inferior pyramidal space: Relevance to radiofrequency catheter ablation. *J Cardiovasc Electrophysiol* 12:210–217, 2001.

9. Garcia-Garcia J, Almendral J, Arenal A, et al: Irrigated tip catheter ablation in right posteroseptal accessory pathways resistant to conventional ablation. *Pacing Clin Electrophysiol* 25:799–803, 2002.

10. Blaufox AD, Saul JP: Acute coronary artery stenosis during slow pathway ablation for atrioventricular nodal reentrant tachycardia in a child. *J Cardiovasc Electrophysiol* 15:97–100, 2004.

11. de Paola AA, Leite LR, Arfelli E: Mechanical reperfusion of acute right coronary artery occlusion after radiofrequency catheter ablation and long-term follow-up angiography. *J Invasive Cardiol* 15:173–175, 2003.

12. Kuck KH, Schluter M, Gursoy S: Preservation of atrioventricular nodal conduction during radiofrequency current catheter ablation of midseptal accessory pathways. *Circulation* 86:1743–1752, 1992.

13. Pecht B, Maginot KR, Boramanand NK, Perry JC: Techniques to avoid atrioventricular block during radiofrequency catheter ablation of septal tachycardia substrates in young patients. *J Interv Card Electrophysiol* 7:83–88, 2002.

14. Goldberg MJ, Caplan K, Heidelberger P, Dick M: The dimensions of the triangle of Koch in children. *Am J Cardiol* 83:117–120, 1999.

15. Skanes AC, Dubuc M, Klein GJ, et al: Cryothermal ablation of the slow pathway for the elimination of atrioventricular nodal reentrant tachycardia. *Circulation* 102:2856–2860, 2000.

16. Khairy P, Chauvet P, Lehmann J, et al: Lower incidence of thrombus formation with cryoenergy versus radiofrequency catheter ablation. *Circulation* 107:2045–2050, 2003.

17. Atienza F, Almendral J, Sánchez-Quintana D, et al: Cryoablation time-dependent dose-response effect at minimal temperatures (−80 degrees C): An experimental study. *Europace* 11:1538–1545, 2009.

18. Schneider HE, Kriebel T, Gravenhorst VD, Paul T: Incidence of coronary artery injury immediately after catheter ablation for supraventricular tachycardias in infants and children. *Heart Rhythm* 6:461–467, 2009.

19. Skanes AC, Jones DL, Teefy P, et al: Safety and feasibility of cryothermal ablation within the mid- and distal coronary sinus. *J Cardiovasc Electrophysiol* 15:1319–1323, 2004.

20. Aoyama H, Nakagawa H, Pitha JV, et al: Comparison of cryothermia and radiofrequency current in safety and efficacy of catheter ablation within the canine coronary sinus close to the left circumflex coronary artery. *J Cardiovasc Electrophysiol* 16:1218–1226, 2005.

21. Kimman GJ, Szili-Torok T, Theuns DA, Jordaens LJ: Transvenous cryothermal catheter ablation of a right anteroseptal accessory pathway. *J Cardiovasc Electrophysiol* 12:1415–1417, 2001.

22. Lanzotti ME, De Ponti R, Tritto M, et al: Successful treatment of anteroseptal accessory pathways by transvenous cryomapping and cryoablation. *Ital Heart J* 3:128–132, 2002.

23. Gaita F, Haissaguerre M, Giustetto C, et al: Safety and efficacy of cryoablation of accessory pathways adjacent to the normal conduction system. *J Cardiovasc Electrophysiol* 14:825–829, 2003.

24. Atienza F, Arenal A, Torrecilla EG, et al: Acute and long-term outcome of transvenous cryoablation of mid-septal and parahissian accessory pathways in patients at high risk of atrioventricular block during radiofrequency ablation. *Am J Cardiol* 93:1302–1305, 2004.

25. Kriebel T, Broistedt C, Kroll M, et al: Efficacy and safety of cryoenergy in the ablation of atrioventricular reentrant tachycardia substrates in children and adolescents. *J Cardiovasc Electrophysiol* 16:960–966, 2005.

26. Friedman PL, Dubuc M, Green MS, et al: Catheter cryoablation of supraventricular tachycardia: Results of the multicenter prospective "frosty" trial. *Heart Rhythm* 1:129–138, 2004.

27. Kaltman JR, Tanel RE, Wegrzynowicz B, et al: Time and temperature profile of catheter cryoablation of right septal and freewall accessory pathways in children. *J Cardiovasc Electrophysiol* 19:343–347, 2008.

28. Kirsh JA, Gross GJ, O'Connor S, Hamilton RM: Cryocath International Patient Registry: Transcatheter cryoablation of tachyarrhythmias in children: Initial experience from an international registry. *J Am Coll Cardiol* 45:133–136, 2005.

29. Drago F, De Santis A, Grutter G, Silvetti MS: Transvenous cryothermal catheter ablation of re-entry circuit located near the atrioventricular junction in pediatric patients: Efficacy, safety, and midterm follow-up. *J Am Coll Cardiol* 45:1096–1103, 2005.

30. Bar-Cohen Y, Cecchin F, Alexander ME, et al: Cryoablation for accessory pathways located near normal conduction tissues or within the coronary venous system in children and young adults. *Heart Rhythm* 3:253–258, 2006.

31. Collins KK, Rhee EK, Kirsh JA, et al: Pediatric and Congenital Electrophysiology Society's Working Group on Cryoablation: Cryoablation of accessory pathways in the coronary sinus in young patients: A multicenter study from the Pediatric and Congenital Electrophysiology Society's Working Group on Cryoablation. *J Cardiovasc Electrophysiol* 18:592–597, 2007.

32. Fischbach PS, Saarel EV, Dick M II: Transient atrioventricular conduction block with cryoablation following normal cryomapping. *Heart Rhythm* 1:554–557, 2004.

33. Kimman GP, Theuns DAMJ, Szili-Tovok T, et al: CRAVT: A prospective, randomized study comparing transvenous cryothermal and radiofrequency ablation in atrioventricular nodal reentrant tachycardia. *Eur Heart J* 25:2232–2237, 2004.

34. Rivard L, Dubuc M, Guerra PG, et al: Cryoablation outcomes for AV nodal reentrant tachycardia comparing 4-mm versus 6-mm electrode-tip catheters. *Heart Rhythm* 5:230–234, 2008.

第 13 章

冷冻消融治疗心房扑动

Peter S. Andrew，Annibale S. Montenero

陈雄彪　唐恺　方丕华　译

> **要点：**
>
> - 心房扑动（AFL）是临床上第二常见的心律失常。
>
> - 通过一些诸如冷冻导管消融（CCA）的根治性治疗措施可以降低因药物治疗、复律和住院等带来的直接医疗费用。
>
> - AFL 的 CCA 治疗疼痛轻、并发症发生率低、有效率高，且治疗效果维持时间长（往往是永久性的）。
>
> - 安全问题通常出现在血管通路和导管操作、冷冻能量造成的意外组织损伤以及继发于透视的放射线辐射损伤方面。
>
> - 临床研究报道其即刻成功率在 56% 到 100% 之间，症状复发率在 0% 到 25% 之间。
>
> - 有报道表明在随访过程中可能有新发心房颤动（AF）发作，故 AFL 消融治疗术后需要进行有效的随访监测。
>
> - 为最大限度地发挥 CCA 的潜力，有待开发出更易操作、更可控、可造成更深更广范围损伤的点状消融导管。

出于对选择成本 - 效益高的治疗方法来降低医疗费用的重视与期待，一些治疗方法比如冷冻导管消融（CCA）应运而生。它们可以降低常见心律失常如心房扑动（AFL）的临床和经济负担。本章首先简要地介绍 AFL 的流行病学、药物经济学、症状、临床表现及病理生理学，然后进一步深入讨论 AFL 的 CCA 治疗，特别是此项治疗的临床前及临床应用情况以提供一个从基础到临床的全貌。

流行病学和药物经济学

AFL 是临床实践中仅次于心房颤动（AF）第二常见的房性心律失常。[1]男性、老年人以及有心衰病史及慢性阻塞性肺疾病的人是发生这种心脏疾病的最高危个体。AFL 的发生率随年龄显著增加，从 > 50 岁时的 5/100 000 到 > 80 岁时的 587/100 000。考虑到未来几十年内老龄人口在总人口中所占比重会越来越大，AFL 的患病率将会进一步增加。[2]最近一项针对美国全国范围内的医保赔付数据库的回顾性分析表明，2005 年在美国仅患 AF 的人口为 303 万，仅患 AFL 者为 7 万，AF 和 AFL 共患者为 19 万。[2]预计到 2050 年，仅患 AF 的人口将达到 756 万，仅患 AFL 者将达到 15 万，AF 和 AFL 共患者将达到 44 万。由于和美国人口差不多，这些患病率的估计也可以应用于欧盟范围内。

AFL 让人丧失劳动能力、带来直接或间接的医疗支出并且因为疾病状态造成生活质量下降。这些相关疾病负担对社会和个人都造成显著影响。假定其年医疗费用与目前报道的 AF 费用相同，[3]仅仅在治疗花费一项，每例 AFL 患者每年预计将需要约 10 000 美元。每例患者的年花费加上未来几十年 AFL 患病率的增加使得降低 AFL 医疗支出成为一种需要。广泛应用的、具有潜在治愈能力的治疗方式如导管消融尽管短期增加费用，但长期看可以减轻 AFL 相关的疾病负担。通过降低长期住院需要、心脏复律次数、药物治疗量以及随诊次数可以实现上述目的。[4]实际上，最近的一项多变量分析表明，因 AFL 行导管消融的患者可以安全地实现当天手术当天出院。这进一步提高了患者的满意度且节省了医疗支出。[5]

症状和临床表现

检查发现，发生扑动的心脏其心房频率达正常搏动心脏的 5 倍且房室之间常呈典型的 2∶1 或 4∶1 传导。在这种心脏活动加速且房室收缩不协调的情况下，心脏的泵血功能下降，从而表现出 AFL 的临床症状。其常见症状有心悸、眩晕、胸部紧缩感、呼吸急促和疲乏等。当然，也有一部分 AFL 患者没有症状。AFL 虽然不是一种致命性心律失常，但可以引起低血压、降低心排血量、加重肺充血以及诱发心肌缺血等。[6]另外，永久性 AFL 伴快速心室率可以导致心动过速性心肌病，[7]与普通人群相比，AFL 患者卒中风险明显为高。[8-9]

病理生理学

尽管有许多可能的病因，但 AFL 的准确病因尚未完全阐明。[10]AFL 可发生于有既往心脏疾病或心脏手术史的患者的心肌瘢痕周围，[11]也可以发生于没有明确心脏疾病的患者中。[12-13]AFL 有两种类型：Ⅰ型（也称为典型、普通型或逆钟向峡部依赖型）和Ⅱ型（也称为不典型或非峡部依赖型）。Ⅰ型与Ⅱ型的鉴别包括扑动频率（Ⅰ型频率为 240 ～ 340 次 / 分，Ⅱ型频率为 340 ～ 440 次 / 分），可激动间隙的存在，可否被短暂拖带（Ⅰ型可以而Ⅱ型不可以），Ⅱ型可以"逐步"转变为Ⅰ型等。[14]而且，典型 AFL 的心电图可在Ⅱ、Ⅲ和 aVF 导联上见到经典的负向"锯齿"样扑动波（图 13-1）。Ⅰ

型 AFL 沿着三尖瓣环折返，界嵴或静脉窦（sinus venosa）（上下腔静脉间的区域）被认为是其功能性后部屏障，三尖瓣环构成其前部屏障。[15] 三尖瓣峡部是一个缓慢传导区，它是 I 型 AFL 的标准消融靶点（图 13-2）。有时候沿该区域消融会很困难。这可能是因为不同患者间存在解剖变异，如欧氏瓣下凹陷或延伸到峡部的梳状肌。[16]

与 I 型 AFL 相比，II 型 AFL 消融靶点的确定和消融更为困难。后者为非峡部依赖，可以起源于右心房或左心房。[17-18] 右侧起源者包括上环折返、游离壁折返、8 字折返，左侧起源者与二尖瓣环、肺静脉及左间隔有关。[19] 在 II 型 AFL 患者中最常见到的心律失常形式为激动绕着一个大屏障旋转构成大折返环。[20] 在这些部位的成功消融有赖于精确地标测出参与该心律失常的折返环及其关键峡部。计算机辅助解剖学精确标测对于冷冻消融 II 型 AFL 是一项极其有用的技术，它可以将激动图与解剖结构融合到一起。[20-21] 一些专门的系统能实现心房的三维重建、逐点构建心房激动图并且定位瘢痕组织或传导阻滞区，其更广泛的使用可以使标测和消融更容易。

冷冻消融：从基础到临床

应用冷冻能量作为治疗能量有一段很长的历史。它曾被用于一些心脏以外的医学领域中。[22-23] 冷冻能量能可逆地改变心脏组织电活动的这一特性（或者说能力）得到实际应用是在 20 世纪 60 年代。[24] 这一特性带给 CCA 的优势就是现在的冷冻标测技术。[25] 然而直到 20 世纪 90 年代晚期，才将能以接近 -80℃ 的低温输送的冷冻能量成功地整合到可以进行高选择、高精度心肌组织消融的点状消融导管上。由 Dubuc 等[26] 进行的一项临床前研究表明，在实验犬中通过静脉置入内可控导管进行经皮心脏组织 CCA 具有可行性。随访研究证明了在房室结（AVN）高危区域进行 CCA 的安全性，也发现了其心内膜损伤轻、血栓形成少等优点。[27] 研究中也没有出现急、慢性并发症。而且大体及组织学检查中发现不同型号头端的点状导管均可以建立连续、透壁损伤。[28]

临床前研究表明冷冻消融的可行性

冷冻能量输送的主要优点是在达到永久性不可逆传导阻滞前，可以可逆性地抑制

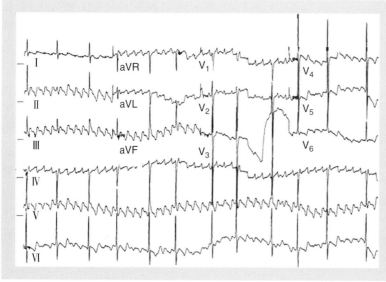

图 13-1 心电图上心房扑动的典型"扑动波"

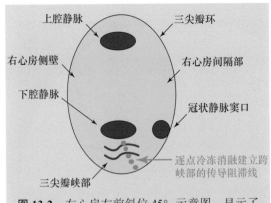

图 **13-2** 右心房左前斜位 45° 示意图，显示了三尖瓣峡部的解剖边界。该部位是冷冻消融过程中建立双向传导阻滞线的靶区域

心脏组织的电生理特性。这一点经将可控弯消融导管在犬 AVN 等局灶靶点产生有效心肌损伤的动物实验得到了证明。[29] 几年后，Timmermans 等 [30] 发现相同的导管可以成功地消融犬的下腔静脉三尖瓣峡部（CTI）从而达到该靶区域永久的双向传导阻滞。在些动物实验中用 CCA 治疗 AFL 的可行性结论推动了应用可控冷冻消融导管安全、有效地治疗人类 AFL 的研究。

冷冻消融操作的基本特征

CCA 是一项微创操作，有一些关键步骤。通过右股静脉将多极导管置入右心房后，在透视指引下将导管放到合适的位置（本中心 AFL 消融的常规设置见图 13-3 和图 13-4）。成功的消融有赖于标测到折返环上能被阻断的关键部位。在定位后，即可以在延伸到解剖边缘的缓慢传导关键区域进行逐点消融以阻断大折返环。通常以平均温度 −80℃ ±5℃、每次冷冻 3 ～ 5min 输出冷冻能量进行逐点消融来建立跨关键区域的双向传导阻滞线。为了增加效果提高操作获益，一些术者对最后的参数做了改良。[31-33]消融后从消融线两侧的冠状窦和右心房分别进行起搏，跨心房扑动峡部的双向阻滞表明峡部阻滞。

有时，只有在消融 CTI 后心律失常不能终止时才会发现 AFL 为非 CTI 依赖型。非 CTI 依赖型 AFL 的消融通常很困难。[20]而且，如果存在多个可能的折返环，其电学通路可能会在不同的环路中前后变化。多个折返环的存在使得确定合适的消融靶区域复杂化。

临床研究中评价冷冻消融安全性和有效性的终点

操作和器械相关并发症、心脏组织冻伤引起的不适、双向传导阻滞、消融后 AFL 不可诱发、随访过程中症状复发、随访过程中传导复发是评价 CCA 安全性和有效性的主要的临床终点。[34]即刻成功的主要评价方法是在术中达到了双向传导阻滞。长期成功一般是指在随访过程中无症状复发和（或）在电生理研究（EPS）复查中未出现传导恢复。[34]但多数报道的随访复发数据均比较主观。因此，那些仅仅依赖在随访中患者自主症状而不是通过再次 EPS 评价复发的研究可能会低估导管消融的真实失败率。只有通过客观测量，如在随访中通过再次 EPS 验证双向传导阻滞的存在，才能确认导管消融的长期成功。一些临床研究通过重复 EPS 来确定双向传导阻滞的持续存在。[32, 35-36]但将 EPS 复查作为一项随访评价方法广泛应用存在一个障碍，即很多无症状患者可能会拒绝这种有创性的检查。

临床研究表明冷冻消融的安全性和有效性

在上述的临床前实验证明了 CCA 治疗 AFL 的可行性之后开展了大量临床研究。它们进一步表明了其安全性及有效性（表 13-1）。尽管在临床研究中 CCA 的安全特性非常突出，[37]但是仍有一些报道指出这有赖于临床医师付出更多的努力。[38]安全性关注点主要在于获得血管通路和进行导管操作时造成的组织损伤、冷冻造成的意外组织破坏以及继发于透视的放射线暴露。

图 13-3 左前斜 45°投照体位下，观察冷冻消融导管在右心房的位置。ABI，消融导管；AL1，右心房前侧壁电极；CS1，冠状静脉窦远端电极；CS os，位于冠状静脉窦口的近端电极；HIS，希氏束电极导管

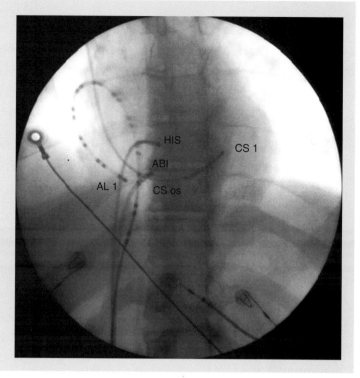

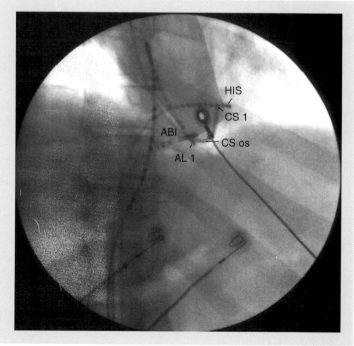

图 13-4 右前斜投照体位下，观察冷冻消融导管在右心房的位置。ABI，消融导管；AL1，右心房前侧壁电极；CS1，冠状静脉窦远端电极；CS os，位于冠状静脉窦口的近端电极；HIS，希氏束电极导管

临床研究和实践中应用的点状冷冻消融导管类型

CryoBlator（波科公司，即以前的 CryoCor，内蒂克，马萨诸塞州）6.5mm、10mm、和 15mm 头端导管（图 13-5）以及 Freezor Xtra 和 Freezor *MAX*（Medtronic CryoCath LP，Pointe-Claire，魁北克，加拿大）导管（图 13-6）是已经应用于临床研究的标准点状冷冻消融导管。Freezor Xtra 是一种直径 7F、工作长度 108cm、导管消融头端 6mm 的单弯导管。它有四个标测电极以 2-5-2 的间距组合，有三种可用长度（短、中、长）。Freezor *MAX* 是一种直径 9F、工作长度 90cm、导管消融头端 8mm 的单弯导管。它的四个标测电极以 3-5-2 的间距组合，有两种可用长度（中、长）。冷冻消融系统的标准构成设备示意图见于其他文献。[39]

在临床实践中已用 CryoBlator 和 Freezor 消融导管治疗了成百上千例 AFL 患者。Freezor Xtra 和 Freeze *MAX* 导管均已经在欧盟和美国实现商业化应用。CryoBlator 导管在欧盟也已经实现商业化应用，但目前在美国用它治疗 AF 和 AFL 还处于试验性使用阶段。

应用 CryoBlator 导管进行的非随机临床研究

Rodriguez 等[40] 首先报道了应用 10F、6mm 头端的消融导管治疗 15 例 I 型 AFL 患者的研究。所有患者（100%）均达到双向传导阻滞，没有并发症的报道。另一项用同样导管进行的调查研究在 35 例 I 型 AFL 患者中达到了 97% 的成功率。[41] 在中位随访期 17.6 个月（范围 9.6 ～ 26.1 个月）后，症状复发率为 11%。随后，Rodriguez 等[42] 报道了在 73 例 AFL 患者中的即刻成功率为 99%。但其症状复发率在经过平均 17 个月的随访后也是 11%。另外，该研究里有少数在首次消融后仍有症状的"失败"患者接受了再次消融术。这些患者接受再次消融后没有症状复发。

另外一些研究报道，以术后症状复发来评价，消融结果并不理想。一项纳入 48 例 I 型 AFL 患者的多中心临床研究报道即刻成功率为 94%，6 个月随访期的症状复发率为 25%。[43] 而且，该研究中有一项严重的操作相关并发症即与静脉通路相关的股部血肿。该研究对患者特征进行多变量分析的结果表明，从统计学上看并未发现症状复发的预测因素。但某些患者特征，如吸烟和高脂血症，可能会导致晚期复发。[43]

最近，由 Moreira 等[44] 进行了一项前瞻性研究通过长期随访（消融后第 1、3、6、9 和 12 个月，此后每年一次）调查复发率。通过 12 导联 ECG、24 小时 Holter 监测和患者日志信息确定 AFL 复发。该研究中的 180 例 I 型 AFL 患者每例均应用 10F、6.5mm 头端导管进行消融，平均冷冻 7 次（范围 3 ～ 20 次）、平均温度－88℃、每次冷冻 3min。其即刻成功率为 95%，没有出现并发症，平均随访 27 个月（范围 12 ～ 60 个月）时复发率为 9%。多数复发出现在随访第一年中。值得注意的是，本研究针对没有 AF 既往史的患者进行亚组分析，发现 AF 发病率为 35%。射频导管消融术（RFCA）治疗 AFL 后发生 AF 见于一些报道。[45-46] Feld 等[47] 的报道中即刻成功率为 87.5%，生存分析的结果显示，仅通过严格的事件记录发现的复发率为 19.7%；而通过患者日志来确定的复发率仅为 9.8%。Manusama 等[33] 应用 10F、10mm 头端导管进行的研究结果表明，即刻成功率为 97%，在一段相当长的、平均 37 个月（范围 30 ～ 40 个月）的随访期内症状复发率为 8.3%。该研究是应用此种导管的报道中效果最好的一个。

应用 Freezor 导管进行的非随机临床研究

Montenero 等[35] 组织了一项临床研究，对 45 例 AFL 患者经 7F、6mm 导管治疗的长期复发情况进行了评估。该研究采用了一项改良的消融技术。与应用传统逐点局灶消融

表 13-1 冷冻消融治疗 AFL 的临床研究结果一览表

作者	导管型号	冷冻消融患者量	冷冻消融安全性结果	冷冻消融有效性结果	平均随访时间（月）
Rodirguez (2002) [40]	10F、6mm	15	无并发症	100% 即刻成功率	~3
Timmermans (2003) [54]	10F、6mm	7	无并发症	100% 即刻成功率；0% 症状复发率	6
Rodirguez (2004) [42]	10F、6mm	73	无并发症	99% 即刻成功率；11% 症状复发率	15
Manusama (2004) [31]	10F、6mm	40	无并发症	98% 即刻成功率；5% 症状复发率	11.7
Manusama (2004) [41]	10F、6mm	35	无主要不良事件；无血栓栓塞并发症	97% 即刻成功率；11% 症状复发率	17.6
Daubert (2005) [43]	10F、6mm	48	1例严重操作相关并发症（股部血肿）	94% 即刻成功率；25% 症状复发率	6
Montenero (2005) [35]	7F、6mm	45	无并发症	87% 即刻成功率；37% 术后 3 个月 EPS 复查时传导恢复；0% 在术后 9 个月随访时症状复发	9
Montenero (2005) [49]	9F、8mm	77	无并发症	96% 即刻成功率；30% 术后 3 个月 EPS 复查时传导恢复；0% 在术后 6 个月随访时症状复发	6

表 13-1 冷冻消融治疗 AFL 的临床研究结果一览表（续表）

作者	导管型号	冷冻消融患者量	冷冻消融安全性结果	冷冻消融有效性结果	平均随访时间（月）
Montenero（2005）[48]	9F、8mm 及 7F、6mm	94	无并发症	即刻成功率 100% 和 88%；传导恢复率 35% 和 32%；症状复发率 0% 和 0%	9
Collins（2006）[55]	9F、8mm	14	无并发症	93% 即刻成功率；14% 症状复发率	14.7
Kuniss（2006）[50]	9F、8mm	50	无并发症	100% 即刻成功率；19% 传导复发率	1
Wang（2007）[56]	9F、8mm	9	无并发症	100% 即刻成功率；0% 症状复发率	22
Feld（2008）[47]	10F、6.5mm	160	操作相关并发症（6.5%）包括房颤、股部血肿、心脏压塞、房扑、病窦综合征和完全性房室传导阻滞	87.5% 即刻成功率；10% 症状复发率	6
Moreira（2008）[44]	10F、6.5mm	180	无并发症	95% 即刻成功率；9% 症状复发率	27
Thornton（2008）[57]	9F、8mm	32	1 例心包积液	69% 即刻成功率；0% 症状复发率	4
Malmborg（2009）[58]	9F、8mm	20	无并发症	56% 即刻成功率；20% 症状复发率	15.1
Kuniss（2009）[36]	9F、8mm	90	无并发症	89% 即刻成功率；34% 传导恢复率	3
Manusama（2009）[33]	10F、10mm	37	无并发症	97% 即刻成功率；50% 传导恢复率；8.3% 症状复发率	37

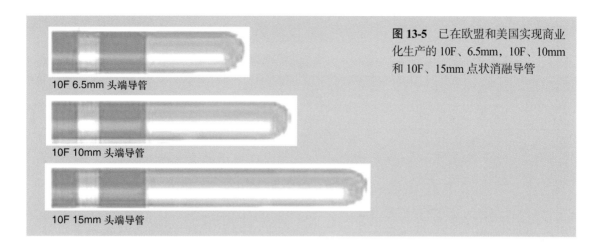

图 13-5　已在欧盟和美国实现商业化生产的 10F、6.5mm，10F、10mm 和 10F、15mm 点状消融导管

10F 6.5mm 头端导管

10F 10mm 头端导管

10F 15mm 头端导管

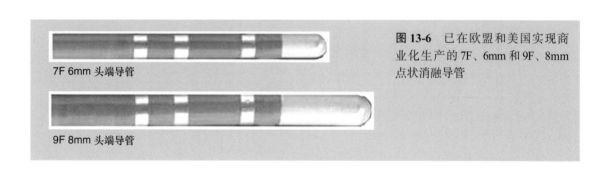

图 13-6　已在欧盟和美国实现商业化生产的 7F、6mm 和 9F、8mm 点状消融导管

7F 6mm 头端导管

9F 8mm 头端导管

方法建立跨关键峡部传导阻滞线不同的是，该研究先采用特定的电图特征标测靶点并产生可逆性双向传导阻滞，[32] 随后形成不可逆损伤。结果表明：没有并发症发生，没有冷冻相关不适，即刻成功率为 87%，3 个月后随访 EPS 复查时传导恢复率为 31%，在 3、6 和 9 个月随访时无症状复发。对该研究有两种合理的批评。首先，其即刻成功率显著低于之前的相关报道。这可能是由于改良消融技术的应用以及较小头端导管的消融能力较弱。[48] 其次，虽然消融后没有由患者报告的症状发作，但 EPS 复查却表明在很多患者中都没有达到持久的双向传导阻滞。这些患者可能会在更长期的随访过程中出现症状。

Montenero 等[49] 报道了他们应用 9F、8mm 头端导管治疗 77 例 AFL 患者的另一项研究。在该研究中，他们再次应用了电图引导（electrogram-guided）逐点消融技术。[32] 其结果为：无不良事件，无冷冻消融相关不适，即刻成功率为 96%，3 个月随访中传导恢复率为 30%，症状复发率为 2%。到 6 个月随访时症状复发率为 9%。症状复发率随着随访时间的延长而增高，可能实际上就是 3 个月随访时发现传导有恢复的复发表型的表现。一项比较 9F、8mm 和 7F、6mm 头端导管应用结果的研究有力地证明了应用更大头端导管的临床获益。[48] 除了能改善有效性结果，更大头端导管的临床获益还包括缩短操作时间和减少继发于透视的放射线暴露等。

Kuniss 等[50] 也应用 9F、8mm 头端导管治疗了 50 例 AFL 患者。然而，他们应用的是标准的逐点消融方法形成跨关键峡部的传导阻滞线。其即刻成功率为 100%，没有操作相关并发症，1 个月随访时传导恢复率为 19%。

冷冻消融与射频消融的随机对照研究

临床应用 RFCA 治疗 AFL 早于 CCA 治疗十多年。因此术者的 RFCA 经验比 CCA 经验更丰富。大量的证据表明了 RFCA 治疗 AFL 的安全性和有效性。[51] Chinitz 等[46] 报告了一个随访期最长 RFCA 研究的部分结果。该研究纳入 80 例 Ⅰ 型 AFL 患者，在平均 21 个月的随访中复发率为 12.5%。多数复发患者都是在消融术后第一年之后症状复发。RFCA 由于可以达到理想的治疗效果，故理所当然地成为导管消融治疗 AFL 的一线治疗方法。[52-53]

目前尚缺乏对 CCA 和 RFCA 治疗 AFL 进行比较的大型随机对照试验。故而现在尚不能确定哪一种治疗方法拥有更好的临床效果。一些小型随机对照临床研究试图解决这个问题[36, 54-58] 其中的第一个研究是由 Timmermans 等进行。[54] 他用 10F、6mm 头端导管进行 CCA、用 8mm 头端导管进行 RFCA 治疗了 14 例 AFL 患者。该单中心研究表明与 RFCA 相比，CCA 有更高的即刻成功率（100% 和 86%）。虽然二者均没有并发症，但 CCA 引起的疼痛更轻。二者经过 6 个月随访均无症状复发。Collins 等[55] 进行的单中心研究比较了 CCA 的 9F、8mm 头端导管与 RFCA 的 8mm 导管治疗 32 例 Ⅰ 型 AFL 的结果。该研究报道与 RFCA 治疗相比，CCA 治疗的即刻成功率较低（93% 和 100%）、患者疼痛感较轻、症状复发率较高（14% 和 0%）。另外，CCA 与操作时间（171 和 91min）及消融时间（59 和 12.7min）的显著增加相关，但是透视时间无显著性差异（30 和 29min）。Wang 等[56] 进行的一项纳入 18 例患者的研究比较了 CCA 的 9F、8mm 头端导管与 RFCA 的 8F、4mm 头端冷盐水灌注导管。其结果表明二者的即刻成功率均为 100%，且均无并发症发生。然而经过平均 22

个月的随访后，CCA 的症状复发率为 0% 而 RFCA 的为 11%。由 Thornton 等[57] 进行的单中心研究表明 CCA 与 RFCA 之间存在进一步的差异，二者在术中形成双向传导阻滞的能力存在显著差别。该研究结果显示 CCA 有较低的即刻成功率（CCA 69% 而 RFCA 83%）、更低的疼痛感、消融后较低的症状复发率（CCA 0% 而 RFCA 2.5%）。二者的操作时间相近（144 和 158min），但 CCA 的透视时间显著缩短（19 和 29min）。一项由 Malmborg 等[58] 进行的单中心研究对两种消融方式进行了比较，结果提示 CCA 的疼痛积分较低，操作及消融时间增加。经过平均 15.1 个月的随访结果表明，尽管两种方法治疗后复发率相同（CCA 20% 和 RFCA 15%），但却再一次表明 CCA 的即刻成功率较低（56% 和 100%）。作为 CRYOTIP 研究的一部分，Kuniss 等[36] 的研究比较了 CCA 的 9F、8mm 头端导管与 RFCA 的 8F、8mm 头端导管。该研究最近的结果显示，经过 3 个月随访后 EPS 复查时 CCA 维持双向传导阻滞的比率较少。尽管有相同的即刻成功率（CCA 89% 而 RFCA 91%），EPS 复查却发现 CCA 的传导恢复率显著增加，几乎达到 RFCA 的两倍（CCA 34% 而 RFCA 15%）。和其他更深入的研究一样[36, 39]，这些用 CCA 治疗后经 EPS 复查时没有获得持续性双向传导阻滞的大量患者在长期随访中症状更容易复发。

总之，与前述的小型随机试验相比，针对 CCA 的非随机研究有着更好的结果。这些小型随机试验的双向传导阻滞率更低且在随访中症状复发率更高。虽然所有这些研究均表明 CCA 有着卓越的安全性，且与 RFCA 相比患者耐受性更高，但 CCA 在操作上的优势并不明显。

未来心房扑动的治疗

症状性 AFL 主要的治疗目标包括控制心室率、转复窦性心律、预防和降低发作频率或持续时间、预防血栓栓塞并发症以及使治疗相关不良反应降至最低。[6] 这些目标需要综合考虑症状特征（如频率、持续时间和严重性）、危险评估、费用、既往对某种治疗的反应以及患者对特定治疗方法的偏好。[34] 当前 AFL 患者的治疗有超速起搏、转复窦律、药物治疗和导管消融等多方面的选择。[6, 34, 60]

当前，在多数临床情况下，药物治疗和电转复是治疗症状性 AFL 的标准化治疗基础。然而，预期在未来十年内由于治愈性而非治疗性方法会在临床上发挥更重要的作用，药物治疗的主导地位可能会下降。事实上，来自不同国家的消融治疗注册数据均表明消融治疗 AFL 和其他心律失常的例数在增加。[61] 所以，尽管在美国心脏病学会、美国心脏病协会和欧州心脏病学会（ACC/AHA/ESC）的 AFL 治疗指南中仅仅被简单提及，[62] 应用不同能量输出系统的导管消融术最近所取得的成功促使很多研究者期待将消融术作为 AFL 患者的一线治疗选择。RFCA 与常规药物治疗相比成功率高、生活质量明显改善，[63] 故特别被推荐为 AFL 标准的一线治疗选择。[52-53] 但在介入心脏科医师的众多可用工具中，随着 CCA 被更加熟悉和接受，RFCA 这种相对较新的 AFL 治疗标准在未来也会受到挑战。

CCA 具有 RFCA 所没有的独特优势。这包括在达到永久的不可逆传导阻滞前可以在靶区域建立可逆性（一过性）传导阻滞，冷冻黏附可使导管更稳定，消融过程中患者的不适感更轻，更少的血栓形成和内皮损伤，更具安全性的情况下疗效相当，损伤脉管系统或冠状动脉结构的可能性更低，可以建立深的局灶损伤及长的连续透壁损伤，而且可能缩短透视时间。[37] 冷冻消融导管技术的改进（如更易操作、更可控以及可造成更深更广范围损伤）、安全性的提高以及效果的改善等，这些将有助于提高 CCA 在治疗 AFL 中相对于其他消融技术的应用比例。

最后，CCA 在临床上的初步经验仍存在许多悬而未决的问题。[34] 患者、操作、导管和（或）治疗因素是否可以预测成功？RFCA 在这些方面有过研究，[64] 但 CCA 治疗 AFL 的研究少之又少。关于 CCA 治疗其他室上性心律失常中预测成功的因素已有报道。[65] 仅仅针对 AFL 进行治疗的患者在消融后新发 AF 的百分比有多少？考虑到有关 RFCA 治疗 AFL 后新发 AF 的一些报道，这个问题尤其引人瞩目。[45-46] 导管消融后一些诸如新发 AF 等不良事件的出现已成为患者术后和随访期处理中很实际的问题，特别是需要应用抗血栓形成药和抗心律失常药以及进行长期的心脏专科随访。[66] CCA 要想作为一种安全有效的治疗方式在 AFL 的治疗中发挥最大的潜力，就需要解决诸如此类的很多问题。

参考文献

1. Granada J, Uribe W, Chyou PH, et al: Incidence and predictors of atrial flutter in the general population. *J Am Coll Cardiol* 36:2242–2246, 2000.
2. Naccarelli GV, Varker H, Lin J, Schulman KL: Increasing prevalence of atrial fibrillation and flutter in the United States. *Am J Cardiol* 104:1534–1539, 2009.
3. Pelletier E, Hernandez J, Clark M, Justason B: Medicare costs and resource use associated with atrial fibrillation patients [abstract]. *Heart Rhythm* S57:175, 2004.
4. Rodgers M, McKenna C, Palmer S, et al: Curative catheter ablation in atrial fibrillation and typical atrial flutter: Systematic review and economic evaluation. *Health Technol Assess* 12:iii–iv, xi–xiii, 1–198, 2008.
5. Marijon E, Albenque JP, Boveda S, et al: Feasibility and safety of same-day home discharge after radiofrequency catheter ablation. *Am J Cardiol* 104:254–258, 2009.
6. Dhar S, Lidhoo P, Koul D, et al: Current concepts and management strategies in atrial flutter. *South Med J* 102:917–922, 2009.
7. Pizzale S, Lemery R, Green MS, et al: Frequency and predictors of tachycardia-induced cardiomyopathy in patients with persistent atrial flutter. *Can J Cardiol* 25:469–472, 2009.
8. Biblo LA, Yuan Z, Quan KJ, et al: Risk of stroke in patients with atrial flutter. *Am J Cardiol* 87:346–349, A9, 2001.
9. Ghali WA, Wasil BI, Brant R, et al: Atrial flutter and the risk of thromboembolism: A systematic review and meta-analysis. *Am J Med* 118:101–107, 2005.
10. Lee KW, Yang Y, Scheinman MM: Atrial flutter: A review of its history, mechanisms, clinical features, and current therapy. *Curr Probl Cardiol* 30:121–167, 2005.
11. Ommen SR, Odell JA, Stanton MS: Atrial arrhythmias after cardiothoracic surgery. *N Engl J Med* 336:1429–1434, 1997.
12. Boyer M, Koplan BA: Atrial flutter. *Circulation* 112:e334–e336, 2005.
13. Walsh SR, Tang T, Wijewardena C, et al: Postoperative arrhythmias in general surgical patients. *Ann R Coll Surg Engl* 89:91–95, 2007.
14. Wells JL, Jr, MacLean WA, James TN, Waldo AL:

Characterization of atrial flutter. Studies in man after open heart surgery using fixed atrial electrodes. *Circulation* 60:665–673, 1979.

15. Cabrera JA, Ho SY, Sanchez-Quintana D: How anatomy can guide ablation in isthmic atrial flutter. *Europace* 11:4–6, 2009.

16. Asirvatham SJ: Correlative anatomy and electrophysiology for the interventional electrophysiologist: Right atrial flutter. *J Cardiovasc Electrophysiol* 20:113–122, 2009.

17. Shah D, Jais P, Haissaguerre M: Electrophysiological evaluation and ablation of atypical right atrial flutter. *Card Electrophysiol Rev* 6:365–370, 2002.

18. Jais P, Hocini M, Weerasoryia R, et al: Atypical left atrial flutters. *Card Electrophysiol Rev* 6:371–377, 2002.

19. Tai CT, Chen SA: Electrophysiological mechanisms of atrial flutter. *J Chin Med Assoc* 72:60–67, 2009.

20. Cosio FG, Martin-Penato A, Pastor A, et al: Atypical flutter: A review. *Pacing Clin Electrophysiol* 26:2157–2169, 2003.

21. Olshansky B: Advances in atrial flutter mapping: What goes around comes around. *J Cardiovasc Electrophysiol* 15:415–417, 2004.

22. Gage AA: History of cryosurgery. *Semin Surg Oncol* 14:99–109, 1998.

23. Wang H, Olivero W, Wang D, Lanzino G: Cold as a therapeutic agent. *Acta Neurochir (Wien)* 148:565–570, 2006.

24. Lister JW, Hoffman BF, Kavaler F: Reversible cold block of the specialized cardiac tissues of the unanaesthetized dog. *Science* 145:723–725, 1964.

25. Camm J, Ward DE, Spurrell RA, Rees GM: Cryothermal mapping and cryoablation in the treatment of refractory cardiac arrhythmias. *Circulation* 62:67–74, 1980.

26. Dubuc M, Talajic M, Roy D, et al: Feasibility of cardiac cryoablation using a transvenous steerable electrode catheter. *J Interv Card Electrophysiol* 2:285–292, 1998.

27. Khairy P, Chauvet P, Lehmann J, et al: Lower incidence of thrombus formation with cryoenergy versus radiofrequency catheter ablation. *Circulation* 107:2045–2050, 2003.

28. Khairy P, Rivard L, Guerra PG, et al: Morphometric ablation lesion characteristics comparing 4, 6, and 8 mm electrode-tip cryocatheters. *J Cardiovasc Electrophysiol* 19:1203–1207, 2008.

29. Rodriguez LM, Leunissen J, Hoekstra A, et al: Transvenous cold mapping and cryoablation of the AV node in dogs: Observations of chronic lesions and comparison to those obtained using radiofrequency ablation. *J Cardiovasc Electrophysiol* 9:1055–1061, 1998.

30. Timmermans C, Rodriguez LM, Van Suylen RJ, et al: Catheter-based cryoablation produces permanent bidirectional cavotricuspid isthmus conduction block in dogs. *J Interv Card Electrophysiol* 7:149–155, 2002.

31. Manusama R, Timmermans C, Philippens S, et al: Single cryothermia applications of less than five minutes produce permanent cavotricuspid isthmus block in humans. *Heart Rhythm* 1:594–599, 2004.

32. Montenero AS, Bruno N, Antonelli A, et al: Low clinical recurrence and procedure benefits following treatment of common atrial flutter by electrogram-guided hot spot focal cryoablation. *J Interv Card Electrophysiol* 15:83–92, 2006.

33. Manusama R, Timmermans C, Pison L, et al: Typical atrial flutter can effectively be treated using single one-minute cryoapplications: Results from a repeat electrophysiological study. *J Interv Card Electrophysiol* 26:65–72, 2009.

34. Andrew P, Montenero AS: Atrial flutter: A focus on treatment options for a common supraventricular tachyarrhythmia. *J Cardiovasc Med (Hagerstown)* 8:558–567, 2007.

35. Montenero AS, Bruno N, Antonelli A, et al: Long-term efficacy of cryo catheter ablation for the treatment of atrial flutter: Results from a repeat electrophysiologic study. *J Am Coll Cardiol* 45:573–580, 2005.

36. Kuniss M, Vogtmann T, Ventura R, et al: Prospective randomized comparison of durability of bidirectional conduction block in the cavotricuspid isthmus in patients after ablation of common atrial flutter using cryothermy and radiofrequency energy: The CRYOTIP study. *Heart Rhythm* 6:1699–1705, 2009.

37. Friedman PL: Catheter cryoablation of cardiac arrhythmias. *Curr Opin Cardiol* 20:48–54, 2005.

38. Johansson BI, Hrafnkelsdottir TJ, Edvardsson N: ST segment elevation and chest pain during cryoablation of atrial flutter. *Europace* 9:407–410, 2007.

39. De Ponti R: Cryothermal energy ablation of cardiac arrhythmias 2005: State of the art. *Indian Pacing Electrophysiol J* 5:12–24, 2005.

40. Rodriguez LM, Geller JC, Tse HF, et al: Acute results of transvenous cryoablation of supraventricular tachycardia (atrial fibrillation, atrial flutter, Wolff-Parkinson-White syndrome, atrioventricular nodal re-entry tachycardia). *J Cardiovasc Electrophysiol* 13:1082–1089, 2002.

41. Manusama R, Timmermans C, Limon F, et al: Catheter-based cryoablation permanently cures patients with common atrial flutter. *Circulation* 109:1636–1639, 2004.

42. Rodriguez LM, Timmermans C: Transvenous cryoablation of cardiac arrhythmias. *Technol Cancer Res Treat* 3:515–524, 2004.

43. Daubert JP, Hoyt RH, John R, et al: Performance of a new cardiac cryoablation system in the treatment of cavotricuspid valve isthmus-dependent atrial flutter. *Pacing Clin Electrophysiol* 28(Suppl 1):S142–S145, 2005.

44. Moreira W, Timmermans C, Wellens HJ, et al: Long term outcome of cavotricuspid isthmus cryoablation for the treatment of common atrial flutter in 180 patients: A single center experience. *J Interv Card Electrophysiol* 21:235–240, 2008.

45. Moubarak G, Pavin D, Laviolle B, et al: Incidence of atrial fibrillation during very long-term follow-up after radiofrequency ablation of typical atrial flutter. *Arch Cardiovasc Dis* 102:525–532, 2009.

46. Chinitz JS, Gerstenfeld EP, Marchlinski FE, Callans DJ: Atrial fibrillation is common after ablation of isolated atrial flutter during long-term follow-up. *Heart Rhythm* 4:1029–1033, 2007.

47. Feld GK, Daubert JP, Weiss R, et al: Acute and long-term efficacy and safety of catheter cryoablation of the cavotricuspid isthmus for treatment of type 1 atrial flutter. *Heart Rhythm* 5:1009–1014, 2008.

48. Montenero AS, Bruno N, Antonelli A, et al: Comparison between a 7 French 6 mm tip cryothermal catheter and a 9 French 8 mm tip cryothermal catheter for cryoablation treatment of common atrial flutter. *J Interv Card Electrophysiol* 13:59–69, 2005.

49. Montenero AS, Bruno N, Zumbo F, et al: Cryothermal ablation treatment of atrial flutter—experience with a new 9 French 8 mm tip catheter. *J Interv Card Electrophysiol* 12:45–54, 2005.

50. Kuniss M, Kurzidim K, Greiss H, et al: Acute success and persistence of bidirectional conduction block in the cavotricuspid isthmus one month post cryocatheter ablation of common atrial flutter. *Pacing Clin Electrophysiol*

29:146–152, 2006.

51. Spector P, Reynolds MR, Calkins H, et al: Meta-analysis of ablation of atrial flutter and supraventricular tachycardia. *Am J Cardiol* 104:671–677, 2009.

52. Natale A, Newby KH, Pisano E, et al: Prospective randomized comparison of antiarrhythmic therapy versus first-line radiofrequency ablation in patients with atrial flutter. *J Am Coll Cardiol* 35:1898–1904, 2000.

53. Da Costa A, Thevenin J, Roche F, et al: Results from the Loire-Ardeche-Drome-Isere-Puy-de-Dome (LADIP) trial on atrial flutter, a multicentric prospective randomized study comparing amiodarone and radiofrequency ablation after the first episode of symptomatic atrial flutter. *Circulation* 114:1676–1681, 2006.

54. Timmermans C, Ayers GM, Crijns HJ, Rodriguez LM: Randomized study comparing radiofrequency ablation with cryoablation for the treatment of atrial flutter with emphasis on pain perception. *Circulation* 107:1250–1252, 2003.

55. Collins NJ, Barlow M, Varghese P, Leitch J: Cryoablation versus radiofrequency ablation in the treatment of atrial flutter trial (CRAAFT). *J Interv Card Electrophysiol* 16:1–5, 2006.

56. Wang F, Huang CX, Chen G, et al: Safety and efficacy of cryothermal and radiofrequency catheter ablation in treatment of typical atrial flutter. *Chin Med J (Engl)* 120:1007–1009, 2007.

57. Thornton AS, Janse P, Alings M, et al: Acute success and short-term follow-up of catheter ablation of isthmus-dependent atrial flutter; a comparison of 8 mm tip radiofrequency and cryothermy catheters. *J Interv Card Electrophysiol* 21:241–248, 2008.

58. Malmborg H, Lonnerholm S, Lundqvist CB: A prospective randomised comparison of large-tip cryoablation and 8-mm-tip radiofrequency catheter ablation of atrial flutter. *J Interv Card Electrophysiol* 24:127–131, 2009.

59. Montenero AS, Andrew P: Current treatment options for atrial flutter and results with cryocatheter ablation. *Expert Rev Cardiovasc Ther* 4:191–202, 2006.

60. Sawhney NS, Feld GK: Diagnosis and management of typical atrial flutter. *Med Clin North Am* 92:65–85, x, 2008.

61. Inama G, Pedrinazzi C, Adragao P, et al: Five years of catheter ablation procedures in South-Western Europe: Meta-analysis of National Registries. *Pacing Clin Electrophysiol* 32:506–515, 2009.

62. Blomstrom-Lundqvist C, Scheinman MM, Aliot EM, et al: ACC/AHA/ESC guidelines for the management of patients with supraventricular arrhythmias—executive summary. A report of the American College of Cardiology/American Heart Association Task Force on Practice Guidelines and the European Society of Cardiology Committee for Practice Guidelines (writing committee to develop guidelines for the management of patients with supraventricular arrhythmias) developed in collaboration with NASPE-Heart Rhythm Society. *J Am Coll Cardiol* 42:1493–1531, 2003.

63. Cosio FG: Should ablation be the first line treatment for supraventricular arrhythmias? *Heart* 91:5–6, 2005.

64. Schumacher B, Wolpert C, Lewalter T, et al: Predictors of success in radiofrequency catheter ablation of atrial flutter. *J Interv Card Electrophysiol* 4(Suppl 1):121–125, 2000.

65. Friedman PL, Dubuc M, Green MS, et al: Catheter cryoablation of supraventricular tachycardia: Results of the multicenter prospective "frosty" trial. *Heart Rhythm* 1:129–138, 2004.

66. Laurent V, Fauchier L, Pierre B, et al: Incidence and predictive factors of atrial fibrillation after ablation of typical atrial flutter. *J Interv Card Electrophysiol* 24:119–125, 2009.

第 14 章

心房颤动的逐点冷冻消融

Chung-Wah Siu，Hung-Fat Tse

陈雄彪　贺嘉　方丕华　译

要点：

- 研发冷冻消融的最初目的是为了降低心房颤动（AF）消融术中能量相关性并发症。

- 冷冻消融可减少组织纤维化、改良修复过程，从而使肺静脉（PV）狭窄的发生率最小化，并且能避免心房食管瘘的风险。

- 冷冻消融可降低心内膜破坏 / 穿孔的风险，从而避免心脏压塞；并且能降低血栓形成从而减少卒中和短暂性脑缺血发作（TIA）的可能性。

- 冷冻消融不引起疼痛，从而可潜在地减少 AF 消融操作中对镇静的需要。

- 应用逐点冷冻消融术行 PV 隔离和左心房（LA）线性消融具有可行性，但却与较高的传导恢复复发率相关。

- 在联合消融能量或导管设计的基础上，可应用逐点冷冻消融进行特殊部位的消融以保证安全并获得有效的 PV 隔离。

导管消融术是治疗心房颤动（AF）的一种成熟治疗方法。[1-3] 目前射频（RF）能量是 AF 导管消融术中最广为接受和应用的方法。然而，因为组织受热所引起的一些潜在问题，如心内膜破坏、焦痂形成、血小板激活、肺静脉（PV）狭窄和血栓形成等，降低了 RF 消融在心房线性消融中的效果。[4] 这激发了 AF 消融治疗中对新型替代性消融能量的研发热情。一些新的消融能量，包括冷冻、微波、超声和激光等，与 RF 相比有着各自不同的优势，但在临床上的应用经验均较为有限。[5] 本章将对经静脉冷冻消融治疗 AF 的现状展开讨论。

心房颤动消融现状

目前开发的治疗 AF 的导管消融术是基于外科迷宫术和对来自 PV 内或其他心房少见部位［上腔静脉、冠状窦、左心房（LA）后壁、Marshall 静脉和房间隔］的致心律失常局灶的识别。[2-3] 这些不同的 AF 导管消融技术均是以左心房和 PV 间电隔离（节段性口部隔离）和（或）改良 PV 周围的 LA 基质（大环消融）为治疗目标。最近一项世界范围内的调查表明，应用不同的导管消融技术进行常规 RF 消融，在平均 1.3 次操作后 AF 导管消融的成功率可达到约 80%，高达 70% 的患者不需要继续抗心律失常药物治疗。[6] 然而，约 4.5% 的患者出现了主要并发症，包括心脏压塞（1.3%）、血管并发症（0.9%）、卒中和短暂性脑缺血发作（1.1%）、明显 PV 狭窄（0.3%）、膈神经损伤（0.2%）以及少见但致命的心房食管瘘（0.04%）。[6] AF 消融的总体死亡风险约 1/1000。[6-7] 开发冷冻消融的最初目的正是为了降低 AF 消融术中能量相关性并发症：①减少组织纤维化从而使 PV 狭窄的发生率最小化；②消除心房食管瘘的风险；③降低心内膜破坏／穿孔的风险从而避免心脏压塞；④降低血栓形成从而减少卒中和短暂性脑缺血发作（TIA）的可能性。另外，冷冻消融不引起疼痛，从而可潜在地减少 AF 消融操作中对镇静的需要。

冷冻消融基本原理

冷冻消融主要是通过破坏膜性细胞器引起细胞损伤。尽管在一次冷冻／复温循环后心肌总体结构的完整性得以保留，但冷冻损伤早期会引起出血、微血管血栓形成及炎症反应，晚期会出现纤维化。[8] 冷冻消融对内膜破坏轻并且能保留内膜下组织结构（图 14-1）。当需要在静脉结构内，如 PV、冠状窦、上腔静脉或靠近一些毗邻结构（如膈神经、食管和冠状动脉）的 LA 部位消融时，冷冻损伤的这些特点使其拥有一些潜在的安全优势。动物研究表明，冷冻消融不会引起 PV 或冠状窦狭窄。[9-10] 而且与 RF 能量相比，导管冷冻消融更少引起血小板活化和血栓形成。[11]

和外科冷冻消融探针一样，导管冷冻消融也是基于 Joule-Thompson 效应的原理。向导管内腔注入的液态氧化亚氮，在导管头端汽化后进入导管外腔。这一过程能在导管头端产生低至 $-80 \sim -90℃$ 的温度（图 14-2）。[8] 针对大腿肌肉进行实验研究[12] 发现，导管冷冻消融产生的损伤范围与常规 4mm 头端导管的 RF 消融产生的损伤范围类似。而且，通过延长冷冻时间至超过 2.5min、间隔较短时间反复冷冻／复温循环以及调整导管方向以增强／增加组织贴靠可使导管冷冻消融产生更大的损伤范围。然而要达到最佳的组织损伤，不仅有赖于良好的组织贴靠，而且还受周围血流的局部加热效应的影响。由于 PV 内的血流速度快，限制了 PV 处的冷冻消融损伤范围。因此，在冷冻消融过程中阻断 PV 内的血流能够进一步增大损伤范围。这也是利用球囊技术进行冷冻消融的潜在优势之一。

心内膜

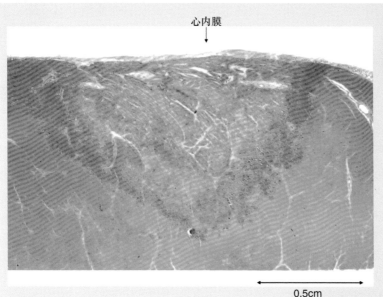

0.5cm

图 14-1　心肌组织学切片显示应用经静脉冷冻消融造成的心内膜损伤灶［苏木素 - 伊红（H-E）染色］。注意在冷冻损伤灶内的心内膜得以保留。（得到允许改编自 Yiu KH，Lau CP，Lee K，Tse HF：Emerging energy sources for catheter ablation of atrial fibrillation，J Cardiovasc Elec- trophysiol 17：S56-S61，2006）

冷冻消融过程中消融导管头端冰球内的等温线

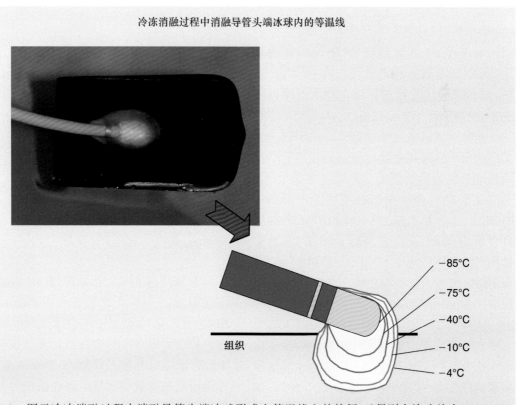

−85℃

−75℃

−40℃

−10℃

−4℃

组织

图 14-2　图示冷冻消融过程中消融导管头端冰球形成在等温线上的特征。（得到允许改编自 Yiu KH，Lau CP，Lee K，Tse HF：Emerging energy sources for catheter ablation of atrial fibrillation，J Cardiovasc Electrophysiol 17：S56-S61，2006）

冷冻消融的临床应用

最初开发的导管冷冻消融系统有两种，但目前在临床及科研中应用的只有其中一种：CryoCath 系统（美敦力 CryoCath LP 公司，魁北克，加拿大）。本章仅讨论应用点状电极导管经静脉逐点冷冻消融治疗 AF。

早期利用 CryoCor 系统（CryoCor，圣迭戈，加利福尼亚州）进行的临床研究[13-14]表明经静脉行冷冻消融电隔离 PV 是治疗 AF 是一种安全可行的方法。在 Rodriguez 等[13]的一项纳入 52 例阵发性 / 持续性 AF 的早期研究中，冷冻消融即刻 PV 电隔离成功率为 96%（图 14-3）。经过平均（12.4±5.5）个月的随访后，71% 的患者没有 AF 复发或获得临床改善，这包括 56% 的没有 AF 复发的患者。尽管在该研究中，与常规 RF 消融相比冷冻消融的长期临床有效性较低，但术后 CT 扫描发现全部患者均没有出现与冷冻消融相关的 PV 狭窄[14]。事实上，最近的研究[15]提示，对于在 PV 外面通过 RF 消融不能成功达到 PV 电隔离的患者，可以在 PV 内深达 15mm 的部位成功地进行逐点冷冻消融而不发生 PV 狭窄。

而且，在其他高风险部位，为了避免侧支损伤也可以应用点状冷冻消融。尽管冷冻消融也会引起食管溃疡，但动物实验[16]表明冷冻消融后食管损伤的恢复过程不同于 RF 消融后。在 Ripley 等[16]的研究中直接对食管应用 RF 或冷冻消融，仅在 RF 组中观察到透壁性溃疡（22%）。一项针对 AF 患者消融后食管内镜检查的临床研究[17]表明，在应用 8mm 和开环盐水灌注头端导管进行 RF 消融后常常会出现食管前壁溃疡（36%）。虽然食管溃疡在应用冷冻球囊消融后也会出现（发生率较低，为 17%），但在行逐点冷冻消融后却没有发生。[18]因此，考虑到 AF 消融过程中食管损伤的风险，逐点冷冻消融似乎是一种更安全的能量策略。而且，冷冻消融促血栓形成的风险低于 RF 消融[11]。AF

消融术中经颅多普勒超声监测表明冷冻消融引起的微栓塞信号显著低于常规 RF 所致，但与灌注 RF 所致相同。[19]

逐点冷冻消融实际应用于 AF 消融的一个限制是其消融时间较 RF 消融时间长。最初推荐的冷冻消融策略为每次冷冻 5min、进行两次冷冻 / 复温循环。这使得操作时间相当长因而降低了此项技术的临床可行性。后来发现，每次冷冻 2.5min、两次冷冻 / 复温循环的方案可以减少操作时间而且取得相同临床效果，因而具有可行性。[20]目前尚没有关于在 LA 内应用冷冻消融行线性消融的临床有效性的数据。在心房扑动患者中进行的临床研究提示可以通过逐点冷冻消融实现线性消融；然而与 RF 消融相比，冷冻消融后长期的传导恢复率较高。[21-22]为了提高冷冻消融的临床效果进行了几种导管改良设计。Skanes 等[23]报道了应用一种拥有 64mm 冷冻节段的新型环状冷冻消融导管（Arctic Circler；CryoCath Technologies，魁北克，加拿大）进行 PV 电隔离的最初结果。该研究中 PV 电隔离的即刻成功率为 91%，并且在经过一或两次操作后 78% 的患者的心律失常控制得到改善。进一步优化导管设计（如应用更大的电极头端以增加接触面积）和（或）改进控制台以在消融过程中提供更低的温度是否能进一步提高冷冻消融的效果仍有待研究。

结论

考虑到应用 RF 能量进行 AF 消融的潜在局限性，一些新能量被开发出来以提高 AF 导管消融的安全性和临床效果。这些新技术理论上极具吸引力，但是多数临床应用经验有限。而且为了提高 AF 消融的成功率，这些新消融能量的出现应该与新的导管、标测和成像工具的开发同步进行。应用头端电极导管进行冷冻消融似乎不太可能成为 AF 消融的标准方法。尽管如此，逐点冷冻消融

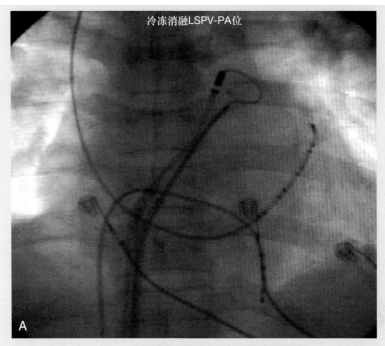

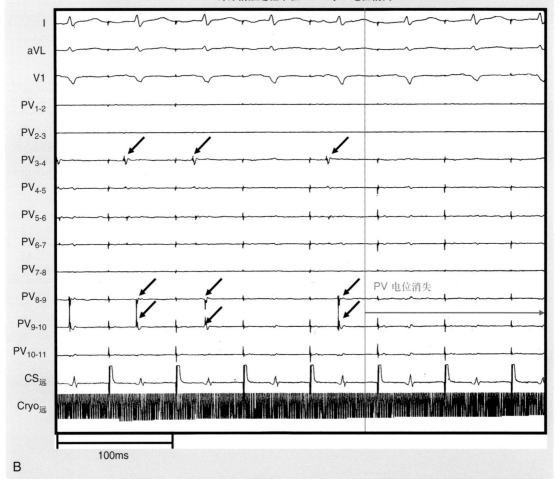

图 14-3　应用逐点冷冻消融进行节段性肺静脉电隔离。A：后前（PA）位透视图像示冷冻消融导管在左上肺静脉（LSPV）内。B：环状导管的电图记录显示利用逐点冷冻消融成功地实现了 LSPV 的电隔离。PV，肺静脉

联合其他能量（如 RF[16]）或改进导管设计（如冷冻球囊[24]）可应用于某些特殊部位的消融以及保证安全有效的 PV 电隔离。

参考文献

1. Lip GY, Tse HF: Management of atrial fibrillation. *Lancet* 370:604–618, 2007.
2. Natale A, Raviele A, Arentz T, et al: Venice chart international consensus document on atrial fibrillation ablation. *J Cardiovasc Electrophysiol* 18:560–580, 2007.
3. Calkins H, Brugada J, Packer DL, et al: HRS/EHRA/ECAS expert consensus statement on catheter and surgical ablation of atrial fibrillation: Recommendations for personnel, policy, procedures and follow-up. A report of the Heart Rhythm Society (HRS) Task Force on catheter and surgical ablation of atrial fibrillation. *Heart Rhythm* 4:816–861, 2007.
4. Yiu KH, Lau CP, Lee K, Tse HF: Emerging energy sources for catheter ablation of atrial fibrillation. *J Cardiovasc Electrophysiol* 17:S56–S61, 2006.
5. Dewire J, Calkins H: State-of-the-art and emerging technologies for atrial fibrillation ablation. *Nat Rev Cardiol* 7:129–138, 2010.
6. Cappato R, Calkins H, Chen SA, et al: Updated worldwide survey on the methods, efficacy, and safety of catheter ablation for human atrial fibrillation. *Circ Arrhythm Electrophysiol* 3:32–38, 2010.
7. Cappato R, Calkins H, Chen SA, et al: Prevalence and causes of fatal outcome in catheter ablation of atrial fibrillation. *J Am Coll Cardiol* 53:1798–1803, 2009.
8. Lustgarten DL, Keane D, Ruskin J: Cryothermal ablation: Mechanism of tissue injury and current experience in the treatment of tachyarrhythmias. *Prog Cardiovasc Dis* 41:481–598, 1999.
9. Avitall B, Lafontaine D, Rozmus G, et al: The safety and efficacy of multiple consecutive cryo lesions in canine pulmonary veins-left atrial junction. *Heart Rhythm* 1:203–209, 2004.
10. Avitall B, Lafontaine D, Rozmus G, et al: Ablation of atrial-ventricular junction tissues via the coronary sinus using cryo balloon technology. *J Interv Card Electrophysiol* 12:203–211, 2005.
11. Tse HF, Kwong YL, Lau CP: Transvenous cryoablation reduces platelet activation during pulmonary vein ablation compared with radiofrequency energy in patients with atrial fibrillation. *J Cardiovasc Electrophysiol* 16:1064–1070, 2005.
12. Tse HF, Ripley KL, Lee KL, et al: Effects of temporal application parameters on lesion dimensions during transvenous catheter cryoablation. *J Cardiovasc Electrophysiol* 16:201–204, 2005.
13. Rodriguez LM, Geller JC, Tse HF, et al: Acute results of transvenous cryoablation of supraventricular tachycardia (atrial fibrillation, atrial flutter, Wolff-Parkinson-White syndrome, atrioventricular nodal reentry tachycardia). *J Cardiovasc Electrophysiol* 13:1082–1089, 2002.
14. Tse HF, Reek S, Timmermans C, et al: Pulmonary vein isolation using transvenous catheter cryoablation for treatment of atrial fibrillation without risk of pulmonary vein stenosis. *J Am Coll Cardiol* 42:752–758, 2003.
15. Kenigsberg DN, Wood MA, Alaeddini J, Ellenbogen KA: Cryoablation inside the pulmonary vein after failure of radiofrequency antral isolation. *Heart Rhythm* 4:992–996, 2007.
16. Ripley KL, Gage AA, Olsen DB, et al: Time course of esophageal lesions after catheter ablation with cryothermal and radiofrequency ablation: Implication for atrioesophageal fistula formation after catheter ablation for atrial fibrillation. *J Cardiovasc Electrophysiol* 18:642–646, 2007.
17. Schmidt M, Nölker G, Marschang H, et al: Incidence of oesophageal wall injury post-pulmonary vein antrum isolation for treatment of patients with atrial fibrillation. *Europace* 10:205–209, 2008.
18. Ahmed H, Neuzil P, d'Avila A, et al: The esophageal effects of cryoenergy during cryoablation for atrial fibrillation. *Heart Rhythm* 6:962–969, 2009.
19. Sauren LD, Belle Y, DE Roy L, et al: Transcranial measurement of cerebral microembolic signals during endocardial pulmonary vein isolation: Comparison of three different ablation techniques. *J Cardiovasc Electrophysiol* 20:1102–1107, 2009.
20. Tse HF, Lau CP: Impact of duration of cryothermal application on clinical efficacy of pulmonary vein isolation using transvenous cryoablation. *Pacing Clin Electrophysiol* 28:839–843, 2005.
21. Feld GK, Daubert JP, Weiss R, et al: Cryoablation Atrial Flutter Efficacy Trial Investigators: Acute and long-term efficacy and safety of catheter cryoablation of the cavotricuspid isthmus for treatment of type 1 atrial flutter. *Heart Rhythm* 5:1009–1014, 2008.
22. Kuniss M, Vogtmann T, Ventura R, et al: Prospective randomized comparison of durability of bidirectional conduction block in the cavotricuspid isthmus in patients after ablation of common atrial flutter using cryothermy and radiofrequency energy: The CRYOTIP study. *Heart Rhythm* 6:1699–1705, 2009.
23. Skanes AC, Jensen SM, Papp R, et al: Isolation of pulmonary veins using a transvenous curvilinear cryoablation catheter: Feasibility, initial experience, and analysis of recurrences. *J Cardiovasc Electrophysiol* 16:1304–1308, 2005.
24. Neumann T, Vogt J, Schumacher B, et al: Circumferential pulmonary vein isolation with the cryoballoon technique results from a prospective 3-center study. *J Am Coll Cardiol* 52:273–278, 2008.

第 15 章

冷冻球囊导管消融治疗心房颤动

Thomas Neumann，Malte Kuniss

陈雄彪　贺嘉　方丕华　译

要点：

- 冷冻球囊消融是公认的肺静脉（PV）电隔离方法之一。

- 冷冻球囊技术是一种解剖定位消融技术。

- 冷冻球囊消融 PV 电隔离是阵发性心房颤动（AF）患者的一种有效治疗方法。

- PV 的完全冷冻球囊堵塞对于 PV 电隔离很重要。

- 对于持续性 AF 患者，冷冻球囊消融效果有限。

- 冷冻球囊消融最常见的并发症是短暂性膈神经麻痹。

- 相比于其他能量形式，冷冻能量很少引起 PV 狭窄。

在世界范围内已有超过 8000 例心房颤动（AF）患者接受了 Arctic Front 的治疗。这清楚地表明，在电生理界，将这种消融能量作为治疗策略进行肺静脉电隔离（PVI）已广为接受。本章旨在对冷冻球囊的发展历程做一简短概述，对冷冻球囊治疗的相关研究，包括安全性方面的研究做一详述。另外，本章还将简要介绍最近为了改进 AF 冷冻球囊导管消融术所出现的一些新方法。最后还会讨论本技术在未来的发展方向及安全性。

冷冻球囊的发展历程

Davies 等[1]描述了在 31 例患者中应用 4mm 和 6mm 头端冷冻消融导管进行 PVI 的操作。这些消融过程由于操作时间太长而被证明难以推广。患者需要（20±13）次冷冻才能隔离一个肺静脉，这样隔离一个肺静脉的总消融时间达 65min±39min。其透视时间和操作时间也很长，平均为 69min±33min 和 290min±101min。成功率低、操作时间长使得利用冷冻消融进行 PVI 的技术需要改进。因此，为了提高成功率、减少操作时间，不断有新的导管设计被研发出来。

在 2002 年，第一支可在肺静脉（PV）口部行环形消融、拥有长段冷冻部分的环状导管诞生。该环形导管有一个 64mm 冷冻节段，通过调整弯曲度可以在 18 ～ 30mm 之间改变直径。理论上，单次 4min 冷冻即可沿肺静脉口部建立环形损伤。我们工作组应用这种导管成功地对 19 例患者 72 支 PV 中的 59 支（81.9%）实现了即刻电隔离。操作时间中位数为 4.3h±0.8h。有 9 例患者的所有肺静脉可以仅用该导管即实现电隔离；另外 10 例患者则加用了头端导管进行 PVI。令人吃惊的是，在 PVI 后 3 个月，其复发率高达 50%。Skanes 等[2]报道了他们在 18 例患者中应用 Arctic Circler 的经验。由于操作困难、导管无法到位，故全部右下肺静脉均未

应用该导管进行治疗。最终，45 支 PV 中的 41 支被成功隔离。随访（14.8±6.2）个月之后，22% 的患者没有复发。作者针对成功率较低展开了讨论，认为 PV 血流阻碍了 PVI 的有效性。

当前，已经明确了该导管的设计不适于 PVI。特别是不可能通过在前庭部位建立环形损伤达到 PVI。虽然他的环形可调设计有利于在 PV 内稳定贴靠，但在口部区域导管常常会移位。尽管该系统的即刻 PVI 成功率尚可，但长期有效性欠佳。因此，在 2002 年，有几家中心设计出了"堵塞肺静脉"方案，这是开创性的一步（图 15-1）。基于这项方案设计出了冷冻球囊导管。针对第一代冷冻球囊进行了第一个"PV-ICE-Pilot 研究"（21.5mm，固定弯鞘，2 个中心的 20 例患者，PAF，LA 内径正常）。78 支接受治疗的 PV 中有 74 支（95%）达到即刻 PVI。78 支中的 23 支接受了 Freezor *MAX* 导管补点消融。长期成功率为 84%（16/19）；但有 6 例患者需要应用抗心律失常药物治疗。全部患者均没有严重并发症发生。有 2 例出现持续性右侧膈神经麻痹（PNP），但在 12 个月后恢复。目前有必要继续改进导管设计，包括：更大直径，至少两种型号；更短的头端以实现更好的定位；双向可调弯、更软的远段；应用不同材料制作更结实的球囊；优化冷冻操作等。

冷冻球囊操作

冷冻球囊的诞生是为了克服逐点消融法难以建立环形损伤的弊端。它已表现出与常规射频（RF）导管消融术类似的成功率。[3-4]后面会对典型的冷冻球囊消融操作进行介绍。

通过导丝引导，双层球囊从右股静脉途径经 12F 可调弯鞘管穿间隔进入左心房。通过第二次房间隔穿刺置入 8F 鞘管，将多极 Lasso 导管放入左心房以记录术前和术后

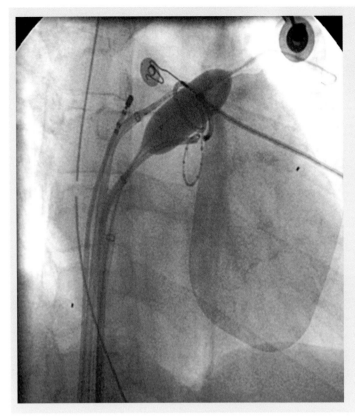

图 15-1　开创性的肺静脉堵塞法，右前斜位 30° 图。将 Arctic Circler 曲线导管置入左上肺静脉。另外将一只血管造影球囊导管沿着导丝置入静脉口部以在冷冻时减少静脉血流（历史照片）

PV 口部信号。在左前斜位 60°、右前斜位 30° 或前后位进行血管造影后，分别标测每支 PV。通过不同型号的 Lasso 导管在 PV 内和 PV 前庭外标测。完全电隔离的标准为全部信号下降至小于等于 0.2mV（图 15-2）。PV 传出阻滞可通过在 PV 口部双极信号区进行起搏来验证。

　　窦性心律下，冷冻球囊消融在标测前庭远端感兴趣区后进行。AF 发作时，由于冷冻球囊本身并没有电极来记录局部电位，需要通过解剖方位初步确定移行区。

　　目前临床应用的球囊导管有两种型号（23mm 或 28mm）。PV 直径通过 PV 造影确定，据此选择球囊型号。未充气球囊未出鞘时，将导丝置入 PV 的分支中。然后沿导丝推送球囊到肺静脉口部并充气。

　　通过将稀释的 50% 对比剂注射到 PV 内可以半定量判断球囊堵塞程度：4 级＝优

（对比剂完全潴留无渗漏）；1 级＝很差（从 PV 内迅速流出）（图 15-3）。我们力求每一支靶 PV 至少有一次 4 级堵塞。再次冷冻时将导丝置入 PV 的不同分支常常可以使球囊在 PV 前庭的不同位置更好地贴靠。

　　基于动物实验的数据，我们选择每次冷冻 240 ～ 360s。球囊温度在球囊近端测量，该处也是气态 N_2O 回到控制台的部位。[5]

　　在冷冻消融右侧 PV 前庭时需要监测膈肌运动，这可以通过将右心房刺激导管置于比球囊位置更高的上腔静脉内行连续膈神经刺激或在自主呼吸时观察膈肌运动来实现（图 15-4）。

　　在全部患者中，单纯通过冷冻球囊实现全部靶 PV 的 PVI 是治疗目标。在电隔离后需要 20min 的观察期以检查传导恢复情况。

　　在三中心的冷冻球囊研究中，我们发现 74% 的 PAF 患者通过冷冻球囊术达到 PVI 后

图15-2　应用 Arctic Front 冷冻球囊进行冷冻球囊消融治疗的一例患者的体表电图和心内记录图。环形多极导管（Lasso）置于左上肺静脉（走纸速度 100mm/s）。A：冷冻球囊消融前。心房信号的前面成分为前庭来源，后面尖锐的成分为肺静脉信号。B：同一名患者消融后，两种成分均消失

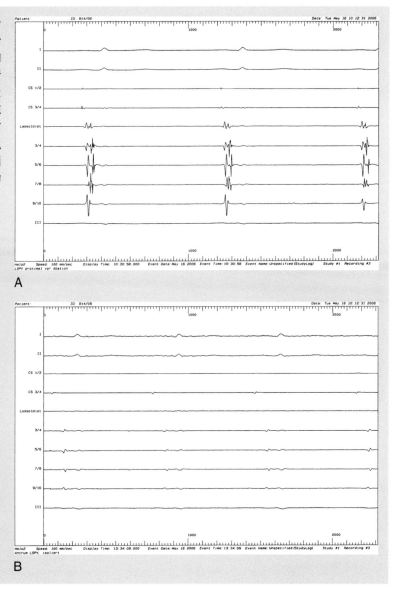

可以无需应用抗心律失常药物而维持窦性心律。[4] 在持续性 AF 患者中，冷冻球囊消融效果欠佳（表 15-1 和图 15-5）。

　　我们的研究表明在 PAF 患者中应用冷冻球囊技术实现 PVI 的有效性独立于抗心律失常药物的应用。我们记录到在整个随访期内，通过系列 Holter 心电图记录包括 7 天事件记录器，证实患者没有 AF 复发。将这些结果与其他已出版的应用 RF 能量实现 PVI 的研究进行比较可能存在困难，因为随访时间和研究终点的定义都不同。在具有类似"临床特征"的患者中进行的 RF 消融研究的单次操作有效性介于 42% 到 88%。[6-8] 在报道结果更好的一些研究中，联合消融 PVI 策略和增加基质改良（消融复杂电位、二尖瓣峡部线、左心房后壁线）最常用到。

　　Van Belle 等[3] 在 57 例 PAF 患者中应用冷冻球囊 PVI 后的早期结果与我们的研究结果类似。他们报道了即刻成功率、并发症和

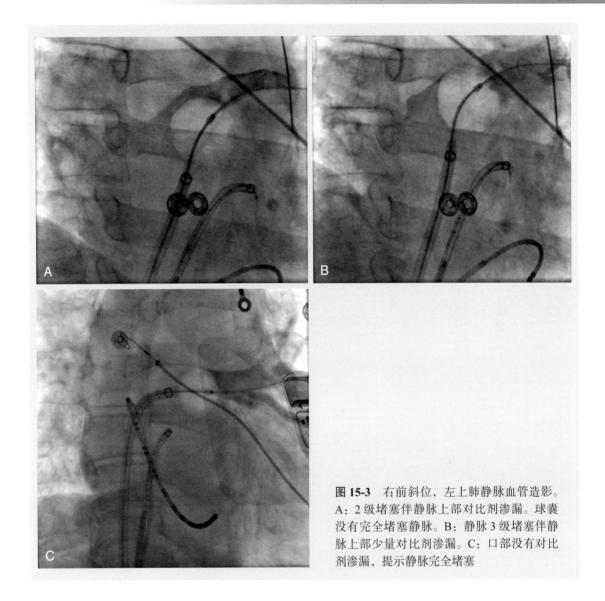

图 15-3 右前斜位，左上肺静脉血管造影。A：2 级堵塞伴静脉上部对比剂渗漏。球囊没有完全堵塞静脉。B：静脉 3 级堵塞伴静脉上部少量对比剂渗漏。C：口部没有对比剂渗漏，提示静脉完全堵塞

3 个月短期随访结果。该研究应用球囊成功实现 84%（185/220）的 PV 电隔离，在加用线性冷冻导管后，成功率升至 99%。在我们的研究中，所有靶 PV 中 92.5%（1298/1403）可以单用冷冻球囊实现 PVI，加用线性冷冻导管后成功率升至 97%（1360/1403）。该研究还证实术后房性心动过速发生率较低（仅一名患者）。将他们的短期随访结果和我们的（中位数，12 个月）相比，两个研究均表明在单次操作后多数患者无 AF 复发。在 Van Belle 等[3] 的研究中，全部患者在术后均应用抗心律失常药物。

我们发现在不应用抗心律失常药物治疗时成功率为 74%，另有 5 名患者在接受了医生的经验性药物治疗后没有记录到 AF 发作。这些间歇性药物治疗的主要原因是早搏伴短暂心悸症状。几项研究也表明患者主诉的心悸常常是因为房性或室性早搏所致，而且这些早搏并不是 AF 复发的准确预测因素。

在 58 名患者中，单用冷冻球囊难以实现全部 PV 的完全电隔离。在这类情况下，

图 15-4 我们中心的调查结果。124 例患者中有 12 例出现短暂性膈神经麻痹。A：Kaplan-Meier 曲线显示膈神经麻痹的恢复情况。B：图示冷冻球囊［两种球囊：23mm（三角）和 28mm 球囊（方框）］冷冻时间、膈神经麻痹突然出现以及恢复时间的相关性。未发现相关性。FU，随访

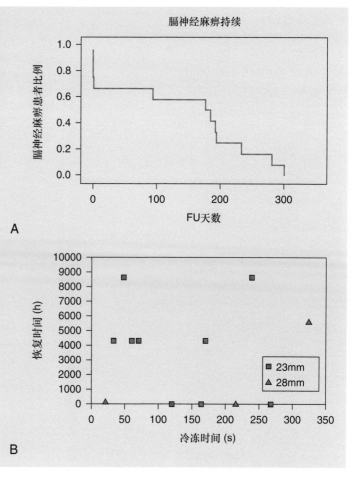

表 15-1　基线特征

	阵发性房颤（人数＝293）	持续性房颤（人数＝53）	*P*
男/女	173/120	41/12	NS
年龄（岁）	59（51～65）	59（52～66）	NS
房颤病程（年）	6.5（5.3～7.5）	7.7（5.6～8.7）	NS
无效服药数量			
n＝3	100	21	NS
n＜3	193	32	NS
左心房短径（mm）	40（37～42）	42（40～44）	NS
左心房长径（mm）	52（48～56）	57（52～59）	＜0.001
左心室射血分数（%）	60（60～60）	60（55～60）	＜0.001
高血压	129	25	NS
其他轻微心脏病	42	16	0.01

NS，无显著性

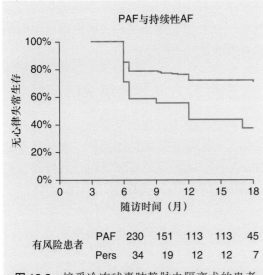

图 15-5　接受冷冻球囊肺静脉电隔离术的患者在 3 个月空白期后阵发性（PAF，红线）和持续性（Pers，蓝线）心房颤动无病生存（通过心电图记录）的 Kaplan-Meier 曲线

通过应用大头导管建立 PVI 来实现治疗目标。不能获得完全电隔离的主要原因是解剖特征，如 PV 口部呈卵圆形或下肺静脉以锐角与左心房连接。从我们的经验来看，应用这项新技术需要的学习曲线并不能充分解释在特殊解剖征象时出现的这些情况。对设备的结构进行进一步的改进可能会有帮助。

我们的研究还纳入了 53 名持续性 AF 患者。这些患者的术后结果较差。在研究中我们观察到了 PAF 与持续性 AF 的心房内径存在显著差异。可能的情况是，前庭 PVI 策略或冷冻球囊设备并不能建立持续性 AF 所需要的充分的基质改良。

Jordaens 等报道冷冻球囊消融术的主要并发症是 PNP。在他们的研究中仅有一例 PNP 不是在应用 23mm 球囊冷冻消融过程中产生。我们的研究也支持这些结果。我们发现在 26 例出现 PNP 的患者中有 24 例是应用 23mm 球囊消融。由于仅进行了短期随访，Jordaens 等没有报道长期随访

中 PNP 的情况。我们观察到从冷冻结束后几分钟到消融术后 1 年内全部的 PNP 完全恢复。

膈神经损伤是 AF 消融中广为人知的并发症。它更常发生在应用球囊导管（不论应用何种消融能量）和在 RSPV 内消融时。Sacher 等[9]的一项回顾性多中心研究报道应用 RF 能量进行 PVI，在 3755 例患者中有 18 例（0.48%）发生膈神经损伤。在该 18 例患者中有 12 例（66%）的膈神经功能在 12 个月后完全恢复。[9]最近的一例恢复是在术后 19 个月。然而，3 例患者的 PNP 在术后 96 个月仍没有恢复。这些患者仍有呼吸困难症状。我们的研究中最常见的并发症是短暂性 PNP。我们所有出现该并发症的患者均在一段时间后恢复正常。

PV 狭窄是 RF 消融治疗 AF 时又一重要并发症。避免在 PV 内 RF 消融可以避免 PV 狭窄的发生。然而，世界范围内的 AF 消融调查表明，需要干预的 PV 狭窄发生率为 0.29%。严重症状性 PV 狭窄的治疗方法首推 PV 支架术。[10]在我们的研究中，尽管在 PV 内消融但没有出现 PV 狭窄。[4]这项发现强烈提示与其他消融能量相比，在发生 PV 狭窄方面，冷冻能量更加安全。本研究中也没有患者出现心房食管瘘。由于 RF 消融治疗 AF 后心房食管瘘的发生率在现有的报道中估计小于 0.25%，而我们的研究中患者数量太小，故不能据此排除在冷冻球囊消融中会有此种并发症发生。

改进心房颤动冷冻球囊导管消融的新策略

右心室快速起搏

Chun 等[10]报道了在 11 例阵发性 AF 患者行右心室快速起搏对热力学的影响。冷冻损伤灶的形成受冷冻球囊导管贴靠稳定性、局部 PV 组织温度和组织冷却速度的影响。冷冻的初期对于冷冻损伤的形成很重要，这

由受血流影响的局部温度决定。他们证实了从右心室心尖部行右心室快速起搏可显著加快球囊冷冻初期的温度下降速度。右心室快速起搏对损伤范围和临床结果的影响还有待未来进一步的研究。

经食管超声引导冷冻球囊肺静脉电隔离

Siklódy 等[11] 报道了彩色多普勒超声观察 PV 堵塞的价值,它可以有效预测电隔离。经食管超声可以通过彩色多普勒实时观察冷冻球囊位置和静脉堵塞的程度。作者在球囊放置过程中对 30 例患者的 124 支 PV 进行持续经食管超声观察,在消融后验证电隔离。结果表明,65% 的 PV 可以实现前庭部完全可视。90% 的可视 PV 可以观察到完全的静脉堵塞。111 支堵塞 PV 中有 109 支通过术后标测证实了电隔离。这意味着其阳性预测值达 98%。作者据此总结,与通过注射对比剂观察堵塞相比,这种方法提供了更多周围结构的解剖信息。在我们看来,对于肾功能受损或已知对对比剂过敏的患者来说,该方法也有明显价值。作者还提供了 8 个月随访期的临床数据。该研究并未对经食管超声和对比剂在评价 PV 有效堵塞方面进行对比研究。

压力引导冷冻球囊肺静脉电隔离

Arentz[12] 的小组进行的一项研究报道了在冷冻球囊导管远端记录到的压力曲线改变与机械性 PV 堵塞的相关性。球囊消融过程中完全的 PV 堵塞是预测肺静脉电隔离成功的预测因素。因此,该小组通过分析 12 例阵发性 AF 的 51 支 PV,发现冷冻球囊消融术中静脉堵塞和电隔离可以通过导管头端记录的 PV 楔压曲线进行预测。该小组据此总结这项参数可以作为其他堵塞标准(如对比剂潴留和最低温度)的补充。遗憾的是,该研究在消融前没有记录电图,也没有将压力引导与对比剂显影这二者对肺静脉堵塞的评

价效果进行比较。该研究中全部患者的压力测量均在窦性心律下进行,研究中也没有纳入有肺静脉共干的患者。

未来的方向和待解决的问题

前述的介入方法似乎都有潜力作为新的实用工具来简化冷冻消融操作、增加其有效性。然而,这最终还需要通过更大样本、更长随访期的多中心、前瞻性对照研究来验证。

在我们看来,即使是在冷冻球囊消融术中,验证电隔离并将它作为即刻操作终点必不可少。多极环形标测导管或三维标测系统验证 PVI 的应用情况在各中心之间并不相同。[13] Van Belle 等[13] 发现在冷冻球囊 PVI 过程中应用两种不同的标测系统可以实现多数 PV 的前庭隔离。直径较球囊大的静脉需要在口部隔离。

在冷冻球囊消融术中,早先报道的双房间隔穿刺术因为不需要在穿间隔鞘管中交换导管,故对于消融操作和标测 PV 验证电隔离而言是一项较好的方法。也有一些中心仅通过一支穿间隔鞘管进行消融和电隔离的验证。[13-15] 两种方法在手术效果和并发症方面并没有显著性差异。在不久的将来,可以通过冷冻球囊导管内腔的环形标测导管将会应用于临床,从而不需要进行双房间隔穿刺。

令人奇怪的是,在持续性 AF 的冷冻球囊消融治疗上,到目前为止尚没有包含足够数量患者的相关研究公开发表。在我们的三中心研究、Malmborg 等[14] 和 Van Belle 等[16] 的研究中,仅纳入了小部分持续性 AF 患者。在当时,我们不推荐将冷冻球囊消融术应用于持续性 AF 患者。然而,基于前述 Van Belle 等[13] 的研究,理论上来看,在有选择的持续性 AF 患者中冷冻球囊消融也可以取得成功。该研究清楚地表明利用冷冻球囊消融术可以简便地实现一个以上肺静脉口部的消融。未来,用于增加心房基质改良的

更大球囊将会应用于临床。这样即使是持续性 AF 患者也可以从左心房冷冻球囊消融中获益。

安全方面

值得注意的是，我们已经改变了对 PVI 的安全性和潜在性食管损伤的看法。[17-18] Ahmed 等[19] 对接受冷冻球囊消融的 67 例患者行食管内温度测量并对其中 35 例患者行术后食管内窥镜检查，发现冷冻球囊消融术后 17% 的患者存在食管溃疡。因此，推荐在接受冷冻消融的患者中常规预防性应用质子泵抑制剂。

冷冻球囊消融的潜在局限之一是仍需要应用较大鞘管，特别是在需要经穿间隔鞘管反复回撤和推送导管的病例中会增加空气栓塞的风险。[3]

冷冻球囊技术相关的 PV 狭窄的发生仍缺乏讨论。多项研究均未发现 PV 狭窄。[3-4, 16] 然而，球囊在 PV 内扩张引起 PV 急性破裂仍是一项潜在的致命性风险，应竭力避免。

冷冻球囊消融术中膈神经麻痹的发生及其预防仍未解决。到目前为止，仍不能完全避免暂时性膈神经麻痹的发生。在我们中心，通过前述的跟踪方法，尚没有一例 PNP 持续超过 1 年。其他研究也有类似结果。[3-14, 16] 以我们的经验来说，在冷冻球囊消融右侧 PV 时监测膈神经功能且在监测到膈神经功能受损时立刻停止冷冻很重要。

结论

作为一项基于解剖定位的消融方法，冷冻球囊 PVI 是阵发性 AF 的有效治疗方法。其临床成功率与 RF 消融的成功率类似。然而，为了有效应用此项技术，术者需要接受足够的培训。最近，为改进这一技术出现了一些新的策略。在冷冻球囊消融的安全方面，心房食管瘘是一个突出挑战。最后，尚缺乏冷冻球囊应用于持续性 AF 患者的有效性的研究。

参考文献

1. Wong T, Markides V, Peters NS, Davies DW: Percutaneous pulmonary vein cryoablation to treat atrial fibrillation. *J Interv Card Electrophysiol* 2:117–126, 2004.
2. Skanes AC, Jensen SM, Papp R, et al: Isolation of pulmonary veins using a transvenous curvilinear cryoablation catheter: feasibility, initial experience, and analysis of recurrences. *J Cardiovasc Electrophysiol* 12:1304–1308, 2005.
3. Van Belle Y, Janse P, Rivero-Ayerza MJ, et al: Pulmonary vein isolation using an occluding cryoballoon for circumferential ablation: Feasibility, complications, and short-term outcome. *Eur Heart J* 28:2231–2237, 2007.
4. Neumann T, Vogt J, Schumacher B, et al: Circumferential pulmonary vein isolation with the cryoballoon technique results from a prospective 3-center study. *J Am Coll Cardiol* 52:273–278, 2008.
5. Avitall B, Lafontaine D, Rozmus G, et al: The safety and efficacy of multiple consecutive cryo lesions in canine pulmonary veins-left atrial junction. *Heart Rhythm* 1:203–209, 2004.
6. Pappone C, Manguso F, Vicedomini G, et al: Prevention of iatrogenic atrial tachycardia after ablation of atrial fibrillation: A prospective randomized study comparing circumferential pulmonary vein ablation with a modified approach. *Circulation* 110:3036–3042, 2004.
7. Jais P, Hocini M, Hsu LF, et al: Technique and results of linear ablation at the mitral isthmus. *Circulation* 110:2996–3002, 2004.
8. Oral H, Chugh A, Good E, et al: A tailored approach to catheter ablation of paroxysmal atrial fibrillation. *Circulation* 113:1824–1831, 2006.
9. Sacher F, Monahan KH, Thomas SR, et al: Phrenic nerve injury after atrial fibrillation catheter ablation. Characterization and outcome in a multicenter study. *J Am Coll Cardiol* 47:2498–2503, 2006.
10. Chun KR, Fürnkranz A, Schmidt B, et al: Right ventricular rapid pacing in catheter ablation of atrial fibrillation: A novel application for cryoballoon pulmonary vein isolation. *Clin Res Cardiol* 98:493–500, 2009.
11. Siklódy CH, Minners J, Allgeier M, et al: Cryoballoon pulmonary vein isolation guided by transesophageal echocardiography: Novel aspects on an emerging ablation technique. *J Cardiovasc Electrophysiol* 20:1197–1202, 2009.
12. Siklódy CH, Minners J, Allgeier M, et al: Pressure-guided cryoballoon isolation of the pulmonary veins for the treatment of paroxysmal atrial fibrillation. *J Cardiovasc Electrophysiol* 21:120–125, 2010.
13. Van Belle Y, Knops P, Janse P, et al: Electro-anatomical mapping of the left atrium before and after cryothermal balloon isolation of the pulmonary veins. *J Interv Card Electrophysiol* 25:59–65, 2009.
14. Malmborg H, Lönnerholm S, Blomström-Lundqvist C: Acute and clinical effects of cryoballoon pulmonary vein isolation in patients with symptomatic paroxysmal and persistent atrial fibrillation. *Europace* 11:1277–1280, 2008.

15. Chun KR, Fürnkranz A, Metzner A, et al: Cryoballoon pulmonary vein isolation with real-time recordings from the pulmonary veins. *J Cardiovasc Electrophysiol* 20:1203–1210, 2009.

16. Van Belle Y, Janse P, Theuns D, et al: One year follow-up after cryoballoon isolation of the pulmonary veins in patients with paroxysmal atrial fibrillation. *Europace* 11:1271–1276, 2008.

17. Scanavacca MI, D'avila A, Parga J, Sosa E: Left atrial-esophageal fistula following radiofrequency catheter ablation of atrial fibrillation. *J Cardiovasc Electrophysiol* 15:960–962, 2004.

18. Pappone C, Oral H, Santinelli V, et al: Atrio-esophageal fistula as a complication of percutaneous transcatheter ablation of atrial fibrillation. *Circulation* 109:2724–2726, 2004.

19. Ahmed H, Neuzil P, d'Avila A, et al: The esophageal effects of cryoenergy during cryoablation for atrial fibrillation. *Heart Rhythm* 7:962–969, 2009.

第 16 章

冷冻导管消融治疗室性心动过速

Heinz F. Pitschner，Damir Erkapic

刘铮　贾玉和　王方正　译

要点：

- 在动物模型中，应用氧化亚氮作为冷冻剂的消融导管在右心室和左心室均可以产生显著的心肌损伤瘢痕。

- 在动物模型中，利用直径为 9F，头端长为 8mm 的消融导管，在所有消融尝试中，均能够产生透壁损伤。

- 在人体中，消融左心室特发性室速和右心室流出道（RVOT）室性心动过速，冷冻消融和射频消融成功率相当。

- 冷冻消融时不会引起触发活动。

- 与射频消融相比，右心室流出道室性心动过速的冷冻消融还具有无痛的优势。

1978 年报道的一例开胸手术治疗硬皮病相关性室速的病例[1]和 1979 年报道的冷冻消融治疗右心室流出道心动过速的病例[2]是冷冻消融成功治疗室性心律失常的最早报道。在 20 世纪 80 年代至 90 年代这段时期内，植入式除颤器还没有问世。这种情况下经外科室壁瘤切除或心室内膜切除对药物难治性的致命缺血性室性心动过速患者而言，就是最后的救命稻草。而外科切除时通常联合使用的消融模式就是冷冻消融，原因在于冷冻消融所造成的创伤口较小，有助于术后左心室功能的保护。

1991 年，来自南卡莱罗纳州查尔斯顿的 Paul Gillette 等[3]，率先成功实现了经皮腔内冷冻导管消融。他们在动物模型中成功地完成了房室结消融。该研究应用的是直径 11F 的消融导管，采用氧化亚氮作为冷冻剂，当氧化亚氮挥发时最低温度能够达到−92℃。这种冷冻剂也一直沿用到现在。

从 2000 年开始，导管冷冻消融技术在大宗的病例队列研究中有所报道，包括房室结折返性心动过速、预激综合征、心房扑动以及心房颤动（房颤）[4-5]。在之前的章节中已经描述过，对于室上性心动过速患者而言，冷冻消融因其更安全的优点，已经逐渐成为取代射频消融的有效手段。

冷冻消融治疗室性心律失常的顾虑

与室上性心动过速相比，室速冷冻消融的应用及其同行评议的论著都很少。其原因何在？首先，也是最为重要的，就是在冷冻消融过程中，消融导管的头端会固定在组织的一点处，从而使消融过程中产生的凝固性坏死组织更小。就安全性考虑，这种现象是有益的，但是对治疗的有效性而言，则可能适得其反。通常导管头端在心室内膜上会发生反复的滑动，而这种运动来自于以下几种力量：呼吸、瓣膜的开闭、心室收缩时产生

的扭动力。由于冷冻剂需要 20s 左右的时间来降低导管头端的温度。而在上述力量的作用下，导管头端也需要 1～2s 来固定到内膜组织。因此一旦电极没有准确冻在离靶点较近的部位，消融就会失败。因为在冷冻过程中，导管头端位置是不能调整的。而射频（热）消融导管在消融过程中，是可以随时调整导管头端位置的。

另一个重要的限制则是对心肌梗死后左心室多发性瘢痕需接受基质改良的患者的新近策略。应用三维电解剖标测系统基础上的射频消融导管，很快可在不同瘢痕之间形成阻滞线，而利用冷冻消融则过于耗时，因为每个冷冻点需要 4min 的时间。

第三点顾虑在于消融导管周围的血流速度。高速的血流对于射频导管而言可以降低电极温度，增加消融能量，制造更深的损伤灶，且不至于增加血栓形成和炭化的风险。但是对于冷冻消融而言，高速血流，尤其是左心室，由于升温作用，则降低了冷冻损伤的效果和损伤灶的大小。

最后，但是同样重要的是，冷冻消融导管的头端较大，通常需要 10F 或者更粗的外鞘。这可以导致更多的血管并发症，以及动静脉瘘的形成。尽管这仅仅是理论上推测出的顾虑。以我们的经验，这些顾虑都可以避免。这些顾虑以及相关的解决对策将在后面的部分加以讨论。

动物研究结果

Reek 等[6]报道了羊的陈旧性心肌梗死伴室速的左、右心室冷冻消融结果。在三只羊中，他们用 10F 的冷冻导管，在平均温度−84.1℃时，制造了 12 处左心室和 9 处右心室的损伤灶。损伤灶的容积大小为 $175.8mm^3 \pm 170.3mm^3$。损伤灶的深度达到 $4.2mm \pm 2.5mm$。但是 21 处损伤灶中，只有 5 处达到了透壁损伤。在 6 只羊心肌梗死模型中，3 只羊可以诱发出室速，他们对其中

5 种室速进行了消融治疗。通过（6±3）次消融尝试后，参与室速的心肌组织可以被消融掉，程序刺激也无法诱发出室速。由此他们证明，在发生心肌梗死后，冷冻消融同样可以用于室速的消融。但是该研究同样指出，大部分的损伤灶并不能达到透壁损伤。

D'Avila 等[7] 就外膜线性冷冻消融是否能够造成心肌大面积、均质的损伤灶进行了研究报道，其中包括猪心肌梗死后的瘢痕心室和正常心室。他们将 80 处内膜和 28 处外膜的冷冻损伤灶与正常动物的损伤特点做了比较。发现外膜损伤的深度平均为 4.8mm±0.2mm，而内膜损伤的深度为 4.6mm±0.9mm。外膜损伤的宽度和长度显著大于内膜损伤。可能是外膜缺乏血流作用的缘故。梗死边缘区的瘢痕损伤与正常心肌的损伤灶特点没有显著差异。

两项研究均证实，不管是在心肌梗死后的瘢痕组织还是在健康心肌，采用较大头端的冷冻消融导管都可以在内膜侧达到大而深的损伤。心肌梗死后的室速在动物模型中已可以消融成功。

Hashimoto 等[8] 在 2009 年对冷冻消融导管头端的大小与所造成的损伤瘢痕容量的大小是否相关这一重要问题做了研究。研究中，使用 7F、6mm 头端的冷冻导管和 9F、9mm 头端的消融导管，对在动物模型的心内膜面和心外膜面产生的损伤大小做了比较。冷冻消融选择的温度设置在 −70 ～ −80℃，消融持续时间为 240s。在急性损伤实验中，7F 导管内膜损伤容积达到 144.1mm³±86.0mm³，损伤深度达到 5.1mm±1.6mm；外膜损伤的容积是 205.6mm³±157.8mm³，损伤深度是 4.7mm±2.2mm。在 9F 导管组中，内膜侧损伤容积是 301.5mm³±177.4mm³（与 7F 组比较，$P < 0.001$），损伤深度为 8.4mm±1.9mm（与 7F 组比较，$P < 0.001$）；外膜组损伤容积达到 375.3mm³±167.6mm³（与 7F 组比较，$P < 0.001$），损伤深度达到 5.0mm±2.3mm。且用 9mm 头端导管消融均达到了透壁损伤。研究说明，较大的消融导管确实可以产生很深的损伤，但这需要直径 9F 的导管。

冷冻消融在人体室性心律失常中的研究

2005 年，一项国际多中心注册研究报道了冷冻消融治疗儿童右心室室速患者。66 例患者中，3 例患有室速，其中 2 例成功消融[9]。在进行最终的冷冻消融前，先将消融导管设置到 −30℃ 进行冷冻标测。该研究的缺陷在于样本量很小，相比室上性心动过速而言，治疗的成功率也相对较低。

波士顿儿童医院（children's hospital Boston）报道过用冷冻消融成功治疗 1 例儿童起源于右束支近端室速的案例[10]。Roberts-Thomson 等[11] 报道了一组较少的外膜冷冻消融治疗室速的病例，而这组病例来源于超过 4000 例消融案例的人群。研究的主要目的在于分析外膜冷冻消融对冠状动脉损伤的并发症。其中一例经外膜冷冻消融后，右冠状动脉分支出现严重的损伤。尽管总体上冠状动脉损伤率非常低，在各类消融靶点中仅占 0.09%，但这也提醒我们，尽管被认为是非常安全的技术，但是严重的并发症仍然可以发生。

左心室室性心律失常的冷冻消融

来自荷兰的 Timmermans 等[12]，在 2010 年所做的一项研究非常有趣。他们报道了一组消融左心室室性心动过速的病例。尽管心肌梗死后室性心动过速是最常见的类型，但除此之外，还有流出道室性心动过速，以及更为少见的左心室特发性室性心动过速。在该研究中，作者纳入了 10 例心肌梗死后的室速患者和 7 例特发性室速患者。使用 10F、6.5mm 头端导管进行消融。对于心肌梗死后室速的消融靶点采用拖带标测予以确定，特发性室性心动过速的消融靶点采用最早激动部位标测以及最佳起搏部位标测确认。经过平均 2 次时长 5min、温度 −82℃ ±4℃ 的消融后，所有室速得以成功消融。对于心肌梗死后室速的患者，平均的手术时间和射线曝光时间分别为 204min±52min 和 52min±20min，对于特发性室性心动过速的患者两者分别为 203min±24min 和 38min±15min。随访 6 个月后，40% 心肌梗死后室速患者出现复发，而 7 例特发性室性心动过速患者中，只有 1 例复发。尽管该研究所纳入的病例数较少，但该研究是首次报道成功消融心肌梗死后瘢痕相关性室速和束支折返室速的研究。

冷冻消融治疗右心室流出道室速

尽管有之前提到的关于冷冻消融的种种顾虑，我们还是尝试了对主要为局灶性机制的右心室流出道室性心动过速的消融。本章将介绍我们中心的 kurzidim 等[13] 早先发表的研究结果，以及之后的一些消融经验。

右心室流出道室性心动过速具有独特的心电图表现，因此可以根据心电图准确判定右心室流出道起源的位置[14]。总体而言，心电图表现为下壁导联主波正向，$V_1 \sim V_3$ 导联主波向下的特点。$V_1 \sim V_3$ 导联较早出现 R 波移形有助于鉴别左心室流出道室性心律失常。

这类患者往往因为频发室性期前收缩（室早）、室早二联律或是短阵室速而出现症状。而几乎所有的右心室流出道室性心律失常患者的心脏结构均没有异常。这种心律失常，大都可以通过局灶的射频消融治愈，消融部位往往在右心室流出道内或肺动脉瓣下。这在 1992 年的射频消融研究中早已予以阐述[15]。

早先，我们中心应用 7F、6mm 头端的冷冻消融导管对右心室流出道起源的室性心律失常进行消融，但结果并不理想。然而随着 9F、8mm 头端的冷冻消融导管（Freezor *MAX*；CryCath Technologies，蒙特利尔，魁北克，加拿大）的问世，右心室流出道室性

心律失常的冷冻消融则迎来新的转机。与以往小的冷冻消融导管相比，这种新的消融导管可以使冷冻剂的流量提升 60% 以上。

利用这种新的导管技术的 31 例患者中，28 例可以成功消融。这与我们中心 2005 年早期发表的研究结果相同[13]。这组患者年龄在 30 ~ 68 岁，平均为 46 岁，女性患者占绝大多数（25/31）。最常见的症状是伴随有焦虑和心悸症状，其他的症状包括出汗、运动耐力下降以及头晕，3 例患者甚至出现晕厥前兆，其中 1 例患者出现过晕厥症状。消融前，34 例患者服用了 β 受体阻滞剂，6 例患者服用了 I$_C$ 类抗心律失常药物，但都没有效果。术前，所有的患者都签署了知情同意书。值得一提的是，应用 β 受体阻滞剂后，超过 50% 使用 II 类药物的患者甚至出现症状加重，室搏数量增加。我们推测可能的机制是在慢心率下，浦肯野纤维后除极的数量反而增加了。

目前总体上讲，右心室流出道心律失常的患者，还是接受射频消融术式的更多些。我们的报道中入选的患者，都对射频消融手术存在极端的恐惧。鉴于笔者以及其他同行冷冻消融室上速的临床经验，冷冻消融具有无痛性特点。当在右心室流出道内射频消融时，患者通常会感到不适甚至是剧痛，因此，患者常常需要接受麻醉或是镇静。从这一观点来看，冷冻消融对于害怕手术疼痛的患者就很有用。

对于患有头晕、先兆晕厥或者是晕厥的患者，我们同样利用 Freezor *MAX* 导管在右心室流出道进行了标测和消融。另外，为排除其他的心律失常机制，我们使用 7F 可调弯导管进行心房和（或）右心室的程序刺激。对于存在 2 例右心室流出道室性心律失常形态的患者，我们在肺动脉瓣下数毫米的右心室流出道放置 20mm 直径的 Lasso 导管，从而能更快更准确地判定不同室早出口的部位。放置方法如图 16-1 所示。但在大多数患者中，仅仅使用了 Freezor *MAX* 导管作为单

导管术式进行消融即可。

冷冻标测的策略与射频消融相同。双极室性信号应该提前于体表 12 导联心电图 QRS 波群起始 30ms 或以上。头端电极的单极电图应该表现为 qs 图形。起搏标测图形应该和自身室早图形形态 100% 一致。

标测和消融时的现象

与射频消融时使用的 4mm 标测电极不同，存在于两个 QRS 波之间或在室早时双极心室电位之前的细小舒张期电位，很少能够被记录到。这可能与 9F 冷冻消融导管较大的 8mm 头端电极有关。它能比 4mm 电极记录到更多的远场电位成分，而近场电位的微小成分被掩盖了。另外起搏也需要较高的输出电压才能夺获心肌。其他用来定位理想消融靶点的指标与射频消融手术类似。

冷冻消融时，与射频消融也存在很多不

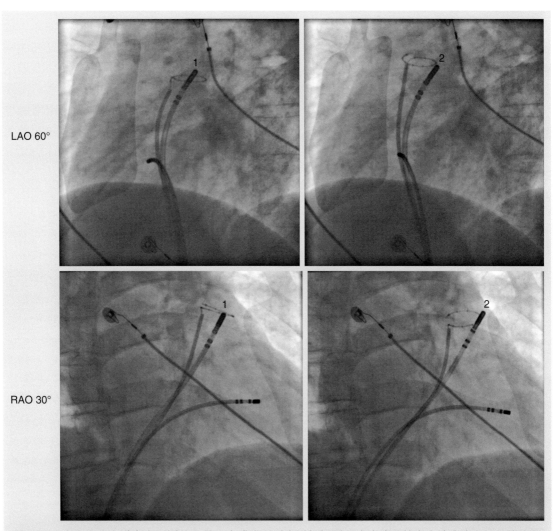

图 16-1　右心室流出道存在不同的室早心内膜出口时会增加标测和冷冻消融较大头端冷冻电极正确放置的难度。当室早心电图形态经常出现转变时，将 Lasso 导管（直径 20mm）放置在肺动脉瓣下数毫米的部位，可以方便准确地判定最早激动部位。在这例患者，标测出起源于两个出口的室早，并分别用 1 和 2 做记号。在两个位置，仅仅一次消融即获得成功。第 3 根导管是 7F 的可调弯标测导管，将其放置在右心室行快速起搏，以便诱导室早。LAO，左前斜体位；RAO，右前斜体位

同。在成功的消融靶点，在射频消融放电过程中常出现的频发的自律性活动，在冷冻消融温度下降阶段，会出现减少的趋势，并且在前40s消失，如图16-2所示。

与冷冻消融房室结折返性心动过速的慢径相似，触发回波和加速性结性心律的现象不会出现。而这在射频消融时非常常见，并且是导致射频消融过程中导管移位的主要原因。图16-3展示了射频消融时出现的局灶活动加速的现象。

我们还发现，可以将从冷冻消融开始到室早消失时间长于60s作为术后早期复发的预测因素。如果需要超过60s，冷冻消融就要终止，需重新选择更理想的消融部位。只有一种情况例外，那就是患者的室早本身很少。此时，起搏标测就更加重要，并且在手术结束时，应该静脉滴注奥西那林或三磷腺苷，或者用快速的心室起搏诱发来判断手术是否成功。一般这些刺激在消融前应该能够增加室早活动。如果确认找到理想的消融靶点，那冷冻消融的时间就应该达到240s以确保消融成功。

消融结果

冷冻消融的操作时间平均是82min，与标准的右心室流出道室性心律失常的射频消融相比，时间并没有缩短。但是射线曝光时间较射频消融显著缩短，平均为11.8min。因为冷冻消融时，冷冻的粘连作用使导管的贴靠非常稳定，无需消融时间歇性的X线曝光来辅助控制消融导管位置。如图16-2所示的射频消融时热效应诱发的触发活动，需要消融过程中更多次的曝光来辅助稳定消融导管的位置。一次手术所需的冷冻消融次数为

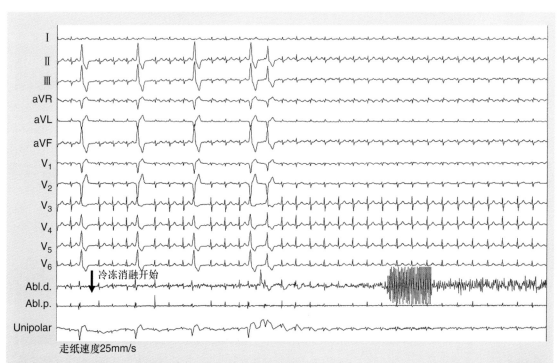

图16-2 本图展示了在消融靶点部位，成功的冷冻消融所出现的12导联心电图（ECG）、大头端消融导管双极电图以及单极电图的典型表现。当头端电极的温度下降到0℃以下时，双极电图的信号出现噪音干扰。未出现局灶活动加速的现象，室早在导管头端降温期的非常短的时间内（＜15s）就消失了（正如体表心电图记录的室早消失）

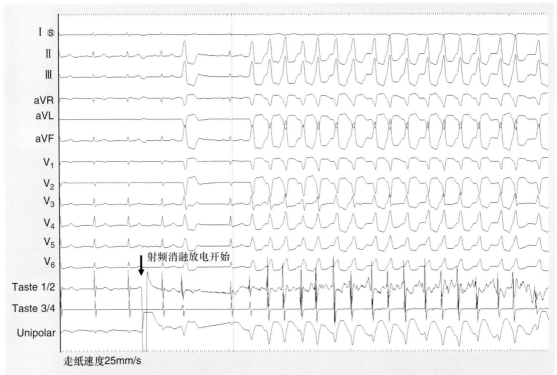

射频消融放电开始

走纸速度25mm/s

图 16-3　与冷冻消融不同，射频消融时，放电过程中可以引起短阵快速的室早，这时常常会由于心室搏动的改变引起消融导管的位置移动。放电开始时，消融电极头端（1/2）还会出现放电伪迹

4～19 次，包括消融开始阶段的冷冻标测。

41 例患者中即刻手术成功达 38 例（93%）。另外在我们早期的研究中[12]报道了 14 例患者，室早的数量由术前 24h 心电图平均 9358 次（243～38 048），下降到术后 6 周的 138 次（0～1121）。除了 2 例患者术后出现腹股沟血肿外，没有其他的并发症发生。

总结

1. 在动物模型中，冷冻消融的损伤容积和损伤深度从 4mm 到最大的 8mm，与射频消融损伤相当。

2. 6.5mm 或 9mm 的较大头端电极，管身直径为 10F 或 9F 的消融导管，较 7F、6mm 头端的消融导管，可以达到更大的透壁损伤。

3. 外膜消融的损伤最为彻底，可能的原因与缺乏周围的血流有关。

4. 人体病例的报道较少，但是在右心室和左心室都可以实现成功的冷冻消融。

5. 左心室特发性室性心动过速和右心室流出道室性心动过速是冷冻消融非常适宜的适应证，成功率较高。

展望

预计在未来的一段时期内，7F 冷冻导管就能够满足大多的消融需求。为满足 9F、10F 的消融导管的设计要求，最低温度能达到－92℃的新型冷冻剂可能被用做新的冷冻能源，这些导管依赖于更大型号的冷冻剂管道来满足消融需求。

我们坚信，冷冻是理想的消融能源，因为与射频以及其他通过加热组织的能源相比，冷冻消融造成组织不必要的连带损伤较小。

参考文献

1. Gallagher JJ, Anderson RW, Kasell J, et al: Cryoablation of drug-resistant ventricular tachycardia in a patient with a variant of scleroderma. *Circulation* 57:190–197, 1978.

2. Camm J, Ward DE, Cory-Pearce R, et al: The successful cryosurgical treatment of paroxysmal ventricular tachycardia. *Chest* 75:621–624, 1979.

3. Gillette PC, Swindle MM, Thompson RP, et al: Transvenous cryoablation of the bundle of His. *Pacing Clin Electrophysiol* 14(4 Pt 1):504–510, 1991.

4. Skanes AC, Dubuc M, Klein GJ, et al: Cryothermal ablation of the slow pathway for the elimination of atrioventricular nodal reentrant tachycardia. *Circulation* 102:2856–2860, 2000.

5. Rodriguez LM, Geller JC, Tse HF, et al: Acute results of transvenous cryoablation of supraventricular tachycardia (atrial fibrillation, atrial flutter, Wolff-Parkinson-White syndrome, atrioventricular nodal reentry tachycardia). *J Cardiovasc Electrophysiol* 13:1082–1089, 2002.

6. Reek S, Geller JC, Schildhaus HU, et al: Feasibility of catheter cryoablation in normal ventricular myocardium and healed myocardial infarction. *Pacing Clin Electrophysiol* 27:1530–1539, 2004.

7. D'Avila A, Aryana A, Thiagalingam A, et al: Focal and linear endocardial and epicardial catheter-based cryoablation of normal and infarcted ventricular tissue. *Pacing Clin Electrophysiol* 31:1322–1331, 2008.

8. Hashimoto K, Watanabe I, Okumura Y, et al: Comparison of endocardial and epicardial lesion size following large-tip and extra-large-tip transcatheter cryoablation. *Circ J* 73:1619–1626, 2009.

9. Kirsh JA, Gross GJ, O'Connor S, et al: Cryocath International Patient Registry. Transcatheter cryoablation of tachyarrhythmias in children: Initial experience from an international registry. *J Am Coll Cardiol* 45:133–136, 2005.

10. Moniotte S, Triedman JK, Cecchin F: Successful cryoablation of ventricular tachycardia arising from the proximal right bundle branch in a child. *Heart Rhythm* 5:142–144, 2008.

11. Roberts-Thomson KC, Steven D, Seiler J, et al: Coronary artery injury due to catheter ablation in adults. Presentations and outcomes. *Circulation* 120:1465–1473, 2009.

12. Timmermans C, Manusama R, Alzand B, et al: Catheter-based cryoablation of postinfarction and idiopathic ventricular tachycardia: Initial experience in a selected population. *J Cardiovasc Electrophysiol* 21:255–261, 2010.

13. Kurzidim KW, Schneider HJ, Kuniss M, et al: Cryocatheter ablation of right ventricular tachycardia. *J Cardiovasc Electrophysiol* 4:366–369, 2005.

14. Dixit S, Gerstenfeld EP, Callans DJ, Marchlinski FE: Electrocardiographic patterns of superior right ventricular outflow tract tachycardias: Distinguishing septal and free-wall sites of origin. *J Cardiovasc Electrophysiol* 14:1–7, 2003.

15. Klein LS, Shih HT, Hackett FK, et al: Radiofrequency catheter ablation of ventricular tachycardia in patients without structural heart disease. *Circulation* 85:1666–1674, 1992.

第 17 章

冷冻消融在上腔静脉隔离和不适当窦性心动过速消融中的作用

John Roshan，Jennifer A. Mears，Nirusha Lachman，Kevin Christensen，Dorothy J. Ladewig，Samuel J. Asirvatham

刘铮　贾玉和　王方正　译

要点：

- 上腔静脉的局部解剖是形成心律失常的重要基质，可以参与多种心律失常。

- 上腔静脉内或周边消融时，冷冻消融对于预防附带损伤有独特优势。

- 现有技术可以避免上腔静脉消融时损伤膈神经。

- 利用冷冻消融隔离上腔静脉存在适当的终点。

- 利用冷冻消融技术治疗上腔静脉周围心律失常时，仍然存在发生并发症的可能。

简介

上腔静脉（SVC）是重要的致心律失常基质，可以导致多种心律失常，包括心房颤动（房颤）和房性心动过速（房速）。而且，由于该部位靠近窦房结，难治的不适当窦性心动过速（IST）的患者，常常也需要在靠近 SVC 的部位消融。冷冻消融在靠近膈神经的部位尤其适合，在行环 SVC 消融时，也可以防止 SVC 狭窄。

本章主要阐述需上腔静脉周围部位消融的心律失常的临床特点和相关的解剖学细节。在简要阐述冷冻消融在静脉消融中的独特作用之后，将详细讨论冷冻消融这些心律失常时如何避免附带损伤和上腔静脉狭窄。最后，将介绍上腔静脉周边心律失常冷冻消融的生物物理学、影像学解剖以及评价膈神经功能的内容。

SVC 是多种心律失常的消融靶点。在人们认识到肺静脉是房颤的触发灶之后[1-3]，其他的胸部静脉，尤其是 SVC，很快被认识到是阵发房颤的触发灶[4-5]。与肺静脉消融相同，在静脉内部增加消融能量会导致 SVC 狭窄。SVC 内部或是口部消融时还应特别注意避免损伤膈神经[6-7]。

房速可以起源于界嵴[8-9]，当房速起源于界嵴上部时，往往需要在 SVC 口部消融。

IST 是一种复杂的疾病，有时需要通过消融改良窦房结以控制症状。由于窦房结位于界嵴和 SVC 交界处的心外膜，治疗这种心律失常时，往往需要在 SVC 内，或者是在 SVC- 右心房交界处进行广泛的消融[10-11]。

对于消融治疗 SVC 相关的心律失常，冷冻消融有其独特的优势。在实施最终的冷冻消融之前，可以使用低强度的冷冻能量输出（相对较小的负温度）作为试探性诊断手段[12]。并且，冷冻消融在实施环 SVC 隔离时，引发狭窄的风险也较小，即使是在 SVC 内部消融[13-17]。

上腔静脉：相关解剖

SVC 存在电活动组织，在特殊情况下，可以触发房速，甚至是房颤[4]。本部分将回顾 SVC 独特的解剖，尤其是与膈神经、奇静脉、窦房结和嵴部，以及界嵴延伸到 SVC- 右心房交界延续部位的关系。

SVC 回流来自上半身的血流，长 6～8cm，由左右无名静脉汇合而成。SVC 前壁相邻于右肺及胸膜边缘，向下延续为心包转折。SVC 后壁毗邻右肺和右侧迷走神经。SVC 右缘毗邻膈神经和胸膜，左缘为无名动脉的开始以及升主动脉。SVC 内包含有右心房肌袖延伸[18]。在人类的胚胎和儿童时期，这些肌袖较成人时更加广泛。肌袖的电活动可以触发心律失常，包括房速和房颤[4, 19]。

界嵴位于光滑（静脉）右心房和肌性右心房的交界。界嵴起始于 SVC- 右心房交界处，位于 SVC 的前内侧，并且向下延伸，延续为欧氏瓣走行在下腔静脉前缘。界嵴部位的心肌缺乏横向的细胞间电偶联，存在显著的各向异性[20]。这种各向异性，导致传导缓慢，有利于形成折返性心律失常。此外，正常的窦房结起搏组织沿着界嵴长轴分布。这种既存在起搏组织又存在细胞间失偶联的结构特点，形成了异常自律性的基础，这也就是造成正常的心房肌也很难避免异常的 4 相自动除极活动的原因[21]。Kalman 等[22]证实在非器质性心脏病的患者中，约 2/3 的右心房局灶性心动过速起源于界嵴。约有 7.3% 的人，界嵴的上部并没有终止在 SVC 和右心房交界处，而是形成弓弩状的嵴部（上部弓状嵴），并延续到房间隔。这对一发现该部位起源的房速患者非常重要，因为在该部位消融可能导致膈神经损伤[23]。

膈神经

膈神经是混合性运动神经，主要来自第

四颈神经前支，同样也有第三和第五颈神经的参与。右侧膈神经包被在纵隔胸膜中，沿着头臂静脉向下延伸，并且走行在 SVC 的右前侧方[6]。膈神经在 SVC 和右心房的交界处被胸膜将其与 SVC 隔开。沿着右心房表面继续向下延伸。组织学研究发现 SVC 和右侧膈神经关系紧密，被不等量的脂肪组织所分开[7]。右侧膈神经上段与 SVC 较为紧密，随后膈神经向后弯行，延伸到 SVC 和右心房交界处[6]。膈神经跨越 SVC 口部（图 17-1）。

奇静脉

奇静脉开始在第一腰椎，与腰部静脉伴随上行，通过主动脉孔穿过膈肌，走到椎体的右侧，在右侧支气管根部蜿蜒向前跨过右肺静脉根部，然后汇入 SVC。以奇静脉的入口处为标志，将 SVC 分为两个部分：上半部走行向后向下，与主支气管平行；下半部为向下向前向内走行。与 SVC 相同，右心房心肌也可以延伸到奇静脉形成肌袖，形成心律失常灶[24]。

窦房结

在人类，窦房结是呈梭形结构，包含有纤维基质和内部的细胞。长 10 ～ 20mm，宽和厚为 2 ～ 3mm，越到尾端越细。距离心外膜侧不到 1mm，在 SVC 和右心房的交界部位，位于右心房界嵴的外侧。

上腔静脉相关的心律失常

心房颤动

SVC 是有效的房颤消融治疗中需要特别加以关注的结构（图 17-2）。伸向 SVC 的心房肌袖可以引发触发活动或折返，并最终导致房颤。在左、右心房迷宫手术时同样需要附加隔离 SVC[25]。房颤基质改良时，也需要对位于 SVC 和升主动脉之间的 SVC- 主动脉根部的神经丛予以消融。此外

由于 SVC 和右上肺静脉（RSPV）之间解剖邻近，有必要在 SVC 内消融来阻断两者之间的联系，或是经起搏来确定在其中一侧静脉中记录的是否为远场电位[6-7]（图 17-3）。

虽然在 SVC 内部可以消融，但 SVC 狭窄或静脉损伤的风险是巨大的。尽管 SVC 隔离导致 SVC 狭窄的病例鲜有报道，但是也要意识到，很少有人曾对 SVC 狭窄作出过系统的影像学评估。此外，消融术后，CT 检查也无法排除亚临床和轻微的 SVC 狭窄[26]。尽管隔离 SVC 与隔离肺静脉类似，但是隔离 SVC 有时非常困难，原因主要是忌惮其解剖结构与膈神经太接近[6]。

不适当窦性心动过速

不适当窦性心动过速又称为非阵发性窦性心动过速。这种不明原因的窦性心动过速早在 1939 年 Codvelle 和 Boucher 就已经报道过[27]。在 1979 年，Bauernfeind 等[28] 报道了 7 例不明原因心动过速患者的 IST 综合征。他们认为，这种心动过速的潜在机制是自主神经对心率的异常调节作用。患者表现为心悸、气短、胸痛、头晕甚至前兆晕厥。这类患者在静息状态下，12 导联心电图就表现为心动过速，且与窦性心动过速相似，类似瓦尔萨尔瓦动作或颈动脉窦按压等迷走神经刺激方法对其影响较小。这种心动过速的心率通常在 100 ～ 160 次 / 分。

治疗 IST 通常需要多次的射频消融，这往往会导致严重的心房水肿和继发的 SVC- 右心房交界处狭窄[29]。动物研究表明：射频消融超过 150min 可以导致右心房组织增厚[30]。治疗 IST 所需要的多次消融，可以导致不可逆的 SVC 狭窄和淤血性 SVC 综合征[31-32]。

房性心动过速

局灶性房性心动过速的患者经过射频

图 17-1 经典的右侧和左侧膈神经的走行，注意右侧膈神经走行在右肺静脉和上腔静脉之间，随后走行在上腔静脉的后外侧部位，最后是外侧，直至跨越上腔静脉 - 右心房交界处，并走行在右心房游离壁。LIPV，左下肺静脉；RSPV，右上肺静脉

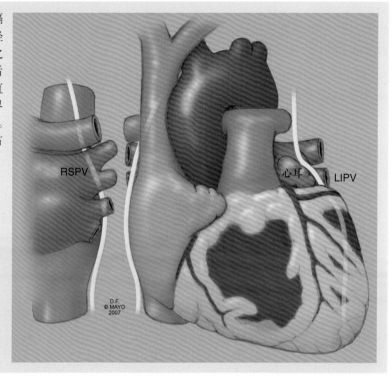

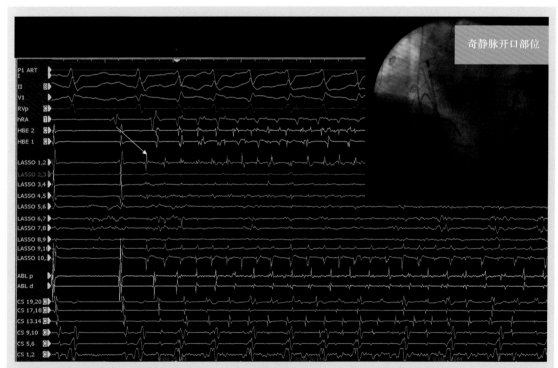

图 17-2 肺静脉隔离后患者复发房颤。环形标测导管（Lasso）放在上腔静脉很深的部位，并且记录到最早的激动（箭头所示）。注意影像学（插图）中看到消融导管离奇静脉开口部位非常近，在这一案例中，被证实为最早的心房激动部位

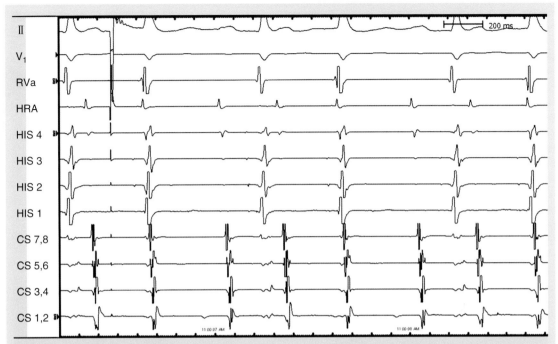

图 17-3　一例房速患者的腔内心电图和体表心电图（ECG）。该患者的房速和窦性心动过速很难区别，除非该心动过速可以反复诱发。HRA 导管放置在离窦房结很近的部位。该部位为最早的心房激动部位。注意 Ⅱ 导联 P 波直立。同样，在该心电图中，房性心动过速的周长依赖于连续两跳房波之间是否出现 QRS 波（室相性窦性心律失常）。尽管这种特征最常见于窦性心律失常，但是在某些房性心律失常中也能观察到。由于该心律失常起源部位与窦房结和膈神经都很邻近，所以在上腔静脉周边部位予以消融就可有效应对上述两种心律失常（不适当窦性心动过速或房速），此时运用冷冻消融就可减少膈神经损伤。CS，冠状窦；HIS，希氏束

消融治疗的成功率非常高且并发症较少[33]。但是，当射频消融的局灶性房速距离窦房结或者是界嵴上部很近时，对电生理医生就具有相当挑战性，主要担心窦房结损伤和膈神经麻痹等风险[34-36]（图 17-4）。症状性房速的一个很常见的消融部位就是界嵴[37-38]。当消融界嵴上部的心肌时，常常需要在上腔静脉消融。此时需特别注意避免损伤膈神经或者静脉[22, 34]。重要的是，由于这种对并发症的恐惧还可能会影响研究这些并发症和射频消融失败数据的采集。在许多报道中，房速射频消融的成功率只计算了真正接受治疗的患者，然而，很多由于担心出现并发症而没有实施消融的患者，并没有被纳入计算之中[33]。

冷冻消融

热消融是通过凝固性坏死和组织坏死导致细胞损伤的，但同时也可以导致栓子形成、血管瘤扩张等并发症。而冷冻消融的组织病理学过程截然不同。其损伤理论依赖于 Joule-Thomson 效应。当冷冻剂在较高的压力下，如液态的 N_2O，通过管道的中央内腔向下流动，在导管的头端汽化，并进入压力较小的外鞘，使得导管的头端降温。降温首先发生在与心内膜组织密切接触的导管头端。冷冻效应随后呈放射状波及周围组织，形成温差梯度。最低温度以及降温最快的部位都位于直接接触点，越往周边，组织降温速度越慢。重要的是，

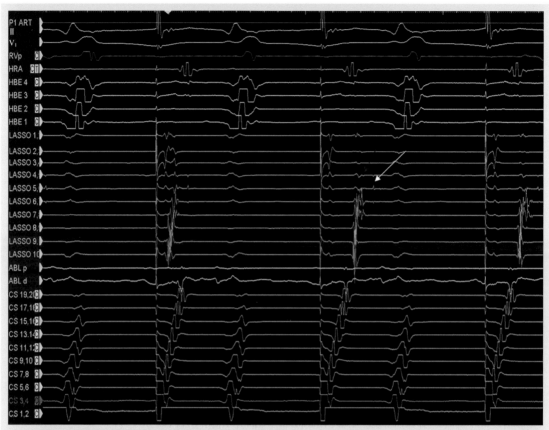

图 17-4   一例上腔静脉起源房速患者的冠状窦起搏的心内电图。该患者另外的心电图常常被其他资料引用，用于展示上腔静脉房速诱发的房颤和房扑。在这例患者中，注意放置于上腔静脉内的 Lasso 导管上记录到的右心房远场电位。上腔静脉内记录到与肺静脉相似的自主激动，上腔静脉电位发生在右心房激动之后。注意，在上腔静脉电位之后的第二组近场电位，代表奇静脉的延迟激动，因奇静脉汇入上腔静脉。起源于上述结构（上腔静脉 - 右心房交界处、上腔静脉或奇静脉）的心律失常，往往需要采用冷冻消融来避免静脉狭窄或者是其他的附带损伤。箭头指示静脉电位。Ⅱ 、V$_1$，体表心电图导联；CS，冠状窦电极；HIS，希氏束记录导管；HRA，接近窦房结的高位右心房；RVA，右心室心尖部

当较远处组织的温度降低到−20 ～ −30℃时，会产生"冷冻标测"的效果。导管头端的温度达到−30℃或者稍高时，会产生可逆性局灶电活动抑制，达到冷冻标测的效果。当头端温度进一步降到−60℃，就可产生不可逆的靶点组织损伤，使冷冻消融达到理想的效果[39]。延长冷冻消融时间，或更进一步降低消融温度都可以使损伤容积增大。尽管当消融达到 5min 时，就进入平台期[40]。

冷冻消融对于治疗起源于血管组织的局灶性心律失常有独特价值。与射频能量相比，静脉周围或血管内冷冻消融理论上的优势包括降低栓塞发生率和实现透壁性损伤[41]。由于冷冻消融不会产生内膜损伤和胶原收缩，对于血管内消融具有优势[42]。当消融温度刚到−30℃时局灶性电活动降低，可以被看做是预测消融靶点有效的标志。在冷冻标测或冷冻消融过程中，如果效果不理想，还应该对消融组织进行复温，操

纵消融导管重新寻找新的靶点。这样做，是因为只要导管头端的温度达到 −30℃或稍高，而消融的时间小于 80s 时，冷冻标测的组织损伤效应是可以逆转的[43]。

目前，还没有关于冷冻消融造成血栓栓塞和肺静脉狭窄等并发症的报道[44]。与射频消融相似，采用点对点的方式，冷冻消融也可实现成功且安全的肺静脉隔离以及线性消融。这已体现在高比例的患者成功且安全获得肺静脉隔离中[45]。第二种新的术式，是采用直径为 18 ～ 30mm，为隔离肺静脉量身定做（Arctic Front；CryoCath 技术公司，Point Claire，魁北克，加拿大），可以扩张的冷冻消融球囊导管，将球囊放置在需要隔离的静脉口部，通过曲面冷冻长约 64mm 的肺静脉段。

射频消融过程中的膈神经损伤

在消融胸腔相关血管治疗房颤之前，消融导致的膈神经损伤报道非常罕见。一般发生在消融 IST、上部界嵴性房速[46]或右心房房扑时，这些都是紧邻 SVC 的右心房区域。只是在消融或电隔离胸腔血管成为房颤消融治疗的固定操作时，膈神经损伤才被逐渐认识[47-50]。

消融损伤膈神经最常见的部位是 SVC（图 17-5）。该部位也是房颤常见的触发灶[51]。消融该部位导致的膈神经损伤较其他部位更加常见。对膈神经走行的准确认识有助于避免电隔离 SVC 时损伤膈神经。射频消融隔离 SVC，或治疗类似 IST 等起源于 SVC 近端的心律失常时，除了导致膈神经损伤外，还存在 SVC 狭窄的风险。就这两者而言，冷冻消融可能比射频消融更有优势。但是对于膈神经损伤，不管用何种消融能源，都可以发生。

在犬模型和临床操作中，均发现损伤膈神经的报道[14, 16, 52]。Okumura 等[52]开展了一项研究，采用高能聚焦超声球囊消融犬房颤时观察其肺静脉周围组织温度。共采集

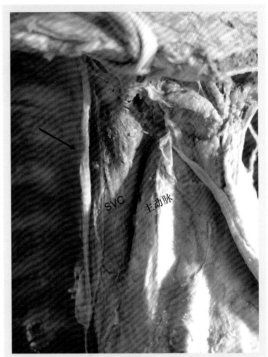

图 17-5　上腔静脉（SVC）的比邻关系。膈神经（箭标所示）与 SVC- 右心房交界处关系紧密。注意其与升主动脉的关系也很紧密。在消融位于 SVC 和主动脉之间的神经丛时常常需要 SVC 的透壁性损伤。冷冻消融，尤其是之前阐述的冷冻标测技术可以避免连带损伤膈神经和升主动脉

了 8 只犬，51 次右上肺静脉高能聚焦超声消融时右上肺静脉口部外膜和膈神经的温度。该研究揭示了直接的高能聚焦超声消融效应对于距离球囊表面 4 ～ 7mm 远的膈神经损伤的机制。

Tse 等[14]采用 CryoCor 冷冻消融系统（CryoCor，圣迭戈，加利福尼亚州）对 52 例阵发性或持续性房颤患者进行了肺静脉隔离术。每处予以 2 次冷冻消融（每次持续 2.5 ～ 5min）。在 52 例患者中，1 例在冷冻消融右上肺静脉时发生暂时性的膈神经麻痹，提前终止冷冻消融后膈肌活动即刻恢复。在 12 个月的随访期中，也没有持续膈肌功能减弱或肺功能减弱的表现。

另一项研究中，Van Belle 等[16] 采用冷冻球囊对 2005 年 8 月到 2007 年 8 月间的一组阵发房颤连续病例实施了肺静脉隔离。研究共纳入了 141 例患者。在这 141 例患者中，4 例患者在出院时有无症状性的右侧膈神经损伤，而在第 6 个月随访时，膈肌活动均已恢复。

尽管冷冻消融可以导致膈神经损伤，似乎是冷冻消融技术本身的安全缺陷，但是，采用冷冻标测技术是有助于预防该并发症的[53]。这种操作策略的关键在于冷冻消融具有以下特点，即当组织温度降到一定程度时可以产生一些明显的生物电效应（如传导延缓等）。但这种改变是暂时性的、可逆的。如果冷冻强度进一步增加，则可以达到不可逆的永久性损伤。这种冷冻标测技术已在电生理领域广为应用，尤其在靠近正常传导系统的部位[54-55]。在消融可能导致膈神经损伤的部位时，就可以使用类似的方法。具体来说，将标准的电极导管放置在 SVC 的高位，并调整导管位置，使其在任何呼吸周期时相都可以稳定夺获膈神经。在射频消融极可能发生膈神经损伤的部位应换用冷冻消融。冷冻消融时，温度降低到 −35℃，在持续的上腔静脉刺激下，如果膈肌刺激强度持续减弱，达不到冷冻前的幅度，就应该停止冷冻消融。但是当温度到达 −35℃，膈神经刺激持续存在时，则可以继续冷冻，直至达到 −70 ～ −75℃，以确保 SVC 达到传入阻滞（图 17-6）。

这种方式的潜在缺陷包括：

1. 即使在 −35℃ 下也可能造成膈神经的远期损伤。

2. 如果当冷冻温度降到 −35℃ 时，膈神经刺激就消失，那必须停止冷冻消融。此时就面临无法消融或隔离该静脉的可能。Dib 等[53] 介绍了一种新的冷冻标测方法并且成功消融邻近膈神经的 SVC- 右心房交界部位心律失常的经验。他们收集了从 2001 年

1 月至 2007 年 1 月间 110 例接受了节段性和环上腔静脉射频消融的患者。他们都需要在上腔静脉 - 右心房交界处予以射频消融。在这 110 例患者中，66 例患者在消融部位用 10mA 起搏时出现了膈神经夺获，提示邻近膈神经。这些患者中，除 7 例外，其余的都在离膈神经较远的部位消融成功。只有这 7 例患者，尽管在周边进行了反复的射频消融基质改良，仍不能阻止心动过速诱发。于是换用冷冻消融，首先在上腔静脉内 4cm 部位起搏持续夺获膈神经。其中 1 例患者，当冷冻消融温度降低到 −30℃ 时，膈神经刺激消失，冷冻消融也只好随即停止。其余的 6 例患者，起搏可以持续夺获膈神经，因而进行了进一步的冷冻消融，消融温度达到 −70 ～ −80℃。

3. 必须注意的是，起搏部位一定要高于冷冻消融部位。这是因为，如果起搏部位低于膈神经阻断的部位，冷冻消融时即使出现膈神经损伤，膈肌刺激仍然存在，造成误判。

利用冷冻消融治疗上腔静脉相关性心律失常

避免上腔静脉狭窄

经导管射频消融隔离胸腔静脉来治疗房颤时常需在静脉内放电。偶尔也会遇到起源于与奇静脉相连的上腔静脉深部肌袖的单形性心动过速，还有上腔静脉与左心房右上肺静脉间的肌性连接有时也需要通过在静脉内的连接处直接消融来阻断。所有这些在静脉内部的消融都存在上腔静脉狭窄的风险。这种情况下，冷冻消融就尤为适合。一般先采用标准的标测方法，确定最早激动部位位于上腔静脉内部时，就可采用冷冻消融的方法在该部位进行消融

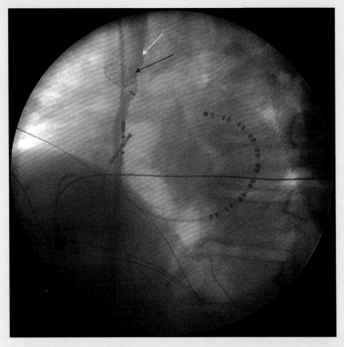

图 17-6　左前斜影像。上侧箭头指的是放置在上腔静脉（SVC）内的环形标测电极。如果需要在该部位进行消融，应该使用冷冻消融技术，而且起搏电极必须高于标测电极的位置（下侧箭头）

治疗。

当怀疑存在右上肺静脉和上腔静脉的电联系时，可以在持续右上肺静脉起搏下，在右心房和上腔静脉内激动标测以找到最早突破口位置，即为冷冻消融位置。务必小心操作，必须在右上肺静脉的后壁起搏，这样可确保不会远场夺获上腔静脉。

避免发生膈神经损伤

冷冻消融过程中为了避免膈神经损伤，必须在膈神经的近端（SVC 深处）持续起搏，并如前所述实时记录膈肌跳动（影像学）。然后，在更远端（靠近 SVC- 右心房交界处的位置）开始冷冻。冷冻时先下降至不至于产生不可逆损伤[50, 53, 56-57]的温度（−30 ～ −45℃）。观察这一温度时，如果膈肌刺激没有消失，则进一步继续降低温度至−70℃，产生永久性损伤。

上腔静脉隔离

"最后消融策略"

通常，"最后消融策略"是一种既包含射频消融又包含冷冻消融的复合术式。应用射频消融时，先在消融部位用 10mA 起搏，如果不能夺获膈神经，则可以围绕 SVC- 右心房交界处的心房侧行环形消融；如果发生了膈神经夺获，则停止消融。在这种情况下，在该部位常常不能行环形消融，因而也无法隔离 SVC。而有时又必须实现 SVC 的传入和传出阻滞，此时依照之前介绍的方法在邻近膈神经的心房组织行冷冻消融可以成功。[53]

使用球囊消融方法

环形冷冻球囊消融在肺静脉隔离时已经广为应用。同样的方式还可用于 SVC- 右心房交界处的消融。在冷冻隔离右上肺静脉时为避免损伤膈神经需在 SVC 深处持续进行膈神经刺激。起搏导管应该放置到 SVC 深处较高的位置（颈内静脉或锁骨下静脉），以避免使用冷冻球囊时产生消融漏点。

房性心动过速消融

对于单形性房性心动过速，包括起源于界嵴上部的房速，采用标准的标测方法（电解剖标测和非接触标测），一旦找到最早激动部位，采用 10mA 起搏；如果发生了膈神经刺激，则将起搏导管升到 SVC 内部进行起搏，依照前述的冷冻消融策略在最早激动部位消融。我们介绍 1 例房速患者，采用 EnSite array 球囊进行标测，其最早的激动部位就位于 SVC- 右心房交界部位。在此部位以 10mA、2ms 起搏，夺获了膈神经。由于考虑存在膈神经损伤高风险，我们换用了冷冻消融技术。[53] 同样在膈神经起搏下，我们先使用了 −30℃的冷冻标测，没有发现右侧膈肌跳动的减弱。随后在该部位予以强化的冷冻消融，患者治愈后，并没有出现并发症。

不适当窦性心动过速

对于 IST 的消融治疗，有效的消融方法并不是标测最早激动点，因为病灶是连续的、弥漫的。随着消融的进行，最早激动点也会逐渐移位，有时会延伸到窦房结。此时，先用电解剖标测系统标记出膈神经的走行，然后在 SVC 内、SVC- 右心房交界处以及右心房侧壁的多个部位用 10mA 的输出起搏，将每个膈神经起搏夺获的部位标色（通常是黑色），从而绘出膈神经的走行（图 17-7）。这一步完成之后，在窦房结附近避开膈神经的部位开始消融。如果频率依然很高，当然这种情况并不罕见，则换用冷冻标测技术，在心内膜侧予以消融，但需在膈神经近端持续刺激下进行。

肺静脉隔离

尽管用隔离肺静脉的方法隔离 SVC 在前文已讨论过，但有时会需要冷冻消融 SVC 周围来对右上肺静脉进行隔离。有少部分患者（我们的经验，在 8/600）在 SVC 后壁，或

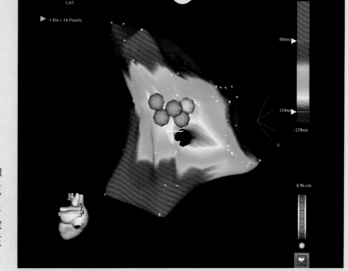

图 17-7 电解剖图中，上腔静脉和关键消融部位位置邻近。粉红色点代表窦性心律下最早激动部位所在；红色点代表房性心动过速时最早激动的消融部位；黄色点代表低电压起搏部位

者右心房后壁与右上肺静脉之间存在着电联系。在这种情况下，要么在右上肺静脉内部的电联系处消融，要么在 SVC- 右心房交界处的后壁消融才能够阻断电联系。这时候往往需要冷冻消融，因为无论是在肺静脉内部消融，还是在上腔静脉 - 右心房交界处消融，都有导致膈神经损伤的风险。如前所述，膈神经往往走行在 SVC- 右心房交界处，并且与右上肺静脉深部邻近，并且可能存在心肌直接连接。

总结

自从 2000 年以来，SVC 在各种心律失常中的致心律失常作用逐渐得到认识。无论是在 SVC 内部或者与右心房交界处消融来隔离胸部静脉以治疗房颤和自律性房速，还是对窦房结周围区进行改良来治疗难治性 IST，消融部位都在 SVC 周围区。而冷冻消融特别适于 SVC 周围区心律失常的消融，有助于减少膈神经损伤、SVC 狭窄或意外的窦房结损伤。本章综述了安全合理应用冷冻消融隔离 SVC 的基础和技术。

参考文献

1. Chen SA, Hsieh MH, Tai CT, et al: Initiation of atrial fibrillation by ectopic beats originating from the pulmonary veins: Electrophysiological characteristics, pharmacological responses, and effects of radiofrequency ablation. *Circulation* 100:1879–1886, 1999.
2. Haissaguerre M, Jais P, Shah DC, et al: Spontaneous initiation of atrial fibrillation by ectopic beats originating in the pulmonary veins. *N Engl J Med* 339:659–666, 1998.
3. Pappone C, Rosanio S, Oreto G, et al: Circumferential radiofrequency ablation of pulmonary vein ostia: A new anatomic approach for curing atrial fibrillation. *Circulation* 102:2619–2628, 2000.
4. Tsai CF, Tai CT, Hsieh MH, et al: Initiation of atrial fibrillation by ectopic beats originating from the superior vena cava: Electrophysiological characteristics and results of radiofrequency ablation. *Circulation* 102:67–74, 2000.
5. Yamane T, Miyanaga S, Inada K, et al: A focal source of atrial fibrillation in the superior vena cava: Isolation and elimination by radiofrequency ablation with the guide of basket catheter mapping. *J Interv Card Electrophysiol* 11:131–134, 2004.
6. Mears J, Lachman N, Christensen K, Asirvatham S: The phrenic nerve and atrial fibrillation ablation procedures. *J Atrial Fibrillation* 7:430–446, 2009.
7. Sanchez-Quintana D, Cabrera JA, Climent V, et al: How close are the phrenic nerves to cardiac structures? Implications for cardiac interventionalists. *J Cardiovasc Electrophysiol* 16:309–313, 2005.
8. Lin WS, Tai CT, Hsieh MH, et al: Catheter ablation of paroxysmal atrial fibrillation initiated by non-pulmonary vein ectopy. *Circulation* 107:3176–3183, 2003.
9. Lin YJ, Tai CT, Liu TY, et al: Electrophysiological mechanisms and catheter ablation of complex atrial arrhythmias from crista terminalis. *Pacing Clin Electrophysiol* 27:1231–1239, 2004.
10. Kalman JM, Lee RJ, Fisher WG, et al: Radiofrequency catheter modification of sinus pacemaker function guided by intracardiac echocardiography. *Circulation* 92:3070–3081, 1995.
11. Ong MG, Tai CT, Lin YJ, et al: Sinus node injury as a complication of superior vena cava isolation. *J Cardiovasc Electrophysiol* 16:1243–1245, 2005.
12. Friedman P, Bronson J, Macveigh T, Montgomery S: Sinus node modification using cryoenergy. *Heart Rhythm* S255–S256, 2006.
13. Neumann T, Vogt J, Schumacher B, et al: Circumferential pulmonary vein isolation with the cryoballoon technique results from a prospective 3-center study. *J Am Coll Cardiol* 52:273–278, 2008.
14. Tse HF, Reek S, Timmermans C, et al: Pulmonary vein isolation using transvenous catheter cryoablation for treatment of atrial fibrillation without risk of pulmonary vein stenosis. *J Am Coll Cardiol* 42:752–758, 2003.
15. Van Belle Y, Janse P, Rivero-Ayerza MJ, et al: Pulmonary vein isolation using an occluding cryoballoon for circumferential ablation: Feasibility, complications, and short-term outcome. *Eur Heart J* 28:2231–2237, 2007.
16. Van Belle Y, Janse P, Theuns D, et al: One year follow-up after cryoballoon isolation of the pulmonary veins in patients with paroxysmal atrial fibrillation. *Europace* 10:1271–1276, 2008.
17. Weerasooriya R, Jais P, Hocini M, et al: Balloon cryoablation for paroxysmal atrial fibrillation. *Europace* 10:1251–1252, 2008.
18. Chen PS, Wu TJ, Hwang C, et al: Thoracic veins and the mechanisms of non-paroxysmal atrial fibrillation. *Cardiovasc Res* 54:295–301, 2002.
19. Maruyama M, Ino T, Miyamoto S, et al: Characteristics of the electrical activity within the persistent left superior vena cava: Comparative view with reference to the ligament of marshall. *J Electrocardiol* 36:53–57, 2003.
20. Saffitz JE, Kanter HL, Green KG, et al: Tissue-specific determinants of anisotropic conduction velocity in canine atrial and ventricular myocardium. *Circ Res* 74:1065–1070, 1994.
21. Joyner RW, Kumar R, Wilders R, et al: Modulating L-type calcium current affects discontinuous cardiac action potential conduction. *Biophys J* 71:237–245, 1996.
22. Kalman JM, Olgin JE, Karch MR, et al: "Cristal tachycardias": Origin of right atrial tachycardias from the crista terminalis identified by intracardiac echocardiography. *J Am Coll Cardiol* 31:451–459, 1998.
23. Gami A, Edwards W, Lachman N, et al: Electrophysiological anatomy of typical atrial flutter: The posterior boundary and causes for difficulty with ablation. *J Cardiovasc Electrophysiol* 21:144–149, 2010.
24. Asirvatham SJ, Friedman PL, Packer DL, Edwards W: Does atrial myocardium extend into the superior vena cava and azygous vein? *Circulation* 104:730, 2001.
25. Nitta T: Surgery for atrial fibrillation. *Ann Thorac Cardiovasc Surg* 11:154–158, 2005.
26. Arruda M, Mlcochova H, Prasad SK, et al: Electrical isolation of the superior vena cava: An adjunctive strat-

egy to pulmonary vein antrum isolation improving the outcome of AF ablation. *J Cardiovasc Electrophysiol* 18:1261–1266, 2007.

27. Codvelle M, Boucher H: Tachycardiesinusale permanente a haute frequence sans troubles fonctionnels. *Bull Mem Soc Med Hop Paris* 54:1849–1852, 1939.

28. Bauernfeind RA, Amat YLF, Dhingra RC, et al: Chronic nonparoxysmal sinus tachycardia in otherwise healthy persons. *Ann Intern Med* 91:702–710, 1979.

29. Callans DJ, Ren JF, Schwartzman D, et al: Narrowing of the superior vena cava-right atrium junction during radiofrequency catheter ablation for inappropriate sinus tachycardia: Analysis with intracardiac echocardiography. *J Am Coll Cardiol* 33:1667–1670, 1999.

30. Ran J, Schwartzman D, Michele J, et al: Intracardiac echocardiographic quantification of atrial wall thickness changes associated with radiofrequency ablation. *J Am Coll Cardiol* 31(Suppl 251):259, 1998.

31. Leonelli FM, Pisano E, Requarth JA, et al: Frequency of superior vena cava syndrome following radiofrequency modification of the sinus node and its management. *Am J Cardiol* 85:771–774, A779, 2000.

32. Oshima K, Takahashi T, Ishikawa S, et al: Superior vena cava rupture caused during balloon dilation for treatment of SVC syndrome due to repetitive catheter ablation—a case report. *Angiology* 57:247–249, 2006.

33. Goldberger J, Kall J, Ehlert F, et al: Effectiveness of radiofrequency catheter ablation for treatment of atrial tachycardia. *Am J Cardiol* 72:787–793, 1993.

34. Bastani H, Insulander P, Schwieler J, et al: Safety and efficacy of cryoablation of atrial tachycardia with high risk of ablation-related injuries. *Europace* 11:625–629, 2009.

35. Connors SP, Vora A, Green MS, Tang AS: Radiofrequency ablation of atrial tachycardia originating from the triangle of Koch. *Can J Cardiol* 16:39–43, 2000.

36. Walsh EP, Saul JP, Hulse JE, et al: Transcatheter ablation of ectopic atrial tachycardia in young patients using radiofrequency current. *Circulation* 86:1138–1146, 1992.

37. Higa S, Tai CT, Lin YJ, et al: Focal atrial tachycardia: New insight from noncontact mapping and catheter ablation. *Circulation* 109:84–91, 2004.

38. Yamabe H, Misumi I, Fukushima H, et al: Conduction properties of the crista terminalis and its influence on the right atrial activation sequence in patients with typical atrial flutter. *Pacing Clin Electrophysiol* 25:132–141, 2002.

39. Lustgarten DL, Keane D, Ruskin J: Cryothermal ablation: Mechanism of tissue injury and current experience in the treatment of tachyarrhythmias. *Progr Cardiovasc Dis* 41:481–498, 1999.

40. Gill W, Fraser J, Carter DC: Repeated freeze-thaw cycles in cryosurgery. *Nature* 219:410–413, 1968.

41. Katsouras G, Dubuc M, Khairy P: Transcatheter mapping and ablation of arrhythmias in the coronary sinus. *Expert Rev Cardiovasc Ther* 4:711–720, 2006.

42. Lemola K, Mueller G, Desjardins B, et al: Topographic analysis of the coronary sinus and major cardiac veins by computed tomography. *Heart Rhythm* 2:694–699, 2005.

43. Friedman PL: Catheter cryoablation of cardiac arrhythmias. *Curr Opin Cardiol* 20:48–54, 2005.

44. Skanes AC, Jones DL, Teefy P, et al: Safety and feasibility of cryothermal ablation within the mid- and distal coronary sinus. *J Cardiovasc Electrophysiol* 15:1319–1323, 2004.

45. Kettering K, Al-Ghobainy R, Wehrmann M, et al: Atrial linear lesions: Feasibility using cryoablation. *Pacing Clin Electrophysiol* 29:283–289, 2006.

46. Durante-Mangoni E, Del Vecchio D, Ruggiero G: Right diaphragm paralysis following cardiac radiofrequency catheter ablation for inappropriate sinus tachycardia. *Pacing Clin Electrophysiol* 26:783–784, 2003.

47. Le L, Sime P: Permanent right phrenic nerve paralysis following catheter radiofrequency (RF) ablation for paroxysmal atrial fibrillation (PAF). *Chest* 128:276S, 2005.

48. Lee BK, Choi KJ, Kim J, et al: Right phrenic nerve injury following electrical disconnection of the right superior pulmonary vein. *Pacing Clin Electrophysiol* 27:1444–1446, 2004.

49. Lewalter T, Mittmann-Braun E, Yang A, et al: Cryoballoon disconnection of pulmonary veins in patients with atrial fibrillation. Presented at the 73rd Annual German Cardiac Society Meeting; Mannheim, Germany; 2007.

50. Sacher F, Monahan KH, Thomas SP, et al: Phrenic nerve injury after atrial fibrillation catheter ablation: Characterization and outcome in a multicenter study. *J Am Coll Cardiol* 47:2498–2503, 2006.

51. Asirvatham SJ: Anatomy of the vena cava: An electrophysiological perspective. In Chen SA, Haissaguerre M, Zipes D, editors: Thoracic vein arrhythmias: Mechanisms and treatment. Malden, MA, 2004, Blackwell/Futura, pp. 54–65.

52. Okumura Y, Kolasa MW, Johnson SB, et al: Mechanism of tissue heating during high intensity focused ultrasound pulmonary vein isolation: Implications for atrial fibrillation ablation efficacy and phrenic nerve protection. *J Cardiovasc Electrophysiol* 19:945–951, 2008.

53. Dib C, Kapa S, Powell BD, et al: Successful use of "Cryo-mapping" to avoid phrenic nerve damage during ostial superior vena caval ablation despite nerve proximity. *J Interv Card Electrophysiol* 22:23–30, 2008.

54. Grossmann G, Stiller P, Hombach V, Stiller S: Cryoablation of an anteroseptal accessory pathway. *Clin Res Cardiol* 96:56–59, 2007.

55. Wong T, Markides V, Peters NS, et al: Percutaneous isolation of multiple pulmonary veins using an expandable circular cryoablation catheter. *Pacing Clin Electrophysiol* 27:551–554, 2004.

56. Asirvatham SJ: Pacing maneuvers for nonpulmonary vein sources: Part ii. *Heart Rhythm* 4:681–685, 2007.

57. Reithmann C, Hahnefeld A, Fiek M, et al: [Invasive electrophysiology: Complications, nightmares and their management]. *Herzschrittmachertherapie & Elektrophysiologie* 18:204–215, 2007.

第 18 章

儿科患者的冷冻消融

Bryan Cannon

雷森　胡继强　方丕华　译

要点：

- 冷冻消融具有在较小、未发育成熟的心脏形成独特损伤灶的优势。

- 射频消融可能仍存在小的概率导致包括房室传导阻滞和冠状动脉损伤在内的并发症，该概率应用冷冻消融可能减少。

- 冷冻消融小儿房室结折返性心动过速效果（与射频消融）相似。

- 除了邻近房室结近端的旁路，冷冻消融小儿旁路效果（较射频消融）不明显。

- 对于儿科其他心律失常，如持续性交界性心动过速和交界性异位心动过速，冷冻消融可能有效。

- 存在复杂结构性心脏病的患者，心外膜应用冷冻消融形成线性损伤灶，可能减少心律失常的发生。

消融技术发展之初，冷冻消融便已用于儿科患者。实际上，最初一些小儿外科手术消融便是由冷冻消融完成的。[1]20 世纪 90 年代，经静脉射频消融室上性心动过速不仅在成人得到应用，同样用于小儿及青少年患者。[2]目前技术的发展已可以经静脉实施冷冻消融，使得这项技术在儿科的应用极大增加。经皮导管冷冻消融儿科室上性心律失常始于 2004 年，自此儿科冷冻消融即迅速发展。[3]

也许冷冻消融最大魅力之一即在于儿科的应用。在一些儿科导管中心，冷冻消融被作为必备且安全有效的消融方式。虽然与成人相比，儿科患者的消融治疗同样具有高成功率和低并发症发生率（电生理检查并发症发生率为 4.3%，消融手术为 2.9%），但确实存在着负性事件，最常见的是导管进入路径（即穿刺点）的血肿、房室传导阻滞及心脏瓣膜损害。[4]小儿应用冷冻消融有很多优点。由于小儿的心脏较小，心房心室壁更薄，冷冻消融较射频消融可能降低导致潜在的心脏及心脏外组织损害等负性事件的概率。

房室传导阻滞

冷冻消融儿科患者的最大优点在于完全性房室传导阻滞的发生率降低。由于大多数室上性心动过速患者没有其他结构或功能性心脏损害，若存在潜在风险，使得需要在手术时或随访中植入起搏器，而起搏器植入后，又存在着若干年后电极和发生器的更换等一系列问题，因此手术安全显得尤为重要，这也使得冷冻消融更加受欢迎。目前为止，还没有冷冻消融导致持续性房室传导阻滞的报道，只要在发现房室结受影响时立即停止能量释放，便不会发生持续性房室传导阻滞。不过有对儿科患者进行冷冻消融出现 PR 间期延长和束支传导阻滞的报道。[5]

尽管研究表明成人行射频消融完全性房室传导阻滞风险率在 0.1% ～ 1%，但儿童则

有 1% ～ 2%。[6]房室传导阻滞的最高风险出现在消融希氏束旁区域旁路时。成人该区域射频消融风险率在 2% 左右。[7]儿科登记研究中，中间隔区域（旁道射频消融）风险率在 3% 左右，真正希氏束旁旁路风险率则在 9% 左右。[6, 8]还有关于儿科患者其他部位消融导致的房室传导阻滞的报道，右后间隔区域发生率为 1% 左右，右前 / 前间隔区域 3% 左右。[9]AV 传导阻滞同样也被报道发生于右后、右侧、左侧和左间隔旁区域。[6]在儿科射频消融中，AV 传导阻滞见于能量应用开始后 5s ～ 2 个月（平均 4.1 天，中位数为 15s），可能是永久性或短暂的，持续 1h ～ 1 个月。[9]

在消融传导组织存在移位的先天性心脏病时，冷冻消融也可能具有优势，如房室间隔缺损的患者[10-11]，或右房异构并双分离房室结［孪生房室结或 "蒙氏吊带（Mönckeberg sling）"，指房室通道型原发孔缺损时，存在前房室结、后房室结围绕缺损缘心室侧形成环形，类似吊带，译者注］的患者。另一个可能的优势是，消融房室结功能存在潜在缺陷的患者，如矫正型大动脉转位者。冷冻消融效应的可逆性，可以避免在这些特殊情况下出现负性房室传导阻滞。

冠状动脉损伤及血栓形成

鉴于冠状动脉旁冷冻消融安全性的报道，及冷冻消融仅导致有限的内皮损伤，在冠状动脉区域冷冻消融可能较射频消融更加安全。有多个报道表明，在进行儿童射频消融时出现了冠状动脉损伤。[12-17]这些损伤中有一些与血栓形成相关。[18]另一些则是冠状动脉痉挛或动脉自身的损伤。[19]由于儿科患者的射频消融通常是在全身麻醉下进行，所以可能很多儿童的冠状动脉损伤都没有被发现（无急性胸痛）。而由于预激综合征患者消融后的 T 波改变，这使得确定有无心肌

缺血十分困难。一项消融对冠状动脉影响的系统研究发现，117 例儿童中，冠状动脉造影发现 2 例在邻近消融点旁的冠状动脉直径急性缩短。这 2 例均为射频消融旁路的患者（均为后间隔）。[20] 所有患者在 1 周内均观察到 ST 段改变。2 例冠状动脉狭窄患者无临床症状，心脏超声结果正常，这再一次强调了儿童患者围消融期发现冠状动脉损伤的困难性。同一研究中，使用冷冻能量消融房室结折返性心动过速的病例，在消融后没有发现冠状动脉损伤。也许在年龄非常小的患者也可使用冷冻消融，因其导致冠状动脉循环损伤的风险很小。在一项以 6mm 冷冻消融头端导管对 5 周大的小猪心脏进行消融的研究中，消融后冠状动脉造影或超声检查均没有发现冠状动脉狭窄的证据。[21]

最常见的冠状动脉损伤区域出现在右后间隔，这里冠状动脉与三尖瓣环相邻很近，但其他区域也有发现对冠状动脉的损害，包括左旋支。[18]

另一个使用冷冻消融的感兴趣部位在冠状窦。由于冠状窦血流流速慢，血管壁较薄，离右冠状动脉近，该区域使用冷冻消融可能特别有用。而对于儿童来说，其冠状窦较成人血流速度更慢，血管壁更薄，离右冠状动脉更近，使用冷冻消融可能较射频消融也更加安全。[22]

鉴于冷冻消融的安全性证据，在冠状窦分支内进行消融可能也较射频消融安全。[22] 冠状窦内行射频消融出现壁内血栓形成的发生率高达 25%。[23] 冷冻消融在形成损伤灶的同时并不导致冠状窦及邻近动脉的显著血栓形成。[24] 另外，似乎也不会形成长期管腔狭窄。在冠状窦远端行冷冻消融的患者，随访 12 个月，使用心脏多排 CT 造影观察左旋支和冠状静脉系统未发现可见的冠状动脉狭窄或解剖畸形。[25] 一项儿童冠状窦内冷冻消融旁路的研究表明未出现任何并发症。[26] 然而，冷冻消融的即刻成功率相对较低（71%）而复发率较高（40%）。

冷冻消融另一个潜在优势是可最大限度地降低血栓风险。[27] 接近 60% 的旁路位于二尖瓣环上。[6] 这个区域消融导致的内皮损伤可形成血栓并进一步栓塞致脑梗死。儿科患者左侧（旁路）射频消融导致脑血管栓塞的风险报道为 10 000 例中 7 例左右（0.07%）。[28] 卒中在射频消融当时可能表现不明显，而是在消融后 8 ～ 10h 出现。冷冻消融具有急性血栓形成风险降低以及迟发型血栓风险降低的优势，射频消融可能导致迟发型血栓，其原因可能为射频消融损伤灶形成数小时后出现的内皮损伤。降低血栓形成风险在一些其他患者同样重要，如结构性先天性心脏病患者，存在心内分流的患者，先天性或获得性血液高龄状态患者，以及血流速度减退可能导致血栓形成的患者如心肌病或 Fontan 循环消融患者。

儿科患者消融损伤灶的独特性

儿科患者的射频消融有一些需要特别注意的地方。第一是射频消融损伤灶的扩大性，这在未成熟心脏表现更加明显。一项在小羊心脏进行射频消融的研究表明，尽管在未成熟羊心肌的急性损伤灶与成年心肌相似，但前者还存在着迟发损伤灶的扩大及纤维组织向正常心肌的浸润。这种现象在房室沟区域的损伤灶表现不明显，但心房的损伤灶则宽度扩大（平均 164%），而心室损伤灶宽度（171%）及深度均扩大。[29] 目前没有可与上述研究完全对比的针对冷冻消融的研究，但冷冻消融后纤维化程度及局部损伤程度较轻，且没有如射频消融般的损伤灶扩大。由于年轻患者心房心室壁均较薄，射频消融形成的损伤灶有可能向周围组织扩大。在一项针对小猪的研究中，发现射频消融能量输送的心内靶点外邻近的肺组织也有明显损伤。[30] 虽然对这种周围组织的损伤没有长期预后的确切转归，但已有研究报道射频消融后出现胸腔积液及心包积液。[31] 对于冷冻消融，尽管也有关于周围组织损伤包括膈神经受损的报道，但其发生率较射频消融低，而且由于缺乏扩大的细胞损害，其长期恢复率也较高。[32] 成人研究中发现，与射频消融相比，冷冻消融导致的负性食管组织损伤得到最大限度的降低。[33] 该优势在儿科患者可能更加明显，因为儿科患者消融导管与其周围结构之间的组织数量较成人显著低。德克萨斯儿童医院进行了一项研究，纳入 1 个月前行冷冻消融而目前需要做心脏外科手术的患者，对心脏进行观察后发现没有证据表明心内膜表面或周围组织（包括肺和食管）的损伤。

旁路的冷冻消融

儿科年龄段患者射频消融最主要的部分为旁路的消融。这些旁路可能是显性的（如预激综合征或 Mahaim 纤维）或隐匿性的（单侧顺向传导旁路）。

冷冻消融在儿科旁路患者中已成功应用。[26, 34-47] 综合这些研究表明，冷冻消融儿科患者旁路的即刻成功率为 75%（317 例中 237 例成功）。儿科患者射频消融的初次成功率为 83%，但随后更大的队列研究（儿科射频消融登记研究，PRAR 研究）表明 1801 例患者中 1696 例成功（94%）。[6] 尽管冷冻消融旁路总成功率相对较低，但对于位于前间隔、中间隔或希氏束旁的旁路成功率为 83%（126 例中 105 例成功）。而多中心儿科射频消融初次研究报告表明成功率却较冷冻消融为低（74%）。[48] 如果囊括所有患者，冷冻消融的总成功率甚至可能高于射频消融，因为邻近房室结近端的旁路可能根本没有进行射频消融。对于冷冻消融，即使在记录到大的希氏束信号的位点也可尝试，因为只要在观察到消融影响房室传导的情况下立即停止消融，导致永久房室传导阻滞的可能性就非常低（图 18-1）。常常遇到这种情况：成功消融旁路的位点距离房室结仅仅几毫米。无论是冷冻消融还是射频消融，即刻成功率

都要取决于旁路的位置（表 18-1）。冷冻消融成功率较射频消融低的其中一个可能原因在于一些旁路本身的内在特性。（与瓣膜平面）垂直方向的旁路并非罕见。很多病例都可能将旁路前传消除掉，但逆传仍存在，或者逆传消除掉而前传存在（指垂直旁路相对于冷冻消融来说存在多个插入点，译者注）。射频消融时，导管头端随着心脏搏动及呼吸运动而移动，因此导致更大的损伤灶。而冷冻消融时导管头端相对消融点固定，所以有必要在初始消融位点周围进行多个位点消融，以便保证所有的插入位点都消除。不过，冷冻消融时的黏附效应（导管与组织黏附故与消融位点相对固定）在儿科患者可能也具有优势。由于儿童房室结功能通常非常好，所导致的房室结（下传或逆传）信号与旁路信号融合，使得标测旁路变得困难（指窦性心律时，或心室起搏时，由于房室结功能好，经房室结正常激动的心室肌或经房室结逆向激动的心房肌，与经旁路激动的心室肌或经旁路逆向激动的心房肌融合，导致标测旁路前或逆向插入点困难，译者注）。在室上速发作时标测（与窦性心律下 δ 波标测或心室起搏时标测相比），逆向心房激动完全经由旁路逆传，故标测心房插入点更加精确。对于射频消融来说，在室上速发作时消融，由于消融导管设计基于成人心脏，在可成功消融的目标位点消融时，心动过速的突然终止会导致导管的明显移位，使得对目标靶点不能充分消融，而要试着重新回到精确的目标靶点可能存在困难。对于冷冻消融，无论在室上速发作时标测或消融，都不用担心导管移位的问题。

儿科冷冻消融的复发率在 25% 左右（范围在 3% ~ 45%），各中心之间差异较大。报道的射频消融复发率为每年 11%（根据不同旁路有所不同，在 5% ~ 25% 范围内）。[49] 表 18-2 比较了冷冻消融复发率与射频消融复发率的情况。

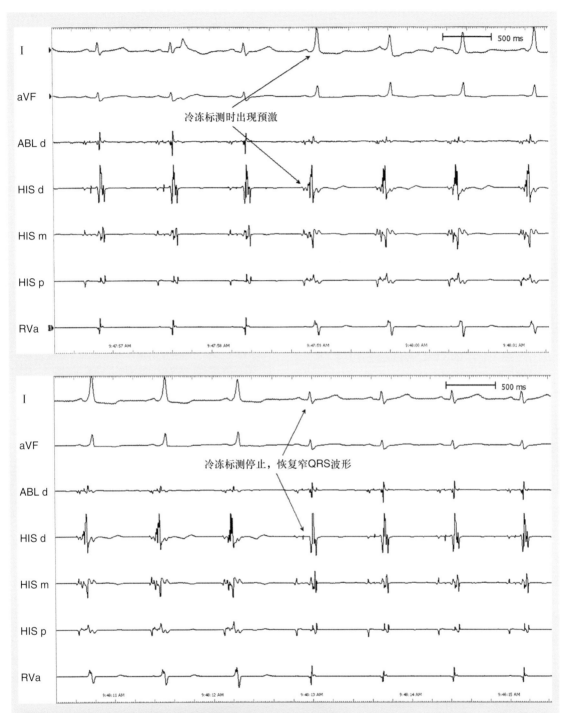

图 18-1 上方图注：冷冻标测时出现预激

图 18-1 下方图注：冷冻标测停止，恢复窄QRS波形

图 18-1　希氏束旁旁路消融（注意消融导管可见"希氏束电图"）。开始应用冷冻能量时，出现最大化预激图形提示消融对房室结产生影响。停止冷冻能量输送，房室结功能恢复。导管向下移动约 1mm 后成功消融旁路并且没有对房室结产生影响

表 18-1　儿科患者旁路冷冻消融与早期射频消融成功率的比较

	冷冻消融	射频消融	
		早期（1994）	稍近期（2004）
右前 / 中间隔	78%	74%	右间隔 89%
右后 / 后间隔	64%	85%*	
右侧游离壁	60%	69%	90%
左侧游离壁 / 后壁	90%	89%	98%
左后间隔	55%	85%*	88%

数据自 Kugler JD，Danford DA，Deal BJ，et al：Radiofrequency catheter ablation for tachyarrhythmias in children and adolescents. The Pediatric Electrophysiology Society. *N Engl J Med* 1994；330：1481-1487；and Van Hare GF，Javitz H，Carmelli D，et al；Participating Members of the Pediatric Electrophysiology Society：Prospective assessment after pediatric cardiac ablation：Recurrence at 1 year after initially successful ablation of supraventricular tachycardia. *Heart Rhythm* 2004；1：188-196（儿科消融注册研究中所有受试者）.
冷冻消融的数据来自多项研究的成功率汇总。[26, 34-47]
* 后间隔旁路未区分左或右侧

房室结折返性心动过速的冷冻消融

房室结折返性心动过速在新生儿罕见，但在 ≥ 5 岁的患者常见，随年龄增长，房室结折返性心动过速的比例增加。接近 1/3 的儿科消融手术为房室结折返性心动过速的消融。[6] 这些患者中使用冷冻消融技术者在逐年增加。[50] 总的冷冻消融成功率为 91%（706 例中 645 例成功）。而儿科射频消融最初报道的成功率为 83%，但接下来更大的队列研究（儿科射频消融登记研究，PRAR 研究）表明成功率为 97%（776/800）。[6] 早期引用的研究表明，冷冻消融房室结折返性心动过速的复发率为 9.5%（534 例中 51 例复发）。而研究报道儿科患者房室结折返性心动过速射频消融的 1 年复发率为 5%[49]。

虽然冷冻消融总成功率较低，但在一些冷冻消融经验丰富的中心，冷冻消融房室结折返性心动过速的即刻及长期成功率与射频消融不相伯仲。圣路易斯儿科医院报道了 97% 的即刻成功率和 2% 的复发率（共 80 例患者）。[34] 得克萨斯儿童医院报道了 95% 的

表 18-2　冷冻消融及射频消融旁路的 1 年复发率

复发	冷冻（1 年随访）	射频（1 年随访）
右前 / 中间隔	18%	25%
右后 / 后间隔	17%	25%
右侧游离壁	12%	16%
左侧	40%	9%

射频消融复发率资料自 Van Hare GF，Carmelli D，et al；Participating Members of the Pediatric Electrophysiology Society：Prospective assessment after pediatric cardiac ablation：Recurrence at 1 year after initially successful ablation of supraventricular tachycardia. Heart Rhythm 1：188-196，2004.
冷冻消融复发率资料自 Cannon BC，KK，et al：Safety and efficacy of cryoablation of accessory pathways in children：a multi-center study from the pediatric electrophysiology society working group on cryoablation. Heart Rhythm 3（5 S1）：S43（abstr），2006

即刻成功率（经过学习曲线之后），长期随访（23±5 个月）复发率为 5%。[50]

另外，目前冷冻消融成功率可能较以前更高，因早期很多研究使用 4mm 头端导管

而非 6mm 头端。[51] 与 4mm 头端导管相比，在儿科患者中应用 6mm 头端导管并发症发生率（包括房室传导阻滞等）无明显增加。[45] 若使用 8mm 头端导管，成功率可能进一步增高。前期已有研究表明儿科患者使用 8mm 头端导管并发症同样没有增加。[52] 另外，与旁路消融相似，对于房室结折返性心动过速患者增加一些消融位点，以便增加消融彻底性也能够增加成功率。Drago 等[39] 的一项研究提出了一个消融改良方案，包括冷冻消融时间延长，以及额外负荷消融来形成新病灶。该方法使得即刻成功率从 88% 增加到 100%，复发率从 27% 降低到 10% 且没有并发症出现。虽然初期没有预料到，现在发现对于房室结折返性心动过速的儿科患者，在进行冷冻消融后，常常见到加速性交界性心律，且使用异丙肾上腺素后特别常见。异丙肾上腺素用于确定完成消融后不能再次诱发出心动过速。

其他心律失常基质

局灶房速，特别是起源于心房靠后部位的房速，周围存在膈神经或食管，此时冷冻消融可能是合适的。儿童局灶房速的消融只有少数病例报道且成功率相对较低（12/22，55%）。[35, 38, 40, 44, 53] 对于射频消融，报道的成功率在 92% 左右，应用三维解剖标测系统可能会更高。[54] 然而，尽管成功率在改善，但房速的射频消融存在 1% 的房室传导阻滞的发生率。这使得冷冻消融被人们所期待，特别是消融三尖瓣环间隔面稍靠上部位时。[6] 冷冻消融时，不会出现如射频消融成功位点时所出现的加速性局灶房性心律。典型表现仅是心房异位激动的终止。由于异位局灶房速的起源点可能因冷冻消融而暂时性顿抑 3 ～ 4h，然后随着冷冻治疗暂时性效应的消退而恢复，可能无法判断冷冻消融的效应是短暂的还是永久的，这也许是冷冻消融成功率较低的原因。

非（心脏）术后交界性异位心动过速是一种罕见的心动过速，通常出现在新生儿并与高致残率和死亡率相关。[55] 这种心动过速通常对药物治疗没有反应，若不进行治疗会导致心肌病的发生。由于消融该类心律失常的典型靶点部位在致密房室结近端附近，射频消融存在着导致完全性房室传导阻滞的风险，成功消融位点与损伤可能导致完全性房室传导阻滞的位点可能仅仅相距几个毫米。由于该类心律失常有恶化成恶性心律失常的风险，通常会较激进地尝试消融去除起源灶。冷冻消融交界性异位心动过速的优点在于其损伤灶的可恢复性。冷冻消融在消除非术后交界性异位心动过速的成功率相对较高（85%）。[56]

冷冻消融的另一个应用方面为持续性交界性心动过速。通常由右后间隔区域的慢旁路介导。这种心动过速通常是无休止的，可能导致心肌病，有时甚至导致猝死。[57] 在儿科患者，该心律失常通常出现在新生儿。虽然通常药物治疗便可控制，但很少有自行终止的。β 受体阻滞剂通常不能抑制这种心动过速，而需要使用氟卡尼或者胺碘酮。由于该心动过速的无休止性并且药物治疗需要使用二线药物，所以很多这类患者被建议及早进行消融治疗。由于持续性交界性心动过速的旁路纤维位置一般比较表浅，故适合消融。该纤维在年轻患者接近右冠状动脉，这使得冷冻消融成为一种受欢迎的选择。

儿科患者室性心动过速消融的报道资料有限。国际登记研究表明冷冻消融室性心动过速成功率为 66%。[35]

消融策略考量

任何一种新技术，通常都会出现学习曲线。射频消融即是如此，如儿科射频消融登记研究表明，在将射频消融引入儿科人群后 10 年，其失败率下降 50%，射线照射时间减少 20%，并发症减少 25%。[58] 儿科患者的冷冻消融也呈现如此情况，无论是旁路消融

（最初 57% 的成功率，后为 91%）或是房室结折返性心动过速的消融（最初 86% 的成功率，后为 95%）。[44, 50]

（冷冻消融损伤灶的）局部电图的呈现形式可能需与传统射频消融损伤灶的电图呈现方式有所区别。也许有必要使心房信号更大，因较射频消融，冷冻消融产生的损伤灶离记录电极更远。[59] 儿科患者可能更需要这种呈现方式，因其二尖瓣、三尖瓣相对成人来说更小。

冷冻消融时进行起搏可用于监测房室结快径传导。以快于基础窦性心率 20% 的频率进行心房起搏，消融灶对快径的影响可在早期观察到。若出现阻滞时立刻停止冷冻消融，在短时间内快径可完全恢复。[60]

冷冻标测是指将导管温度降低至 −30℃，以达到对损伤灶位点产生可逆性电生理效应而不会导致永久性损伤。由于儿童心脏比较小，冷冻标测可能不能预测其标测的位点在消融时是否确实会影响到房室结，因而使得冷冻标测受限。一项研究中，32 例儿科患者中 5 例在冷冻标测时没有出现房室传导阻滞，但行冷冻消融温度达 −70℃ 后 9 ～ 14s 即出现了房室传导阻滞。立即停止消融后，所有患者房室结传导都恢复正常。[61] 另外，冷冻标测有可能不能精确确定成功消融位点。在一项儿童旁路冷冻消融研究中，9 例患者在消融前行冷冻标测，其中 3 例患者在冷冻标测未确定可成功消融的位点进行消融获得成功。[62]

早期报道认为冷冻消融的初始病灶后期不会扩大，但随后的多个研究表明，初始损伤灶形成后数小时可能还存在持续的细胞凋亡及病灶扩大。有证据表明，房室结折返性心动过速成功消融患者，在消融后 11min 观察到短暂的房室传导阻滞，5min 后恢复。[63] 这种情况在心脏更小的儿童人群中可能更常见。我们曾观察到儿科患者冷冻消融后 2h 出现的短暂文氏型房室传导阻滞。幸运的是，所有病例出现的房室传导阻滞均为暂时性的，虽然有时在迷走神经张力增高（如睡眠时）情况下仍可见文氏传导阻滞。

心外膜冷冻消融

心外膜冷冻消融最早用于儿科外科手术是对折返性心动过速的治疗。[64] 目前这些消融已可通过经静脉途径实现，但在儿科和成人的先天性心脏病患者，心外膜消融仍可用于预防房扑，房内折返心动过速及房颤。特别是在如行 Fontan 手术等广泛心房切开手术的患者，这种消融特别有用。另外药物治疗无反应的房性心律失常者也可能获益。现已有长的、线性探头可供使用，能很快产生均一而深入的损伤灶，并且不需要心脏停搏或体外循环。这种消融损伤灶即使在复杂患者也具有相对好的长期预后。在进行了 Fontan 矫正手术的房性心律失常患者，如果未进行消融，复发率可达 76%。[65] 大多数具有 Fontan 手术经验的较大中心常规行消融（迷宫术），其迟发房性心律失常的发生率仅仅为 13% ～ 22%。[66-67]

冷冻消融的缺点

虽然在儿科患者使用冷冻消融具有很多优点，但仍然存在一些缺陷。目前可用的冷冻消融导管与相应的射频消融导管相比较为坚硬。因此，冷冻消融心律失常基质时存在较射频消融更高的机械损伤发生率。这也可能是解释冷冻消融成功率稍低的原因之一。与射频消融导管相比，冷冻消融导管灵活性也较差，在儿科患者操作起来困难度增加。在逆行消融（左侧旁路）或左心室消融时，跨主动脉操作可能因上述原因产生一些问题。另外，目前可用的冷冻消融导管不具有方向调节功能。因此，大多数电生理学者使用不同的塑形鞘管帮助导管到位。当在心脏操作的导管存在多个弯曲曲度时，它很容易变形，而且这种变形会一直存在不会恢复过来，使得进一步操作导管更加困难。这时有必要换用一根没有异常弯曲的导管操作。

如果消融靶点不够精确，仅仅导致目标细胞暂时性冷冻的话，冷冻消融效应就可能只是暂时的。因此我们在消融后可能需要等一段时间（45min），有研究曾观察到消融后44min才急性复发的病例。[68] 冷冻消融的另一个限制是头端大小。虽然 4mm 及 6mm 头端可通过 8F 鞘管，这与射频消融一致，但 8mm 头端需要更大直径的鞘管，因此可能产生静脉损伤以及进一步的静脉阻塞，特别在血管较小的儿科患者。

冷冻消融总手术时间较射频消融可能更长。一项儿科房室结折返性心动过速消融的研究表明，射频消融组较冷冻消融组手术时间较少（射频消融，112min±31min；冷冻消融，148min±46min，$P < 0.001$），射线暴露时间两组相似。[42] 然而，另一项儿科房室结折返性心动过速消融的研究表明，虽然总的消融时间、标测时间及充分损伤灶形成持续时间在冷冻消融组较长，但总手术时间两组没有差异，射线暴露时间在冷冻消融组还短于射频消融组。[34]

总结

冷冻消融在儿科领域具有重要的作用和优势。虽然初期报道表明冷冻消融的即刻及长期成功率较射频消融低，但目前对于有经验术者，冷冻消融与射频消融具有可比性。

参考文献

1. Cooley D, Ott D, Gillette P, Garson A: Ablative techniques for surgical treatment of supraventricular tachycardia. *Cardiovasc Dis* 6:400–412, 1979.
2. Van Hare GF, Lesh MD, Scheinman M, Langberg JJ: Percutaneous radiofrequency catheter ablation for supraventricular arrhythmias in children. *J Am Coll Cardiol* 17:1613–1620, 1991.
3. Gaita F, Montefusco A, Riccardi R, et al: Cryoenergy catheter ablation: A new technique for treatment of permanent junctional reciprocating tachycardia in children. *J Cardiovasc Electrophysiol* 15:263–268, 2004.
4. Van Hare GF, Carmelli D, Smith WM, et al: Pediatric Electrophysiology Society: Prospective assessment after pediatric cardiac ablation: Design and implementation of the multicenter study. *Pacing Clin Electrophysiol* 25:332–341, 2002.
5. Bar-Cohen Y, Cecchin F, Alexander ME, et al: Cryoablation for accessory pathways located near normal conduction tissues or within the coronary venous system in children and young adults. *Heart Rhythm* 3:253–258, 2006.
6. Van Hare GF, Javitz H, Carmelli D, et al: Pediatric Electrophysiology Society: Prospective assessment after pediatric cardiac ablation: Demographics, medical profiles, and initial outcomes. *J Cardiovasc Electrophysiol* 15:759–770, 2004.
7. Brugada J, Puigfel M, Mont L, et al: Radiofrequency ablation of anteroseptal, para-Hisian, and mid-septal accessory pathways using a simplified femoral approach. *Pacing Clin Electrophysiol* 21(4 Pt 1):735–741, 1998.
8. Mandapati R, Berul CI, Triedman JK, et al: Radiofrequency catheter ablation of septal accessory pathways in the pediatric age group. *Am J Cardiol* 92:947–950, 2003.
9. Schaffer MS, Silka MJ, Ross BA, Kugler JD: Inadvertent atrioventricular block during radiofrequency catheter ablation. Results of the Pediatric Radiofrequency Ablation Registry. Pediatric Electrophysiology Society. *Circulation* 94:3214–3220, 1996.
10. Kriebel T, Schneider H, Sigler M, Paul T: Slow pathway ablation in a 5-year-old boy with atrioventricular septal defect: Value of cryoenergy application. *Clin Res Cardiol* 95:668–670, 2006.
11. Khairy P, Mercier LA, Dore A, Dubuc M: Partial atrioventricular canal defect with inverted atrioventricular nodal input into an inferiorly displaced atrioventricular node. *Heart Rhythm* 4:355–358, 2007.
12. Blaufox AD, Saul JP: Acute coronary artery stenosis during slow pathway ablation for atrioventricular nodal reentrant tachycardia in a child. *J Cardiovasc Electrophysiol* 15:97–100, 2004.
13. Khanal S, Ribeiro PA, Platt M, Kuhn MA: Right coronary artery occlusion as a complication of accessory pathway ablation in a 12-year-old treated with stenting. *Catheter Cardiovasc Interv* 46:59–61, 1999.
14. Bertram H, Bokenkamp R, Peuster M, et al: Coronary artery stenosis after radiofrequency catheter ablation of accessory atrioventricular pathways in children with Ebstein's malformation. *Circulation* 103:538–543, 2001.
15. de Paola AA, Leite LR, Arfelli E: Mechanical reperfusion of acute right coronary artery occlusion after radiofrequency catheter ablation and long-term follow-up angiography. *J Invasive Cardiol* 15:173–175, 2003.
16. Hope EJ, Haigney MC, Calkins H, Resar JR: Left main coronary thrombosis after radiofrequency ablation: Successful treatment with percutaneous transluminal angioplasty. *Am Heart J* 129:1217–1219, 1995.
17. Nakagawa H, Jackman WM: Catheter ablation of paroxysmal supraventricular tachycardia. *Circulation* 116:2465–2478, 2007.
18. Paul T, Kakavand B, Blaufox AD, Saul JP: Complete occlusion of the left circumflex coronary artery after radiofrequency catheter ablation in an infant. *J Cardiovasc Electrophysiol* 14:1004–1006, 2003.
19. Strobel GG, Trehan S, Compton S, et al: Successful pediatric stenting of a nonthrombotic coronary occlusion as a complication of radiofrequency catheter ablation. *Pacing Clin Electrophysiol* 24:1026–1028, 2001.
20. Schneider HE, Kriebel T, Gravenhorst VD, Paul T: Incidence of coronary artery injury immediately after catheter ablation for supraventricular tachycardias in infants and children. *Heart Rhythm* 6:461–467, 2009.
21. Kriebel TA, Hermann HP, Schneider HE, et al: Cryoablation at growing myocardium: Results of intracoro-

nary ultrasound and coronary angiography early after energy application [abstract]. *Heart Rhythm* 3(5 Suppl 1):S171, 2006.

22. Skanes AC, Yee R, Krahn AD, Klein GJ: Cryoablation of atrial arrhythmias. *Card Electrophysiol Rev* 6:383–388, 2002.

23. Haissaguerre M, Gaita F, Fischer B, et al: Radiofrequency catheter ablation of left lateral accessory pathways via the coronary sinus. *Circulation* 86:1464–1468, 1992.

24. Skanes AC, Jones D, Teefy P, et al: Cryoablation of accessory pathways via the distal coronary sinus: Safety and feasibility in a swine model [abstract]. *Pacing Clin Electrophysiol* 25:660, 2002.

25. De Sisti A, Tonet J, Marrakchi S, et al: Effective cryoablation of a lateral accessory pathway within the distal coronary sinus. *J Interv Card Electrophysiol* 22:189–193, 2008.

26. Collins KK, Rhee EK, Kirsh JA, et al; Pediatric and Congenital Electrophysiology Society's Working Group on Cryoablation: Cryoablation of accessory pathways in the coronary sinus in young patients: A multicenter study from the Pediatric and Congenital Electrophysiology Society's Working Group on Cryoablation. *J Cardiovasc Electrophysiol* 18:592–597, 2007.

27. Khairy P, Chauvet P, Lehmann J, et al: Lower incidence of thrombus formation with cryoenergy versus radiofrequency catheter ablation. *Circulation* 107:2045–2050, 2003.

28. Cannon BC, Kertesz NJ, Friedman RA, Fenrich AL: Use of tissue plasminogen activator in a stroke after radiofrequency ablation of a left-sided accessory pathway. *J Cardiovasc Electrophysiol* 12:723–725, 2001.

29. Saul JP, Hulse JE, Papagiannis J, et al: Late enlargement of radiofrequency lesions in infant lambs. Implications for ablation procedures in small children. *Circulation* 90:492–499, 1994.

30. Kongsgaard E, Foerster A, Aass H, et al: Power and temperature guided radiofrequency catheter ablation of the right atrium in pigs. *Pacing Clin Electrophysiol* 17:1610–1620, 1994.

31. Zheng LR, Hu X, Xia S, Chen Y: Postcardiac injury syndrome following radiofrequency ablation of idiopathic left ventricular tachycardia. *J Interv Card Electrophysiol* 18:269–271, 2007.

32. Vatasescu R, Shalganov T, Kardos A, et al: Right diaphragmatic paralysis following endocardial cryothermalablation of inappropriate sinus tachycardia. *Europace* 8:904–906, 2006.

33. Evonich RF, 3rd, Nori DM, Haines DE: A randomized trial comparing effects of radiofrequency and cryoablation on the structural integrity of esophageal tissue. *J Interv Card Electrophysiol* 19:77–83, 2007.

34. Avari JN, Jay KS, Rhee EK: Experience and results during transition from radiofrequency ablation to cryoablation for treatment of pediatric atrioventricular nodal reentrant tachycardia. *Pacing Clin Electrophysiol* 31:454–460, 2008.

35. Kirsh JA, Gross GJ, O'Connor S, Hamilton RM: Cryocath International Patient Registry. Transcatheter cryoablation of tachyarrhythmias in children: Initial experience from an international registry. *J Am Coll Cardiol* 45:133–136, 2005.

36. Miyazaki A, Blaufox AD, Fairbrother DL, Saul JP: Cryo-ablation for septal tachycardia substrates in pediatric patients: Mid-term results. *J Am Coll Cardiol* 45:581–588, 2005.

37. Kriebel T, Broistedt C, Kroll M, et al: Efficacy and safety of cryoenergy in the ablation of atrioventricular reentrant tachycardia substrates in children and adolescents. *J Cardiovasc Electrophysiol* 16:960–966, 2005.

38. Drago F, De Santis A, Grutter G, Silvetti MS: Transvenous cryothermal catheter ablation of re-entry circuit located near the atrioventricular junction in pediatric patients: Efficacy, safety, and midterm follow-up. *J Am Coll Cardiol* 45:1096–1103, 2005.

39. Drago F, Silvetti MS, De Santis A, et al: Lengthier cryoablation and a bonus cryoapplication is associated with improved efficacy for cryothermal catheter ablation of supraventricular tachycardias in children. *J Interv Card Electrophysiol* 16:191–198, 2006.

40. Papez AL, Al-Ahdab M, Dick M, II, Fischbach PS: Transcatheter cryotherapy for the treatment of supraventricular tachyarrhythmias in children: A single center experience. *J Interv Card Electrophysiol* 15:191–196, 2006.

41. Bar-Cohen Y, Cecchin F, Alexander ME, et al: Cryoablation for accessory pathways located near normal conduction tissues or within the coronary venous system in children and young adults. *Heart Rhythm* 3:253–258, 2006.

42. Collins KK, Dubin AM, Chiesa NA, et al: Cryoablation versus radiofrequency ablation for treatment of pediatric atrioventricular nodal reentrant tachycardia: Initial experience with 4-mm cryocatheter. *Heart Rhythm* 3:564–570, 2006.

43. Collins KK, Dubin AM, Chiesa NA, et al: Cryoablation in pediatric atrioventricular nodal reentry: Electrophysiologic effects on atrioventricular nodal conduction. *Heart Rhythm* 3:557–563, 2006.

44. Tuzcu V: Cryoablation of accessory pathways in children. *Pacing Clin Electrophysiol* 30:1129–1135, 2007.

45. Chanani NK, Chiesa NA, Dubin AM, et al: Cryoablation for atrioventricular nodal reentrant tachycardia in young patients: predictors of recurrence. *Pacing Clin Electrophysiol* 31:1152–1159, 2008.

46. Gist KM, Bockoven JR, Lane J, et al: Acute success of cryoablation of left-sided accessory pathways: A single institution study. *J Cardiovasc Electrophysiol* 20:637–642, 2009.

47. Cannon BC, Kirsh JA, Collins KK, et al: Safety and efficacy of cryoablation of accessory pathways in children: A multi-center study from the Pediatric Electrophysiology Society Working Group on Cryoablation [abstract]. *Heart Rhythm* 3(5 Suppl 1):S43, 2006.

48. Kugler JD, Danford DA, Deal BJ, et al: Radiofrequency catheter ablation for tachyarrhythmias in children and adolescents. The Pediatric Electrophysiology Society. *N Engl J Med* 330:1481–1487, 1994.

49. Van Hare GF, Javitz H, Carmelli D, et al: Participating Members of the Pediatric Electrophysiology Society: Prospective assessment after pediatric cardiac ablation: Recurrence at 1 year after initially successful ablation of supraventricular tachycardia. *Heart Rhythm* 1:188–196, 2004.

50. Decker JA, Kim JJ, Kertesz NJ, et al: Use of cryoablation in A-V node reentry tachycardia has a higher recurrence rate in children less than 30 kg [abstract]. *Heart Rhythm* 6(5 Suppl):188–196, 2004.

51. Rivard L, Dubuc M, Guerra PG, et al: Cryoablation outcomes for AV nodal reentrant tachycardia comparing 4-mmversus 6-mm electrode-tip catheters. *Heart Rhythm* 5:230–234, 2008.

52. Silver ES, Avari JN, Cannon BC, et al: Cryoablation of atrioventricular nodal reentrant tachycardia (AVNRT) with an 8-mm tip cryocatheter in pediatric patients; an early experience [abstract]. *Heart Rhythm* 5(5 Suppl):S200, 2008.

53. Von Bergen NH, Abu Rasheed H, Law IH: Trans-

catheter cryoablation with 3-D mapping of an atrial ectopic tachycardia in a pediatric patient with tachycardia induced heart failure. *J Interv Card Electrophysiol* 18:273–279, 2007.

54. Cummings RM, Mahle WT, Strieper MJ, et al: Outcomes following electroanatomic mapping and ablation for the treatment of ectopic atrial tachycardia in the pediatric population. *Pediatr Cardiol* 29:393–397, 2008.

55. Collins KK, Van Hare GF, Kertesz NJ, et al: Pediatric nonpost-operative junctional ectopic tachycardia medical management and interventional therapies. *J Am Coll Cardiol* 53:690–697, 2009.

56. Law IH, Von Bergen NH, Gingerich JC, et al: Transcatheter cryothermal ablation of junctional ectopic tachycardia in the normal heart. *Heart Rhythm* 3:903–907, 2006.

57. Vaksmann G, D'Hoinne C, Lucet V, et al: Permanent junctional reciprocating tachycardia in children: A multicentre study on clinical profile and outcome. *Heart* 92:101–104, 2006.

58. Kugler JD, Danford DA, Houston KA, Felix G: Pediatric radiofrequency catheter ablation registry success, fluoroscopy time, and complication rate for supraventricular tachycardia: Comparison of early and recent eras. *J Cardiovasc Electrophysiol* 13:336–341, 2002.

59. Gao D, Gross GJ, Hamilton RM, et al: Electrograms in successful cryoablation of AVNRT differ from those in radiofrequency ablation. *Heart Rhythm* 3(5 Suppl 1):S142, 2007.

60. Cannon BC, Kim JJ, Kertesz NJ, Friedman RA: Early recognition of fast pathway injury using atrial pacing during cryoablation of AV node reentry tachycardia [abstract]. *Heart Rhythm* 5(5 Suppl):S399–S400, 2008.

61. Fischbach PS, Saarel EV, Dick M, 2nd: Transient atrioventricular conduction block with cryoablation following normal cryomapping. *Heart Rhythm* 1:554–557, 2004.

62. Reddy VK, Villuendas R, Rudin A, et al: Cryomap failure. *J Interv Card Electrophysiol* 19:139–141, 2007.

63. González-Torrecilla E, Arenal A, Atienza F, Almendral J: Transient atrioventricular block shortly after uneventful cryoablation of atrioventricular nodal re-entrant tachycardias: Report of two cases. *Europace* 9:927–930, 2007.

64. Silka MJ, Kron J, Cutler JE, et al: Cryoablation or medically refractory nodoventricular tachycardia. *Pacing Clin Electrophysiol* 13:908–915, 1990.

65. Backer CL, Deal BJ, Mavroudis C, et al: Conversion of the failed Fontan circulation. *Cardiol Young* 16(Suppl 1):85–91, 2006.

66. Morales DL, Dibardino DJ, Braud BE, et al: Salvaging the failing Fontan: Lateral tunnel versus extracardiac conduit. *Ann Thorac Surg* 80:1445–1451, 2005.

67. Mavroudis C, Stewart RD, Backer CL, et al: Atrioventricular valve procedures with repeat Fontan operations: Influence of valve pathology, ventricular function, and arrhythmias on outcome. *Ann Thorac Surg* 80:29–36, 2005.

68. Cannon BC, Kertesz NJ, Friedman RA, et al: Use of catheter cryoablation in pediatrics: Success determined by time to effect [abstract]. *Circulation* 110:III-495, 2004.

第四部分

心脏外科中的应用进展

第19章

心房颤动心内膜冷冻消融

Fiorenzo Gaita，Antonio Montefusco，Jacopo Perversi，
Alessandro Barbone，Roberto Gallotti

金树琦　蔺雪峰　刘铮　郑哲　译

要点：

● 房颤会增加卒中和死亡的风险。

● 一般认为，对于瓣膜性心脏病所致房颤患者，心内膜冷冻消融安全、有效、有益。

● 对于心房结构正常的阵发性房颤患者，如因瓣膜病需行外科手术，单纯的肺静脉隔离术是可行的。

● 应用于持续性 / 永久性房颤的大多数消融术式组合包括针对左心房后壁、肺静脉消融，及从肺静脉至二尖瓣环的线性消融。

● 对于永久性房颤来说，"7 形线性方案"是最简单、有效、耗时最少的消融方案。

● 随着无需心肺转流术或胸骨切开术的微创外科手术操作的出现和发展，该技术将应用于孤立性房颤的治疗。

心房颤动（AF）是一种最常见的室上性心律失常，整体发病率为 4%[1]。且随着患者年龄的增长，患病率随之增长，65 岁以上人群为 3%～5%，80 岁以上人群为 9%[2]。AF 更常见于因冠状动脉疾病、心肌病、心力衰竭、高血压和心脏瓣膜病所致的伴随性结构性心脏病。AF 伴随着不规律的心搏、同步房室收缩的丧失和左心房淤滞，可以增加卒中和死亡的风险[3-4]。

AF 的两种主要治疗策略是心室率和节律的控制。其中节律控制更理想，它不仅能缓减患者的症状，而且能减少血栓栓塞事件的风险，并能通过恢复同步心房收缩改善心功能。抗心律失常药物是一种终身治疗方法，并且因其功效的有限性[5]和潜在的副作用风险一直受到质疑。因此，新的非药物的治疗方式正在逐渐发展。AF 消融治疗的目标是：①恢复规律的心律；②改善心脏功能；③恢复心房收缩。在 20 世纪 90 年代初，起初的外科 AF 消融经验为房颤的导管消融提供了概念性支持，并且为导管操作及更为简便的操作技术铺平了道路。

心房颤动电生理学

了解 AF 的病理生理学对我们评估各种 AF 消融的策略很有帮助。以往认为可能的机制为局灶快速驱动和折返相互影响[6]。通过不断变化环路寻求非不应期组织进行随机折返，使后来的"折返波长学说"被大家接受[7-8]。波长是电脉冲在一个不应期内所走的距离。这样，波长（不应期和传导速度的产物）成为维持折返的最短路径。无论不应性减弱还是传导速度减慢，或二者同时发生，均可以缩短波长，从而促使 AF 发生。一定时期内心房折返环路的数量还取决于心房的大小。随后的心房标测研究也显示 AF 持续存在的可能性随着可折返子波数量的增加而增加[7]。

人类 AF 期间的心房标测显示，此时心房内有部分区域在快速、碎裂激动（假定为"主动驱动"），而另外一些区域则相对缓慢、规则激动，假定为"被动"激动。此外，和阵发性 AF 相比，永久性 AF 有更多区域显得杂乱无章[9-10]。

近来已经证实，快速活动的局灶区在触发和维持 AF 上具有重要意义[11-13]。现在一般都认为 AF 活动可能为机械性非均质的活动，局灶的快速激动和异常的基质共同参与。

消融手术的历史

在 20 世纪 80 年代，Williams 等[14]描述了一项技术，就是将左心房从心脏其余部分电隔离，把 AF 限制在左心房之内，这样，心脏的其余部分就可以恢复窦性心律。观察发现，维持 AF 需要一定数量的组织，Guiraudon 等[15]报告了一种隔离术式，在窦房结和房室结之间建立一条通道，即所谓的走廊术。理论上来说，在这个手术之后，颤动样冲动会从窦性冲动分离出来，AF 将不再影响心室率。通过这个方式，窦性冲动在走廊中传导，而其余的心房组织仍存在 AF。人们发现，经过这个手术之后，左心房仍旧在频繁 AF，而右心房则不然，如此，左心房在 AF 起源上的重要性被显示出来。这两种手术的缺陷是左心房"辅助泵"的丧失，并可以导致心室功能障碍，此外，对于防止血栓栓塞事件其效力仍然欠缺。

Cox 等[16]应用迷宫术成功治疗了 AF，这项术式包括广泛的手术切割和对左右心房的分割化（图 19-1A）。这个手术的目标是引导心脏兴奋冲动从窦房结穿过"迷宫"，经由一个 AF 难以维持的狭窄通道贯穿心房。回顾性分析显示，这一手术的有效性取决于左心房的隔离，包括肺静脉和左心房后壁。起初，Cox[17]报告称 185 名患者中术后 93% 恢复窦性心律，死亡率为 2.2%。经过多方面改进，如今 Cox 迷宫术是一组包含有详尽定义的双心房切口的术式（Cox 迷宫术式Ⅲ），可以阻断维持 AF 的多子波大折返环，

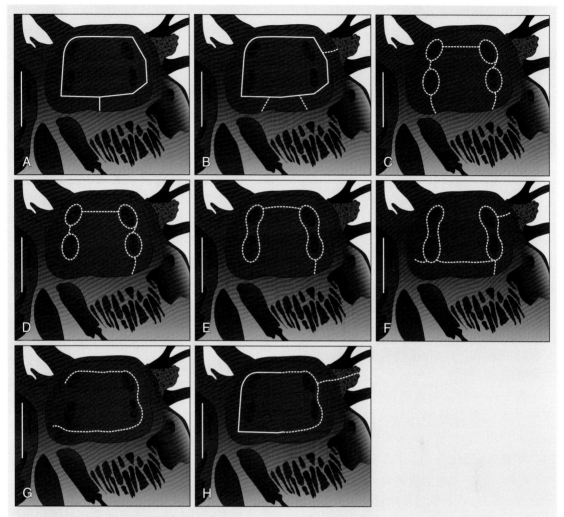

图 19-1　A ～ H：手术刀、冷冻消融或二者兼施的左心房消融组合图示。图中大部分消融损伤来自冷冻（虚线），除了 A、B 和 H 图中的损伤，这三个损伤来自手术刀（实线）

且成功率已经达到 97% ～ 99%。[18-19]进一步的经验证明，手术的成功率很高，但并发症发生率和术中死亡率一直在 1.3% 和 2.1% 之间。[20-21]基于此，这一治疗方式在 AF 消融手术领域未能获得广泛应用。不同的消融组合和消融工具被认为增加了手术成功率并减少了并发症发生和手术时间。这些手术的目标要么是改变基质，通过线性消融消除折返的"锚定部位"，要么就是消融大多数病例肺静脉内的局灶触发灶。所有这些本质上都是最初的 Cox 迷宫术简化变形，都有左心房

后壁和肺静脉的共同参与，而左心房后壁代表高度无序冲动的区域。不过，大体上，这些研究也显现一些局限性，包括研究的病例数量相对较少、非标准化的抗心律失常药物应用、不完整的长期随访、多变的随访间期和对于复发情况不同的评定策略。这些研究中的大部分患者都有结构性心脏病，在进行迷宫术的同时，需要进行另外的手术操作，包括二尖瓣置换术或修补术和冠状动脉旁路术。

冷冻能量消融工具

在心律失常基质消融中，开放心脏外科消融手术的冷冻消融经验非常丰富。冷冻消融有其独特的优势：①比射频消融产生损伤更加均质[22]；②能保证心房心内膜完好[22-23]；③可以显著减少血栓栓塞的风险[22,24-25]；④能保留组织架构和胶原结构；⑤使有效部位局限，不会延伸到周围组织。与射频不同，特别是一系列的、潜在的致命并发症，如食管穿孔，直到现在还没有在任何冷冻消融的报告中出现[26]。

事实上，心脏停搏的心内膜冷冻消融所产生的损伤是透壁并局限的。在炎症和组织浸润急性期后，此时，本质上具有致心律失常性，损伤病灶发展成致密的纤维组织，因为低温引起典型的组织坏死（没有基质蛋白变性的细胞凋亡），纤维组织不会进一步扩大或破裂[22,27-28]。

若干冷冻能量的来源可用于心脏外科手术。早一些的技术使用 N_2O，由 Cooper Surgical 公司（特兰伯尔，康涅狄格州）研发，2007 年被 AtriCure 公司（辛辛那提，俄亥俄州）收购。这一系统包含许多不同形状和规格的消融探头，非一次性使用且易于操作（图19-2A）。通常在心脏直视手术过程中，通过一个具有 3.5cm 长冷冻区的迷宫线性消融探头和一个直径平面为 1.5cm 的弯曲消融探头来实现消融。最近，Endocare（欧文，加利福尼亚州）和 CryoCath 技术公司（蒙特利尔，魁北克，加拿大）已经开发出一种氩气装置。这一技术最近已被心脏设备制造商 ATS Medical 公司（明尼阿波利斯，明尼苏达州）收购并推广使用。随着 CryoCath 公司的研发，一种一次性的、可塑性强的拥有可调绝缘套管 10cm 冷冻手术消融探头面世，可满足不同长度的消融线的需求（图 19-2B）。

尽管两套系统基于相同的物理学原理，但他们的整体输出能量并不相同：在 1 个大气压时，N_2O 的温度可达到 -89℃，而氩的

温度可以达到理论上的 -185℃。这能使组织快速冷冻，从而达到更深更广的损伤程度。自然，最近研发的设备就可以将手术时间减少到 1min，而之前的设备需要 2min。CryoCath 公司长而柔软的消融探头通过增加 6~10min 的主动脉阻断（cross-clamp）时间可以帮助医生完成一次完整的左心房后壁消融手术。

消融探头包括一个管轴、一个头端电极和一个用于测量远端温度的集成热电偶。控制台在液压下向储存瓶注入冷却气体。在高压下，这些液体通过一个内腔被泵入电极。一旦液体到达电极，它们便开始膨胀扩张，并且从液态蒸发为气态，吸收周围的热量，迅速将组织冷冻。然后，气体经由另一单独的返回内腔被吸回控制台。在组织-电极交界处，有一条边界清晰的冷冻组织线，称为冰球。很多冷冻消融系统使用液氮、二氧化碳制冷，最近，临界氮气在实验装置中开始使用。

心内膜冷冻消融术

第一次杂交手术（冷冻和手术刀）由 Sueda 等[29] 报道，具体方法为通过外科手术切口和冷冻消融隔离肺静脉，并增加了两条环肺静脉至二尖瓣环线性冷冻损伤（图19-1B）。冷冻消融在 -60℃ 的状态下持续了 2min。这个手术消除了左心房左后壁的电活动，它能使两个心房之间出现最短的颤动折返周长。在这次治疗中，Sueda 等[29] 选择的是有慢性 AF 和二尖瓣疾病的患者，他们的左心房呈规则、反复性活动，而且证明最短周长区域是左心耳基底部和后侧壁至左肺静脉。此外，在术后 18 个月内的随访中，78% 的慢性房颤并联合瓣膜病患者仍保持着窦性心律，而且左心房内径减小，左右心房的收缩功能也有一定程度的恢复。Gaita 等[30] 报告 32 例慢性 AF 患者在心脏瓣膜手术过程中行左心房后壁的冷冻消融，在手术中使用的是双消融探头心脏冷冻手术系统。

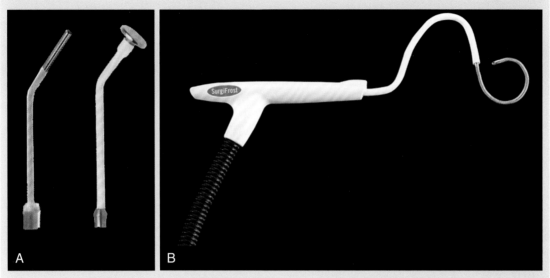

图 19-2　A：Cooper 外科冷冻消融探头。B：CryoCath 灵活的冷冻消融探头

两个消融探头同时使用且彼此毗邻，缩短了手术时间，并减少了消融线内残留任何缝隙的风险。该消融方案代表着一个倒 U 形模式，它将左心房后壁隔离，同时延伸至二尖瓣环（图 19-1C）。在这一系列手术中，90% 的患者在随后 12 个月的随访中维持窦性心律，其中包括 1 例因房性心动过速需要另外进行射频消融和 5 例一直在服用抗心律失常药物的患者。

在那时，各种不同的技术或多或少都在广泛推广使用，但是一个重要却尚未解决的问题就是还不了解外科消融手术对病灶的电生理学效应。事实上，实施冷冻消融手术并不意味着一定能形成一个完整而透壁的损伤。没有达到预期的手术目标是很常见的。实际上，因缝隙的必然存在，损伤很可能是非透壁或者不完全的。甚至，当预期目标纯粹是通过建立线性消融来改良基质，[31-32] 也很难说结果完全和肺静脉隔离无关。为了定义最好的手术消融方案和明确肺静脉隔离的作用，人们做了一项研究比较以下三种不同的消融方案：①倒 "U" 形线性冷冻消融方案连接各肺静脉口和左右下肺静脉至

二尖瓣环；② "7" 形线性冷冻消融方案连接各肺静脉口和左下肺静脉至二尖瓣环（图 19-1D）；③围绕肺静脉口完成肺静脉解剖学隔离。[33] 在之后的 24 个月中，在没有服用抗心律失常药物情况下，接受 U 形和 7 形手术的患者 57% 维持窦性心律，而在肺静脉隔离组仅 20%。Carto 标测在手术后进一步显示，U 形手术至少在心内膜内没有达到预期效果，不可能完全隔离右下肺静脉和二尖瓣环之间的区域。另外，通过手术形成预期病灶的概率当时只有 50%。尤其是当线性消融将四个肺静脉和二尖瓣环连接（ "7" 形手术）之后，86% 的病例都能在无抗心律失常药物的情况下达到窦性心律相当长的一段时间，相反，在肺静脉完全电隔离情况下，只有 25% 的患者可以达到窦性心律。[33] 通过以上证据可以看出，治疗因心脏联合瓣膜病引起的永久性 AF 时，只进行肺静脉隔离是不够的。

环形肺静脉区域完全隔离的重要性已经被 Todd 等[34] 证实，他们结合手术切口和冷冻消融为 14 例药物治疗无效的孤立性 AF 患者进行了肺静脉和左心房后壁的隔离。隔

离中增加了用冷冻消融线连接隔离区至二尖瓣环。手术后，电隔离的效果被证实。2 例患者有复发性心律失常的早期记录，其中 1 例在随后的导管消融术中弥补了环形肺静脉区域的间隙。在随后长期的随访中（25.1 个月），所有患者维持窦性心律。

最近，报道有若干消融组合旨在限制手术创伤和手术时间。有些病例在双心房内完成[35-41]，而其他病例限制性的操作在左心房完成[42-43]。在一些方案里，单独的肺静脉完全隔离[37]（图 19-1G）或者从隔离区至二尖瓣环和左心耳附加划线（图 19-1H）[36, 39, 41]。其他技术都基于肺静脉在两个区域的隔离，一个区域隔离左肺静脉，一个隔离右肺静脉，也可以增加额外的阻滞线连接肺静脉阻滞区、左肺静脉阻滞区至二尖瓣后侧叶[38, 42-43]和左心耳（见图 19-1E 和 F）[35-37, 40]。总体上来说，自从以往的 Cox 迷宫术 I 的剪切缝合技术改良和几种能量来源的采用，根据不同的消融组合，AF 消融手术的时间已经被限制到了 10～20min，有报告说手术的成功率达到 65%～100%（表 19-1）。

微创外科手术

一种微创外科手术方法被提出用于进行双心房完全 Cox 迷宫术组合治疗，如此可以进一步减小手术创伤和减少由正中胸骨切开术、长时间体外循环（心肺分流术）和相关出血所导致的并发症[44]。经右胸乳房下几厘米的切口处实施左心房切开术。体外循环通过周围的股动静脉转流和附加颈静脉引流完成。通过安装在机械臂上的摄像机，心脏可视化能力大大提高。迄今为止，这些技术主要用于长程性 AF、心房增大、伴随结构性心脏病和之前导管消融术治疗失败的患者。之前的微创技术使用经验已经展现了其最小发病率、低死亡率和乐观的成功率（1 年随访期内成功率达到 87%）[44]。

机械助手的应用允许左房迷宫术全部消融组合，通过一种非开胸内窥镜技术，在患者心脏非停搏、AF 状态下实施[45]。通过置于肋间隙的小孔，将摄影机和机械臂送入胸腔，以完成标准的左房切开术。应用氩气冷冻消融导管顺利完成左侧 Cox 迷宫术的全部消融组合。

结论

有效的 AF 消融手术体系已经建立，并被合理应用于大多数阵发性或持续性 AF 患者，他们都因为伴有其他疾病接受心脏外科手术。只为阵发性 AF 患者实施肺静脉隔离就能保证良好的效果，对于持续性或永久性 AF 来说还需要一个验证过程，特别是和瓣膜病相关的心脏疾病，需要额外划线和（或）心房"减负"。对有组织瓣膜置换或瓣膜成形术的二尖瓣疾病患者来说，手术疗法出现得正是时候，窦性心律的恢复可以提高心房收缩性，甚至可以使一些患者避免使用抗凝血药。接受了非瓣膜性心脏手术的患者，是否行 AF 外科消融要考虑其临床上 AF 的发作史，即使尚需确定真正预防伴随性手术的益处。

如今，与肺静脉区域有关的各种技术和各种消融工具为临床实践带来的良好效果已经被人们所知。这类疗法随着更先进的工具面世和微创技术的广泛使用很可能会继续发展，哪怕是对不需要进行此类伴随性心脏手术的患者来说。手术方法也已成为导管消融的良好补充，用来缩短时间或增加这类手术的成功率[44-45]。

随着有效治疗 AF 的新方法的不断发展，低死亡率、微创性的优势将会使得这些方法广泛应用于那些饱受 AF 折磨的患者，以恢复永久性窦性心律。所以，对这些发展中的、有竞争性的治疗方法进行严格的评估将会变得非常重要，这些方法包括了药物、导管消融和外科治疗。人们提议建立一个标准

表 19-1　心内膜冷冻消融发展回顾

作者	出版年份	患者数量	冷冻消融术类型	中远期随访时的窦性心律比例
Sueda[29]	1997	36	氧化亚氮	78%
Gaita[30]	2000	32	氧化亚氮	90%
Manasse[46]	2003	95	氧化亚氮	81.4%
Doll[26]	2003	28	氩	74%
Todd[34]	2003	14	氧化亚氮	100%
Gaita[33]	2005	105	氧化亚氮	94%
Gammie[36]	2005	38	氩	95%
Mack[35]	2005	63	氩	88.5%
Baek[41]	2006	170	氧化亚氮	84%
Suwalski[43]	2007	26	氧化亚氮	75%
Rahmanian[38]	2008	141	氩	87%
Ghavidel[37]	2008	90	氧化亚氮	65.5%
Funatsu[39]	2009	268	氧化亚氮	80.2%
Reyes[40]	2009	33	氩	82%

化的分析和报告系统来促进不断涌现的 AF 治疗方式的公正对照。

参考文献

1. Fuberg CD, Psaty BM, Manolio TA, et al: Prevalence of atrial fibrillation in elderly subjects (the Cardiovascular Health Study). *Am J Cardiol* 74:236–241, 1994.
2. Kannel WB, Wolf PA, Benjamin EJ, Levy D: Prevalence, incidence, prognosis, and predisposing conditions for atrial fibrillation: Population-based estimates. *Am J Cardiol* 82(8A):2N–9N, 1998.
3. Benjamin PJ: Impact of atrial fibrillation on the risk of death: The Framingham Heart Study. *Circulation* 98:946–952, 1998.
4. Rockson SG, Albers GW: Comparing the guidelines: Anticoagulation therapy to optimize the stroke prevention in patients with atrial fibrillation. *J Am Coll Cardiol* 43:929–935, 2004.
5. Van Gender IC, Crijns HJ, Tieleman RG, et al: Chronic atrial fibrillation. Success of serial cardioversion therapy and safety of oral anticoagulation. *Arch Intern Med* 156:2585–2592, 1996.
6. Moe GK, Rheinboldt WC, Abildskov JA: A computer model of atrial fibrillation. *Am Heart J* 67:200–220, 1964.
7. Allessie MA, Bonke FI, Schopman FJ: Circus movement in rabbit atrial muscle as a mechanism of tachycardia III. The "leading circle" concept: A new model of circus movement in cardiac tissue without the involvement of an anatomical obstacle. *Circ Res* 41:9–18, 1977.
8. Allessie MA, Lammers WJEP, Bonke FIM: Experimental evaluation of Moe's multiple wavelet hypothesis of atrial fibrillation. In Zipes DP, Jalife J, editors: *Cardiac Electrophysiology and Arrhythmias*, New York, 1985, Grune & Strutton, pp 265–275.
9. Gaita F, Calò L, Riccardi R, et al: Different patterns of atrial activation in idiopathic atrial fibrillation. Simultaneous multisite atrial mapping in patients with paroxysmal and chronic atrial fibrillation. *J Am Coll Cardiol* 37:534–541, 2001.
10. Jais P, Haissaguerre M, Shah DC, et al: Regional disparities of endocardial atrial activation in paroxysmal atrial fibrillation. *Pacing Clin Electrophysiol* 19(11 Pt 2):1998–2003, 1996.
11. Mandapati R, Skanes A, Chen J, et al: Stable microreentrant sources as a mechanism of atrial fibrillation in the isolated sheep heart. *Circulation* 101:194–199, 2000.
12. Nattel S, Li D, Yue L: Basic mechanism of atrial fibrillation—very new insights into very old ideas. *Annu Rev Physiol* 62:51–77, 2000.
13. Haissaguerre M, Jais P, Shah D, et al: Spontaneous initiation of atrial fibrillation by ectopic beats originating in the pulmonary veins. *N Engl J Med* 339:659–666, 1998.
14. Williams JM, Ungerleider RM, Lofland GK, Cox JL: Left atrial isolation: New technique for the treatment of supraventricular arrhythmias. *Thorac Cardiovasc Surg* 80:373–380, 1980.
15. Guiraudon GM, Campbell CS, Jones DL, et al: Combined sino-atrial node atrio-ventricular node isolation: A surgical alternative to His bundle ablation in patients

with atrial fibrillation [abstract]. *Circulation* 72(suppl 3):220, 1985.

16. Cox JL, Canavan TE, Schuessler RB, Cain ME, et al: The surgical treatment of atrial fibrillation. Intraoperative electrophysiologic mapping and description of the electrophysiologic basis of atrial flutter and atrial fibrillation. *J Thorac Cardiovasc Surg* 101:406–426, 1991.

17. Cox JL, Schuessler RB, Lappas DG, et al: An 8 1/2-year clinical experience with surgery for atrial fibrillation. *Ann Surg* 224:267–273, 1996.

18. Cox JL, Schuessler RB, Boineau JP: The development of the Maze procedure for the treatment of atrial fibrillation. *Semin Thorac Cardiovasc Surg* 12:2–14, 2000.

19. Cox JL, Ad N, Palazzo T, et al: Current status of the Maze procedure for the treatment of atrial fibrillation. *Semin Thorac Cardiovasc Surg* 12:15–19, 2000.

20. McCarthy PM, Gillinov AM, Castle L, et al: The Cox-Maze procedure: The Cleveland Clinic experience. *Semin Thorac Cardiovasc Surg* 12:25–29, 2000.

21. Schaff HV, Dearani JA, Daly RC, et al: Cox-Maze procedure for atrial fibrillation: Mayo Clinic experience. *Semin Thorac Cardiovasc Surg* 12:30–37, 2000.

22. Rodriguez LM, Leunissen J, Hoekstra A, et al: Transvenous cold mapping and cryoablation of the AV node in dogs: Observation of chronic lesion and comparison to those obtained using radiofrequency ablation. *J Cardiovasc Electrophysiol* 9:1055–1061, 1998.

23. Keane D, Zhou L, Houghtaling C, et al: Percutaneous cryothermal catheter ablation for the creation of linear atrial lesions [abstract]. *Pacing Clin Eletrophysiol* 22:847, 1999.

24. Gallagher JJ, Sealy WC, Anderson RW, et al: Cryosurgical ablation of accessory atrioventricular connection: A method for correction of the preexcitation syndrome. *Circulation* 55:471–479, 1977.

25. Zhou L, Kaene D, Reed G, Ruskin J: Thromboembolic complications of cardiac radiofrequency catheter ablation: A review of reported incidence, pathogenesis and current research directions. *J Cardiovasc Electrophysiol* 10:611–620, 1999.

26. Doll N, Borger MA, Fabricius A, et al: Esophageal perforation during left atrial radiofrequency ablation: Is the risk too high? *J Thorac Cardiovasc Surg* 125:836–842, 2003.

27. Klein GJ, Harrison L, Ideker RF, et al: Reaction of the myocardium to cryosurgery: Electrophysiology and arrhythmogenic potential. *Circulation* 59:364–368, 1979.

28. Fujino H, Thompson RP, Germroth PG, et al: Histologic study of chronic catheter cryoablation of atrioventricular conduction in swine. *Am Heart J* 125:1632–1637, 1993.

29. Sueda T, Nagata H, Orihashi K, et al: Efficacy of a simple left atrial procedure for chronic atrial fibrillation in mitral valve operations. *Ann Thorac Surg* 63:1070–1075, 1997.

30. Gaita F, Gallotti R, Calò L, et al: Limited posterior left atrial cryoablation in patients with chronic atrial fibrillation undergoing valvular heart surgery. *J Am Coll Cardiol* 36:159–166, 2000.

31. Kottkamp H, Hindricks G, Hamel D, et al: Intraoperative radiofrequency ablation of chronic atrial fibrillation. A left atrial curative approach by elimination of anatomic "anchor" reentrant circuits. *J Cardiovasc Electrophysiol* 10:772–780, 1999.

32. Gaita F, Riccardi R, Gallotti R: Surgical approaches to atrial fibrillation. *Cardiac Electrophysiol Rev* 6:401–405, 2002.

33. Gaita F, Riccardi R, Caponi D, et al: Linear cryoablation of the left atrium versus pulmonary vein cryoisolation in patients with permanent atrial fibrillation and valvular heart disease: Correlation of electroanatomic mapping and long-term clinical results. *Circulation* 111:136–142, 2005.

34. Todd DM, Skanes AC, Guiraudon G, et al: Role of the posterior left atrium and pulmonary veins in human lone atrial fibrillation: Electrophysiological and pathological data from patients undergoing atrial fibrillation surgery. *Circulation* 108:3108–3114, 2003.

35. Mack CA, Milla F, Ko W, et al: Surgical treatment of atrial fibrillation using a argon-based cryoablation during concomitant cardiac procedures. *Circulation* 112(Suppl I):I-1–I-6, 2005.

36. Gammie JS, Laschinger JC, Brown JM, et al: A multi-institutional experience with the cryomaze procedure. *Ann Thorac Surg* 80:876–880, 2005.

37. Ghavidel AA, Javadpour H, Shafiee M, et al: Cryoablation for surgical treatment of chronic atrial fibrillation combined with mitral valve surgery: A clinical observation. *Eur J Cardiothorac Surg* 33:1043–1048, 2008.

38. Rahmanian PB, Filsoufi F, Salzberg S, et al: Surgical treatment of atrial fibrillation using cryothermy in patients undergoing mitral valve surgery. *Interact Cardiovasc Thorac Surg* 7:990–995, 2008.

39. Funatsu T, Kobayashi J, Nakajima H, et al: Long-term results and reliability of cryothermic ablation based maze procedure for atrial fibrillation concomitant with mitral valve surgery. *Eur J Cardiothorac Surg* 36:267–271, 2009.

40. Reyes G, Benedicto A, Bustamante J, et al: Restoration of atrial contractility after surgical cryoablation: Clinical, electrical and mechanical results. *Interact Cardiovasc Thorac Surg* 9:609–612, 2009.

41. Baek MJ, Na CY, Oh SS, et al: Surgical treatment of chronic atrial fibrillation combined with rheumatic mitral valve disease: Effects of the cryo-maze procedure and predictors for late recurrence. *Eur J Cardiothorac Surg* 30:728–736, 2006.

42. Doll N, Kiaii BB, Fabricius AM, et al: Intraoperative left atrial ablation (for atrial fibrillation) using a new argon cryocatheter: Early clinical experience. *Ann Thorac Surg* 76:1711–1715, 2003.

43. Suwalski P, Suwalski G, Kurowski A, et al: Use of new liquid nitrogen cryocatheter in the surgical treatment of atrial fibrillation: Clinical experience, mid- and long-term results. *Comput Biol Med* 37:1409–1413, 2007.

44. Moten SCM, Rodriguez E, Cook RC, et al: New ablation techniques for atrial fibrillation and minimally invasive cryo-maze procedure in patients with lone atrial fibrillation. *Heart Lung Circ* 16(Suppl 3):S88–S93, 2007.

45. Cheema FH, Weisberg JS, Khalid I, Roberts HG: Warm beating heart, robotic endoscopic cox-cryomaze: An approach for treating atrial fibrillation. *Ann Thorac Surg* 87:966–968, 2009.

46. Manasse E, Gaita F, Ghiselli S, et al: Cryoablation of the left posterior atrial wall: 95 patients and 3 years of mean follow-up. *Eur J Cardiothorac Surg* 24:731–740, 2003.

第 20 章

室性心动过速的冷冻外科手术

Jean-Marc Frapier，Philippe Rouviere，Guillaume Maxant，Mirdavron
M. Mukaddirov，Roland G. Demaria，Bernard Albat

陈亮　刘铮　郑哲　译

要点：

- 冷冻外科手术的最佳对象为心肌梗死后 2 个月以上，存在药物难治性起源于左心室前壁室壁瘤的持续性室速的患者，尤其在该患者需要行冠状动脉旁路移植术（CABG）和心室成形术时。

- 根据肉眼判断行冷冻外科手术治疗室性心动过速，其结果与标测指导下相同。

- 大环冷冻治疗是一种简单、快速、易学且可重复的手术，应该在心脏停搏状态下实施。

- 术后必须进行心内电生理检查，如仍能诱发持续性室速，应在出院前植入埋藏式心脏复律除颤器（ICD）。

历史背景

Gallagher 于 1978 年报道了第一例外科手术前应用冷冻治疗控制室性心动过速的病例[1]。患者已确诊硬皮病，存在反复发作的室性心动过速。术中首先通过右心室心外膜标测明确室性心动过速的起源部位，随后对病灶心肌给予−60℃低温冷冻，患者未再发作该部位起源的室性心动过速。Camm 等[2]在 1979 年报道了一个类似的病例。最初两个病例均为非缺血性室速，直到 1983 年才出现了第一例关于缺血性室速外科冷冻消融的报道[3]。随后，冷冻治疗作为室速的一种外科治疗方法快速发展，并出现了两种术式：第一种依赖术中标测确定消融区域，与心内膜切除术一起[4-6]或独立进行[7]；第二种术中不进行标测，直接围绕肉眼所见的心内膜瘢痕组织进行环形冷冻消融[8-10]。

随着 ICD 的广泛应用和心内膜导管消融技术的巨大进步，如今绝大部分非缺血性室速都已经由射频消融或冷冻导管消融治疗。针对非缺血性室速的外科冷冻治疗也更加倾向于采用微创手术[11-12]。这一变革促使 Cox[13] 在 2004 年写道："目前唯一剩下的外科直视下治疗心律失常的术式是治疗缺血性室速的 Dor 术式。"即使是对于心肌梗死后反复发作的室速，现在也已经开始尝试应用导管消融治疗[14]。然而，对于合并心肌梗死后室壁瘤的反复发作室速的患者，心肌血运重建联合室壁瘤切除术及室速冷冻消融仍是唯一的可一次性治愈该病所有方面的方法。

冷冻消融的原理

冷冻损伤形成的纤维瘢痕组织不能产生和传播电脉冲，与周围正常心肌组织边界清晰。冷冻消融符合 Gallagher 等[15]定义的理想的消融技术的 6 个主要标准：

- 消融保留了组织结构的完整性。冷冻消融没有改变胶原结构，随后产生的纤维瘢痕无扩张或破裂的倾向[16]。

- 消融对正常结构和功能影响极小。冷冻消融本质上不会影响左心室功能，可以用在二尖瓣乳头肌的根部而不会继发重度二尖瓣关闭不全[17]。

- 消融产生的损伤均匀，没有致心律失常性。这一点是冷冻消融的主要优势，已经被许多研究所证实，如 Klein 等[18]的报道。

- 消融在初始阶段可逆。将心肌温度降至 0～−10℃持续 10～15s 可暂时阻断其传导功能，在温度恢复后心肌电生理特性即恢复。这一特性已经用于多种心律失常的诊断，被称为冰标测或冷冻标测。

- 可持续评估消融过程。温度在冷冻消融的全过程都被有效监控。通过调整冷冻探头的尺寸和形状、氧化亚氮输送线内的压力、冷冻消融的温度和持续时间以及心肌的温度可调节冷冻损伤的深度和直径[19-20]。

- 消融可快速实施。现有的冷冻生成装置可快速工作并易于操作，冷冻时间不超过 30min。

冷冻治疗作为针对室速的外科手术，另一个优点是可独立于心内膜切除术单独进行。这留下了更多的空间，使心室闭合更容易。而且，可以避免心内膜切除术中的一些风险，如间隔穿孔。虽然冷冻消融与心内膜下切除术相比有很多优点，但是仍存在一些不足：首先，冷冻损伤的深度不易评估，尤其是当遇到患者心肌肥厚时[20]；其次，当冷冻部位过高，距离主动脉瓣环过近时，有发生完全性房室传导阻滞的风险；最后，当冷冻累及冠状动脉时还有发生冠状动脉血栓的风险[16]。

冷冻消融技术

冷冻消融可以作为其他手术的一部分。在 Dor 术式[21]中，冷冻消融被用于心内膜下切除的外围区域。还可以用于像三尖瓣乳头肌这样的区域，这一点在后壁室壁瘤患者的治疗中尤其重要[5-6]。

冷冻消融也可以独立进行。在早前的一些报道里冷冻消融术中需进行标测[7, 17, 22]，如今越来越多的术者倾向于选择 Guiraudon 等[8-9]描述的方法，术中不再标测。

我们在开始阶段曾经采用标测介导的冷冻消融，后来改为不标测的大环冷冻消融[10]。促使我们取消术中标测的原因主要有两个：其一，我们标测成功的比例从来没有达到100%；其二，绝大部前壁心肌梗死的患者术中标测到的最早激动处或冷冻终止心动过速部位就位于瘢痕组织处。此外，Takur 等[9]研究中发现接受或不接受标测的患者治疗结果无显著性差异，这一结果进一步鼓励我们进行直视下的大环冷冻消融。

如何操作

本章主要内容为怎样对于典型的前壁心肌梗死后室壁瘤患者记录到的典型复发性室速进行大环冷冻消融。之前已经做过相关描述[8, 10]，这里主要补充了一些细节。

在正中胸骨切开后，如果需要，准备好内乳动脉和大隐静脉。然后切开并分离心脏前面和右侧面的心包。主动脉和上下腔静脉插管建立体外循环。左心引流管轻轻送入左心房，在进行腔内血栓检查前不要尝试将其推入左心室。首选常温体外循环，在主动脉阻断后，采用冷含血停搏液停搏心脏。每 20min 进行一次再灌注。需要时首先进行冠状动脉远端吻合术；然后以常规方式经过瘢痕切开左心室。如有血栓形成，应小心去除，然后暴露心室腔以充分显示瘢痕心肌和正常心肌的交界（图 20-1）。应用 Frigitronics Cryosurgical System CCS100 系统进行冷冻消融，该系统具有一个 15mm 直径的平面弯曲探头（coopersurgical，谢尔顿，康涅狄格州）。冷冻消融点选择在瘢痕区域外 1.5cm 处（与探头直径相关），从心室切开处的上缘开始顺时针环形消融。点和点边缘相接或重叠（图 20-2 至图 20-4）。在不容易判断瘢痕边缘的间隔部常进行第二列消融。小心避免在接近上间隔膜部区域消融，以免损伤希氏束。避免在消融点之间留间隙很重要，尤其在有厚的肌小梁形成的区域，这时消融点之间必须重叠以保证连续

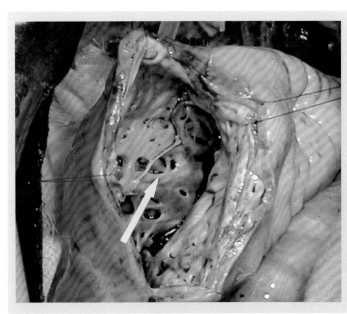

图 20-1 在经瘢痕切开左心室后，第一步要分清正常心肌和瘢痕心肌的界限（箭头所示）。（改自 Mukaddirov M，Demaria RG，Pasquie JL，et al：Surgery of ventricular tachycardia in post-infarction left ventricular aneurysm. Arch Mal Coeur Vaiss 99：53-59，2006，经授权）

性。每个点以平均−60℃的低温冷冻消融2min，通常需要消融11～12个点。在解冻操作时，在冷冻探头尖部应用室温盐水以加快融化和避免粘连。消融2个点之间的间隔时间不应超过10s。当最后一点消融完成，在心腔内充分排气，松开主动脉钳。然后切除室壁瘤，采用线性缝合或心室补片成形缝合室壁。在把心脏放回心包腔前认真清除心腔内空气。术后对患者进行心内电生理检查评估，刺激方案如前所述[23]。简单来说，刺激方案（与术前相同）包括在500ms基础刺激周期的基础上增加1～3个递减的室性期前刺激。假如诱发出或在术后24h动态心电图中记录到持续性室速（>30s），应在出院前植入ICD[24]。患者术后应口服华法林和胺碘酮（200mg/d）3个月。

图 20-2　左心室环形冷冻消融从心室切开处的上缘开始。1.5cm 直径的探头以−60℃低温接触心内膜 2min

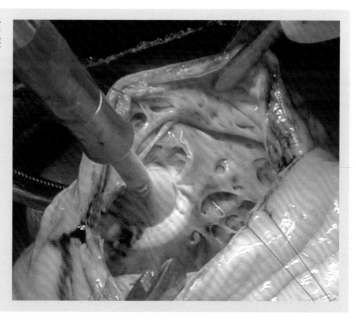

图 20-3　大环冷冻消融绕着瘢痕边缘带顺时针进行。冷冻消融的点与点之间必须相连，在肌小梁较厚的地方还应重叠

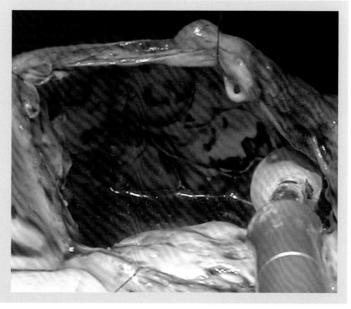

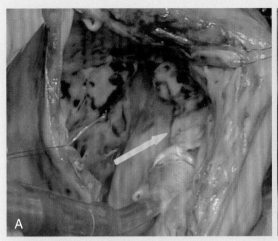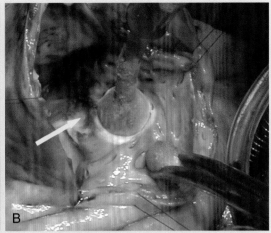

图 20-4 A：在间隔部，正常心肌和瘢痕心肌界限不清。B：通常给予第二列冷冻消融（箭头所指为第一列）

对于后壁室壁瘤，有两条需要注意。首先，所有操作必须在心脏停搏状态下进行。其次，除了室壁瘤周边，冷冻损伤还必须阻断后乳头肌基底部，以及心室切开处底端与二尖瓣环中间被称为环形峡部的区域[17]。

结果

冷冻消融的结果主要通过对心律失常的控制和患者的生存情况来判断：第一条指标为心电学成功率，主要基于术后心内电生理检查结果。第二条指标是临床成功率，定义为随访中未发生自发性室速的患者百分比；第三条标准为未发生心源性猝死率；最后一条标准为存活率。一些作者还加入了患者未植入 ICD 作为一项指标[25]，但绝大部分作者未采用。

无论术中是否标测，心电学成功率为 65% ～ 95%，临床成功率为 70% ～ 90%，最终未发生心源性猝死率均超过 90%，总存活率在 60% ～ 80%。最后一项指标最难比较。因为不同作者采用时间和标准的差异性，如晚期存活率除不除外术中死亡率，平均随访时间的巨大不同。这一领域最重要研究的结果列在表 20-1 中。

讨论

在以导管为基础的冷冻消融治疗缺血和非缺血性室速的时代[14]，是否还有冷冻外科手术的空间，冷冻外科手术应该选择哪种术式？

哪些患者会受益于冷冻外科手术？

除了少数导管消融失败的病例[11-12]，如今非缺血性室速已经不是冷冻外科手术的适应证。对于缺血性室速，手术应作为存在导管消融失败的耐药性室速、正考虑植入 ICD 的患者的备用方法。

ICD 植入使住院患者死亡率降低至不超过 1%[26]，但它仍只是一种姑息性治疗，不能预防心律失常的发生，不适用于频繁发作的或不间断的室速，植入 ICD 的患者不能停用抗心律失常药物。除了一小部分双心室起搏的患者，ICD 植入并不能改善左心室功能[27]。对于心肌梗死后室壁瘤的患者，室速的冷冻外科手术联合室壁瘤切除术和心肌血运重建似乎是唯一的治愈性方法，可以在室速控制、功能保持和存活率上获得良好的效果[23、25、28]。手术的效果与手术实施

表 20-1 室速的冷冻外科手术结果

作者	患者数 (冷冻), N	手术术式	电生理成功率	临床成功率	未发生心源性猝死率	医院死亡率	存活率（年）	平均随访时间（年）
Mickleborough（1992）[5]	54（32）	Map＋SER±Cryo	72%	70.4%	98%	7%	79%（5）	4.2
Dor（1994）[21]	106（67）	SER±Cryo	92%	97.9%	96.9%	7.5%	84.9%（5）	1.8
Guiraudon（1994）[8]	33	Cryo±Map	90.6%	93%	96.4%	3%	77%（5）	5
Lee（1994）[6]	48（32）	SER±Map±Cryo	65.9%	84%	100%	8%	75.5%（5）	3.4
Shumway（1997）[7]	42	Map＋Cryo	94.7%	88%	100%	9.5%	60%（4）	2.6
Wellens（2002）[25]	31	Cryo	84%	84%	96.5%	6.5%	57%（5）	2.5
Demaria（2005）[23]	52	Cryo	94.2%	86%	90%	1.9%	72.5%（5）	5.6
Sartipy（2006）[26]	53	SER＋Cryo	85.7%	90%	100%	3.8%	59%（5）	3.7

Map，术前标测；SER，心内膜下切除术；Cryo，冷冻手术

时间和室壁瘤的部位有关。心肌梗死后早期接受手术治疗的效果不佳，急性心肌梗死后 2 个月内接受手术的患者手术死亡率增加[25, 29]，并且后壁室壁瘤的患者室速的控制率低[6, 27, 29]。以下三类缺血性室速患者会从直接外科手术获益[25]：

- 存在耐药性持续性室速且合并前壁室壁瘤的患者
- 存在不间断室速的患者
- 存在反复发作的室速不宜植入 ICD 的患者

符合第一类标准的患者获益最多，心律失常控制的成功率平均达 90%。

应该选择哪种术式？

如果说早期认为术中标测在室速的外科手术是一种好标准的话，近期的一些报道已经清楚说明肉眼指导下的手术可获得和术中标测相同的结果（表 20-1）。需要指出的是这些结果中标测组选择对象为术中标测 100% 成功的患者[5, 7]。一些作者认为术中标测失败为室速复发的预测因子[5, 6]，其他人则未找到支持证据[9]。肉眼指导下的手术主要得益于其简单和快速。对于患严重疾病的患者，体外循环时间的任何减少都会降低其患病率和死亡率。在室速的控制方面，Dor 的心内膜下切除联合周边冷冻术式[21, 28]和大环冷冻消融术式[8–10, 23, 25]结果相同，而后者具有易学和可重复的优点。

无论患者病情特点如何，采取哪种技术，术后心内电生理检查都是必须进行的。如仍能诱发出持续性室速，患者必须植入 ICD，这是唯一能够近 100% 避免心源性猝死的方法[28]。

结论

在 ICD 和导管消融的时代，室速的外科手术对于合并心肌梗死后前壁室壁瘤的耐药性持续性室速的患者仍是一种好选择。室速的冷冻消融与心肌血运重建和心室成形术同时进行，可同时解决本病的所有方面问题，除了控制室速，还可以改善存活率，并可视为一种治愈性的方法。

参考文献

1. Gallagher JJ, Anderson RW, Kasell J, et al: Cryoablation of drug-resistant ventricular tachycardia in a patient with a variant of scleroderma. *Circulation* 57:190–197, 1978.
2. Camm J, Ward DE, Cory-Pearce R, et al: The successful cryosurgical treatment of paroxysmal ventricular tachycardia. *Chest* 75:621–624, 1979.
3. Cox JL: Anatomic-electrophysiologic basis for the surgical treatment of refractory ischemic ventricular tachycardia. *Ann Surg* 198:119–129, 1983.
4. Manolis AS, Rastegar H, Payne D, et al: Surgical therapy for drug-refractory ventricular tachycardia: Results with mapping-guided subendocardial resection. *J Am Coll Cardiol* 14:199–208, 1989.
5. Mickleborough LL, Mizuno S, Downar E, Gray GC: Late results of operation for ventricular tachycardia. *Ann Thorac Surg* 54:832–839, 1992.
6. Lee R, Mitchell JD, Garan H, et al: Operation for recurrent ventricular tachycardia. Predictors of short- and long-term efficacy. *J Thorac Cardiovasc Surg* 107:732–742, 1994.
7. Shumway SJ, Johnson EM, Svendsen CA, et al: Surgical management of ventricular tachycardia. *Ann Thorac Surg* 63:1589–1591, 1997.
8. Guiraudon GM, Thakur RK, Klein GJ, et al: Encircling endocardial cryoablation for ventricular tachycardia after myocardial infarction: Experience with 33 patients. *Am Heart J* 128:982–989, 1994.
9. Takur RK, Guiraudon GM, Klein GJ, et al: Intraoperative mapping is not necessary for VT surgery. *Pacing Clin Electrophysiol* 17:2156–2162, 1994.
10. Frapier JM, Hubaut JJ, Pasquié JL, Chaptal PA: Large encircling cryoablation without mapping for ventricular tachycardia after anterior myocardial infarction: Long-term outcome. *J Thorac Cardiovasc Surg* 116:578–583, 1998.
11. Frey B, Kreiner G, Fritsch S, et al: Successful treatment of idiopathic left ventricular outflow tract tachycardia by catheter ablation or minimally invasive surgical cryoablation. *Pacing Clin Electrophysiol* 23:870–876, 2000.
12. Furniss SS, Forty J, Simeonidou E, et al: Thoracoscopic mapping and cryoablation of right ventricular tachycardia. *Europace* 2:83–86, 2000.
13. Cox JL: Cardiac surgery for arrhythmias. *J Cardiovasc Electrophysiol* 15:250–262, 2004.
14. Timmermans C, Manusama R, Alzand B, Rodriguez LM: Catheter-based cryoablation of postinfarction and idiopathic ventricular tachycardia: Initial experience in a selected population. *J Cardiovasc Electrophysiol* 21:255–261, 2010.
15. Gallagher JJ, Selle JG, Svenson RH, et al: Surgical treatment of arrhythmias. *Am J Cardiol* 61:27A–44A, 1988.
16. Iida S, Misaki T, Iwa T: The histological effects of cryocoagulation on the myocardium and coronary arteries. *Jpn J Surg* 19:319–325, 1989.
17. Caceres J, Werner P, Jazayeri M, et al: Efficacy of cryosurgery alone for refractory monomorphic sustained ventricular tachycardia due to inferior wall infarction.

J Am Coll Cardiol 11:1254–1259, 1988.

18. Klein GJ, Harrison L, Ideker RF, et al: Reaction of the myocardium to cryosurgery: Electrophysiology and arrhythmogenic potential. *Circulation* 59:364–372, 1979.

19. Markovitz LJ, Frame LH, Josephson ME, Hargrove WC 3rd: Cardiac cryolesions: Factors affecting their size and a means of monitoring their formation. *Ann Thorac Surg* 46:531–535, 1988.

20. Holman WL, Ikeshita M, Douglas JM, Jr, et al: Cardiac cryosurgery: Effects of myocardial temperature on cryolesion size. *Surgery* 93:268–272, 1983.

21. Dor V, Sabatier M, Montiglio F, et al: Results of non-guided subtotal endocardiectomy associated with left ventricular reconstruction in patients with ischemic ventricular arrhythmias. *J Thorac Cardiovasc Surg* 107:1301–1307, 1994.

22. Pagé PL, Cardinal R, Shenasa M, et al: Surgical treatment of ventricular tachycardia. Regional cryoablation guided by computerized epicardial and endocardial mapping. *Circulation* 80(3 Pt 1):I124–I134, 1989.

23. Demaria RG, Mukaddirov M, Rouvière P, et al: Long-term outcomes after cryoablation for ventricular tachycardia during surgical treatment of anterior ventricular aneurysms. *Pacing Clin Electrophysiol* 28(Suppl 1):S168–S171, 2005.

24. Bardy GH, Lee KL, Mark DB, et al; Sudden Cardiac Death in Heart Failure Trial (SCD-HeFT) Investigators: Amiodarone or an implantable cardioverter-defibrillator for congestive heart failure [Erratum in: *N Engl J Med* 2005;352:2146]. *N Engl J Med* 352:225–237, 2005.

25. Wellens F, Geelen P, Demirsoy E, et al: Surgical treatment of tachyarrhythmias due to postinfarction left ventricular aneurysm with endoaneurysmorrhaphy and cryoablation. *Eur J Cardiothorac Surg* 22:771–776, 2002.

26. Zhan C, Baine WB, Sedrakyan A, Steiner C: Cardiac device implantation in the United States from 1997 through 2004: A population-based analysis. *J Gen Intern Med* 23(Suppl 1):13–19, 2008.

27. von Oppell UO, Milne D, Okreglicki A, Scott Millar RN: Surgery for ventricular tachycardia of left ventricular origin: Risk factors for success and long-term outcome. *Eur J Cardiothorac Surg* 22:762–770, 2002.

28. Sartipy U, Albåge A, Strååt E, et al: Surgery for ventricular tachycardia in patients undergoing left ventricular reconstruction by the Dor procedure. *Ann Thorac Surg* 81:65–71, 2006.

29. Bourke JP, Campbell RW, McComb JM, et al: Surgery for postinfarction ventricular tachycardia in the pre-implantable cardioverter defibrillator era: Early and long term outcomes in 100 consecutive patients. *Heart* 82:156–162, 1999.